Tod und Sterben in der Medizin

Frankfurter Forschungen zur Kultur- und Sprachwissenschaft

Herausgegeben von
Heiner Boehncke / Horst D. Schlosser

Band 19

Zu Qualitätssicherung und Peer Review der vorliegenden Publikation

Die Qualität der in dieser Reihe erscheinenden Arbeiten wird vor der Publikation durch einen Herausgeber der Reihe geprüft.

Notes on the quality assurance and peer review of this publication

Prior to publication, the quality of the work published in this series is reviewed by one of the editors of the series.

Matthias Gruber

Tod und Sterben in der Medizin

Eine Untersuchung zu Begriffsgeschichte und aktueller Bedeutung

PETER LANG
EDITION

Bibliografische Information der Deutschen Nationalbibliothek
Die Deutsche Nationalbibliothek verzeichnet diese Publikation in der Deutschen Nationalbibliografie; detaillierte bibliografische Daten sind im Internet über http://dnb.d-nb.de abrufbar.

Zugl.: Frankfurt (Main), Univ., Diss. 2012

Umschlaggestaltung:
© Olaf Gloeckler, Atelier Platen, Friedberg

Abbildung auf dem Umschlag:
© Horst D. Schlosser

D 30
ISSN 1433-3252
ISBN 978-3-631-64532-1 (Print)
E-ISBN 978-3-653-03649-7 (E-Book)
DOI 10.3726/978-3-653-03649-7

Peter Lang Edition ist ein Imprint der Peter Lang GmbH.

Peter Lang – Frankfurt am Main · Bern · Bruxelles · New York · Oxford · Warszawa · Wien

Dieses Buch erscheint in der Peter Lang Edition und wurde vor Erscheinen peer reviewed.

www.peterlang.com

Vorwort

Während meiner Zeit des zivilen Ersatzdienstes auf einer Intensivstation gab es neben einigen befremdlichen Erlebnissen eines, das mir außerordentlich prägnant in Erinnerung geblieben ist und mich zu einer Studie mit dem Themenbereich „Tod und Sterben“ enorm animiert hat.

Ein Patient, welcher zehn Tage nach einer Herz-Operation noch immer intubiert auf der Intensivstation versorgt werden musste, erlitt einen Herz- und Kreislaufstillstand und wurde in dieser extremen Ausnahmesituation im Zimmer auf der Station am offenen Herzen reanimiert. Ein an dieser Reanimation unbeteiligter Arzt, der zur Überwachung der anderen Patienten bereitsaß, meldete sich – mit Blick in das Zimmer des Reanimierten – am läutenden Telefon mit folgendem Wortlaut, den er in lapidarer Betonung vortrug: „Ja, Ihrem Mann geht es gut.“ Kurze Pause. Dann fuhr er in gleichem Tonfall fort: „Ach nein, der ist tot.“

Ich habe diese Begebenheit als ein Schlüsselerlebnis für mich bezeichnet, das in mir erstmals die Frage aufkommen ließ, wie Ärzte, die zwar mit dem Tod konfrontiert, selbst aber auch sterbliche Menschen sind, mit den Themen „Sterben“ und „Tod“ bekannt werden, mit ihnen lernen umzugehen und wie sie auf Situationen vorbereitet werden, in denen sie schlimmste Nachrichten zu vermitteln gezwungen sind. Zu Beginn der 1980er Jahre, als mir dieses Ereignis widerfuhr, erntete ich auf vorsichtiges Nachfragen im klinischen Berufsalltag vornehmlich verständnisloses Achselzucken.

Als ich zu Beginn dieses Jahrtausends – gut 20 Jahre später also – die Gelegenheit erhielt, eine Studie zu einem sprachwissenschaftlichen Thema zu unternehmen, erinnerte ich mich dieses Vorfalls und weiterer anschließender Beobachtungen. Mehrere Erlebnisse ähnlicher Qualität sind mir vorgekommen oder berichtet worden, auch in der Zeit, seit ich mich als ehrenamtlicher Hospizhelfer engagiere und nicht mehr in einem Krankenhaus tätig bin. Ich hatte festgestellt, dass durch die Entwicklung der Palliativmedizin und der Hospizbewegung im Verhältnis von Arzt zu Sterben und Tod ein Prozess eingesetzt hatte, der das damalige Achselzucken beiseite schob und durch den versucht wurde, das Problem zu artikulieren. Das Thema „Tod“ wird in vielen Fakultäten bearbeitet und erforscht, nicht zuletzt hat sich sogar der Fachbereich „Thanatologie“ herausgebildet, der sich ausschließlich dieses Themas interdisziplinär annimmt. Bibliotheken und Zeitschriften sind in nicht zu bewältigendem Ausmaß gefüllt zu diesem Themenkomplex. Mittlerweile hat sich auch in der Medizin eine unüberschaubare Masse an Material dazu angesammelt.

Aus diesem Grund habe ich versucht, meine Beobachtungen auf *den* speziellen Bereich der Medizin zu beschränken, der sich durch das sich gestellte Aufgabengebiet dem Tod sehr nahe begibt, nämlich der Palliativmedizin und dem Hospizwesen. Deshalb beschäftigt sich ein Abschnitt mit der Geschichte dieser angeblich jungen, eigentlich aber doch sehr alten medizinischen Disziplin.

Es schien mir wichtig beim Umgang mit den Begriffen „Sterben“ und „Tod“ in medizinischer Betrachtung zwei Komplexe anzusprechen: Erstens war es mir bedeutsam, den Umgang mit Begriffen zu beobachten, die im medizinischen Feld mit dem Sterben und dem Tod zu tun haben. Was ist der Tod? Was bedeutet Sterben? Welche Sicht hat die Medizin zu diesen Themen? Dadurch haben sich zwangsläufig Fragen nach der Euthanasie, der Lebensqualität und der Menschenwürde ergeben. Wie werden sie in der Medizin in Bezug auf den Tod und das Sterben berücksichtigt und verwendet? Diese Begriffe habe ich versucht überdies aus historischer Sicht zu beleuchten, weil sie – besonders auffallend die Bezeichnung „Euthanasie“ – in ihrer Entwicklung einen steten Wandel erfahren haben.

Zum zweiten war mir aufgrund meines „Schlüsselerlebnisses“ wichtig, einen Blick auf die Situation des sprachlichen Umgangs mit Sterbenden zu richten. Zu dieser nicht ganz gewöhnlichen Kommunikation gehören sowohl die Aufklärung über eine infauste Prognose, die unter dem Schlagwort „Wahrheit am Krankenbett“ firmiert, als auch jene Gespräche, die nach Eröffnung der Diagnose während der Sterbebegleitung geführt werden. Es blieb nicht aus, in diesem Zusammenhang auch die Ausbildung von medizinisch Bediensteten in Bezug auf die Kommunikation in der Arzt-Patienten-Beziehung zu berücksichtigen.

Während der Arbeit an dieser Studie musste ich immer aufs Neue erkennen, dass die Thematik „Sterben und Tod“ eine schier unerschöpfliche Fülle von Aspekten anbietet, die erforscht werden will. Diese Tatsache zwang mich wiederholt dazu, mich einzuschränken, um mich nicht in uferlosen Gewässern zu verirren. Das ist mir, so hoffe ich doch, einigermaßen gelungen. Geholfen haben mir hierbei Gespräche mit Betroffenen, seien es Ärzte, Schwestern, Pfleger, Angehörige und vor allem Patienten mit infauster Prognose selbst. Ihnen allen möchte ich dafür danken.

Danken möchte ich auch Herrn Professor Horst Dieter Schlosser, der mir die Möglichkeit eröffnete, überhaupt zu diesem Themenkreis eine Studie zu erarbeiten und sie mit viel Geduld betreute.

Zuletzt möchte ich auch denen meinen Dank aussprechen, die sich mir als Gesprächspartner und Hilfe offeriert haben, deren Angebot ich jedoch nicht in Anspruch nehmen konnte.

Ein besonderer Dank gilt meiner Frau, Heike Hommel, die mich von Beginn an zu dieser Arbeit ermuntert und während dieser Zeit hilfreich unterstützt hat, sowie meinen Kindern Jakob und Ester Hommel, die mir neben ihren Ansprüchen auf den Papa die Zeit für diese Studie gelassen haben.

Inhaltsverzeichnis

1 Definitionen der Begriffe „Tod“ und „Sterben“

Die Begriffe „Tod“ und „Sterben“ üben seit jeher gewaltige Faszination auf den Menschen aus, da jeder davon betroffen ist und berührt wird.

In seinen Studien zur Geschichte des Todes hat Philippe Ariès[1] beobachtet, dass sich die Öffentlichkeit des Todes, wie sie in Mittelalter und früher Neuzeit noch selbstverständlich war, zu Ende des 18. Jahrhunderts immer weiter in die Anonymität von Krankenhäusern und Alteninstitutionen zurückgezogen hat. Der Tod ist in unserer Gesellschaft mehr und mehr zum Tabu geworden; das Sterben hat sich in die Krankenhäuser verlagert. Immer wieder wird auch in der aktuellen Literatur darauf hingewiesen, dass das Sterben trotz des wachsenden Angebots von Hospizen und palliativmedizinischen Einrichtungen zum großen Teil weiterhin in Kliniken stattfindet.[2]

Andererseits hat sich gerade wegen des wachsenden Angebots der sterbebegleitenden Einrichtungen das Thema „Tod und Sterben“ in der Öffentlichkeit Bahn geschlagen und gewinnt, erstmals angeregt durch die 1971 in deutscher Sprache erschienenen „Interviews mit Sterbenden“ von Elisabeth Kübler-Ross[3], mehr und mehr Raum. Die Hospizbewegung, die 1967 durch die Ärztin Cicely Saunders mit der Gründung des St. Christopher’s Hospice im Süden Londons einen weltweiten Durchbruch erlebte, erfuhr nach und nach auch in Deutschland Anerkennung. Hospize wurden eröffnet; mittlerweile entstehen auch in Deutschland an Krankenhäusern Palliativstationen für Schwerstkranke, die einer intensiven medizinischen und

---

1 Ariès, Philippe „Geschichte des Todes“ dtv-wissenschaft 4407 7. Aufl. München 1995

2 Vgl. Fuchs, Richard „Das Geschäft mit dem Tod – Plädoyer für ein Sterben in Würde“ Düsseldorf 2001, S. 19: „In den Großstädten Deutschlands sterben annähernd 90% aller Menschen im Krankenhaus, Alten- oder Pflegeheim.“.

Zulehner, Paul M. / Becker, Paul / Virt, Günter „Sterben und sterben lassen“ Düsseldorf 1991, S. 22: „In den großen Institutionen (Krankenhaus, Alten- und Pflegeheime) sterben heute, örtlich verschieden 67% - 90% aller Menschen. Demgegenüber will die Mehrzahl der Bürger dort ihr Leben beschließen, wo sie zu leben gewohnt war.“

U. a. wird diese Problematik auch erörtert bei:

Fuchs, Werner „Todesbilder in der modernen Gesellschaft“ Frankfurt am Main 3. Aufl. 1985

Sich, Dorothea u. a. [Hrsg.] Sterben und Tod – eine kulturvergleichende Analyse“ Braunschweig 1986

Becker, Ulrich u. a. [Hrsg.] „Sterben und Tod in Europa“ Neukirchen 1998

Lamp, Ida [Hrsg.] „Hospiz – Arbeit konkret“ Gütersloh 2001, um nur einige wenige Beispiele der letzten Jahrzehnte zu geben.

3 Kübler-Ross, Elisabeth „Interviews mit Sterbenden“, Stuttgart 1971. Hier verwendet: Vollständige Taschenbuchausgabe München 2001.

Die amerikanische Originalausgabe erschien 1969 unter dem Titel „On Death and Dying“ bei The Macmillan Company, New York / Collier-Macmillan Ltd. London

psychologischen Betreuung in der Sterbephase bedürfen. Bedingt durch diese Entwicklung zeigt sich medizinisches Personal mehr und mehr bereit, sich mit der Frage nach „Tod und Sterben" auseinanderzusetzen. In ihrer Autobiographie stellt Kübler-Ross den Tabucharakter dieses Themas im Krankenhaus dar, wenn sie berichtet:

> „Wenige Menschen im Krankenhaus wollten über den Tod sprechen. Es war sogar schwierig, jemanden zu finden, der zugab, daß Menschen dort starben. Der Tod war einfach etwas, über das Ärzte nicht sprachen."[4]

Nicht zuletzt durch die Entwicklung der Transplantationsmedizin und den immensen Fortschritt der Intensivmedizin sind Ärzte mehr oder weniger gezwungen, sich dezidiert zu diesem für sie unangenehmen Problembereich zu äußern. Die Aufgabe des Arztes besteht seit jeher im Heilen von Leiden und darf daher nichts mit dem Tod zu tun haben. Der Tod bedeutet für den Mediziner nach wie vor eine absolute Niederlage.

> „Sterben und Tod sind Zentralthemen der Medizin. Hauptziel der Medizin ist die Verhinderung des Todes zur Unzeit. Ihr wichtigstes Sekundärziel ist die Verhinderung von Leiden. Dennoch gehören Sterben und Tod heute zu den letzten Tabuthemen der Medizin. Medizinstudenten sehen im Studium zwar viele Leichen. Sie erfahren jedoch fast nichts über die Behandlung und Betreuung unheilbar Kranker, Sterbender und Trauernder. Die Ursachen hierzu sind vielseitig. Das Ziel ärztlicher Tätigkeit wird primär in der Heilung des Patienten gesehen. Heilung stellt immer auch ein Erfolgserlebnis dar. Ausbleibende Heilung – der Tod – wird oft als Niederlage durch den Arzt empfunden. Niederlagen werden häufig verdrängt. Daraus ergibt sich: je größer die Erfolge der Medizin sind, umso größer ist die Tendenz, Niederlagen und somit auch Tod und Sterben zu verdrängen."[5]

1.1 Die Analogie der Begriffe „Tod" und „Sterben" in allgemeinen Nachschlagewerken

Was aber bedeuten das Sterben und der Tod?

Im alltagssprachlichen Gebrauch werden diese Begriffe über ihre Bedeutungsgrenzen hinaus analog angewendet, obwohl das Sterben noch als dem Leben zugehöriger Teil, der Tod jedoch nach Abschluss des Sterbens nicht mehr zum (irdischen) Leben gerechnet werden darf. Dennoch wird die Art und Weise zu sterben mit dem Begriff „Tod" umschrieben, beispielsweise in Formulierungen wie: „einen leichten Tod sterben" oder „einen schweren Tod erleiden". Stichproben in deutsch-

---

4 Kübler-Ross, Elisabeth „Das Rad des Lebens" München 2000, S. 202

5 Knupp, Bernhard / Stille, Wolfgang „Sterben und Tod in der Medizin" Stuttgart 1996, Vorwort ohne Seitenzahlangabe

sprachigen Wörterbüchern zeigen von Johann Heinrich Zedler[6] bis zum Duden 2009[7], dass sowohl der Tod als auch das Sterben mit dem „Aufhören des Lebens" umschrieben wird. Im Grimm'schen Wörterbuch wird unter dem Stichwort „Tod" das Sterben sogar als synonyme Bezeichnung verwendet.

> „der tod ist die auflösung des (zunächst menschlichen) lebens, das sterben sowohl als das gestorbensein, mag es auf natürliche oder gewaltsame weise erfolgen."[8]

Lediglich die kurze Erwähnung „Gegensatz von Leben", die meistens gegen Ende der Ausführungen eher beiläufig genannt wird, deutet darauf hin, dass der Tod den Zustand erst *nach* Abschluss des Lebens darstellt. Das Substantiv „Zustand", das den Charakter des Todes mit am besten beschreibt, wird in den hier vorgenommenen Stichproben nur im Universallexikon von Pierer aus dem Jahr 1845 gebraucht. Als Definition findet sich dort:

> „Tod (Mors) das völlige Aufhören des individuellen Lebens, der Zustand, wo der Organismus des Individuums der ihm inwohnenden, ihn erhaltenden Kräfte, u. dadurch seiner Selbständigkeit verlustig, aufhört, als Individuum zu bestehen und in seine Grundstoffe zerfällt."[9]

Aber auch hier folgt unter dem Lemma „Tod" der Definition direkt eine genaue Beschreibung vom Ablauf des Sterbens, bevor eine sehr detaillierte Erörterung juristischer Aspekte angeschlossen wird, die den Hauptanteil des Artikels ausmacht.

Eine weitere häufige Beschreibung bezieht sich auf die Trennung bzw. das (Ab)scheiden der Seele vom Leib. Diese Darstellung betrifft jedoch eher den Todeszeitpunkt, also den Augenblick, der oft auch „der letzte Atemzug" genannt wird. Diese religiös motivierte Erklärung findet sich bei Zedler (1732 - 1750)[10] und Adelung (1774 - 1786)[11] noch sehr ausgiebig erläutert, indem die Erwähnung inklusive zahlreicher Zitate der Heiligen Schrift einen großen Platz einnimmt; dieser Aspekt verschwindet aber bis in die heutige Zeit allmählich zugunsten einer biologisch-technischen Variante.

---

6 Zedler, Johann Heinrich „Grosses vollständiges Universal Lexicon aller Wissenschaften und Künste, welche bishero durch menschlichen Verstand und Witz erfunden und verbessert worden." Leipzig 1732 –50, Sp. 623

7 „Duden – Deutsches Universalwörterbuch" in Langenscheidt Online-Wörterbücher, Berlin / München 2009

8 Grimm, Jakob u. Wilhelm „Deutsches Wörterbuch" 11. Band I. Abt. I. Teil (T – treftig) 1935, Sp. 537. Der Begriff „sterben" wird im 10. Band II. Abt. II. Teil (Stehung – stitzig) 1941, Sp. 2416 ff. erörtert.

9 Perer, Heinrich August „Universal – Lexikon der Gegenwart und Vergangenheit oder neuestes encyclopädisches Wörterbuch der Wissenschaften, Künste und Gewerbe" 31. Bd. 2. Aufl., Altenburg 1845, S. 299

10 Zedler, Johann Heinrich Leipzig 1732 –50, Sp. 623

11 Adelung, Johann Christoph „Grammatisch-kritisches Wörterbuch der hochdeutschen Mundart" Leipzig 1774 – 1786, Sp.612

Im „Großen Brockhaus“ wird der Begriff „Sterben“ erst in der 19. Auflage 1993 eingeführt. In vorherigen Auflagen wird auf das Stichwort „Tod“ verwiesen und hier neben der Todesdefinition auch der Sterbevorgang im klassischen Sinn erklärt. Erst 1993 wird „Sterben“ als eigenes Stichwort vom Begriff „Tod“ abgegrenzt behandelt und beschrieben als:

> „fortschreitender Ausfall der lebenswichtigen Funktionen eines Organismus, der dem Tod vorausgeht und mit ihm abgeschlossen ist“[12]

Der Tod wird entsprechend als „Zustand eines Organismus nach dem irreversiblen Ausfall der Lebensfunktionen“ aufgeführt, obgleich hier auch das Sterben wiederholt als

> „der dem Tod vorausgehende Prozess“ [13]

unter dem Stichwort „Tod“ ebenfalls aufgeführt wird. Die Begriffe „Tod“ und „Sterben“ werden letztlich jedoch differenziert erörtert, ohne dass es zu einer Vermischung beider Bedeutungen kommt. Erst in der 17. Auflage wird bei der Definition des Begriffes „Tod“ das Merkmal des „Organtodes des Gehirns“ eingeführt und als allgemein anerkannt apostrophiert:

> „Allgemein anerkannt ist heute die Definition des Todes als Organtod des Gehirns.“[14]

Diese Position wird auch vom Wissenschaftlichen Beirat der Bundesärztekammer übernommen, wenn er in den „Richtlinien zur Feststellung des Hirntodes“ in Zusammenhang mit dem Transplantationsgesetz ausführt:

> „Mit dem Hirntod ist naturwissenschaftlich-medizinisch der Tod des Menschen festgestellt. Wird vom Arzt ein äußeres sicheres Zeichen des Todes festgestellt, so ist damit auch der Hirntod nachgewiesen.“[15]

Hier greifen Ereignisse der medizinischen Entwicklung in die Beschreibungen allgemeiner Lexika ein, deren Gültigkeiten in der Medizin selbst bis heute noch umstritten sind.

---

12 „Brockhaus-Enzyklopädie in 24 Bänden“ 18. Aufl., Mannheim 1993, S. 170

13 Ebd., S. 206

14 „Brockhaus-Enzyklopädie in 24 Bänden“ 17. Aufl., Mannheim 1973, S. 730

15 Wissenschaftlicher Beirat der Bundesärztekammer „Richtlinien zur Feststellung des Hirntodes, 3. Fortschreibung 1997 mit Ergänzungen gemäß Transplantationsgesetz (TPG)“ nach Stand vom 24. Juli 1998 veröffentlicht in: Deutsches Ärzteblatt 95, Heft 30, 24. Juli 1998 (53), S. A-1861

1.2 Medizinische Definitionen von „Tod“ und „Sterben“ und ihre Schwierigkeiten

Was bedeutet für den Mediziner das Sterben, wie definiert er den Tod?

Zunächst ist einmal festzustellen, dass der Begriff „Tod“ in erster Linie ein allgemein übliches Lexem darstellt, es sich also nicht um einen Fachterminus handelt. In einigen Fällen der medizinischen Literatur wird die lateinische Form „Exitus“ bzw. „Exitus letalis“ als eine alternative Möglichkeit erwähnt, die einen terminologischen Eindruck erweckt. Es wird dieser Begriff jedoch praktisch kaum verwendet. In „Pschyrembel – Klinisches Wörterbuch“ von 1969 wird der Begriff „Tod“ beispielsweise überhaupt nicht aufgeführt. Es gibt auch keinen Querverweis zum Begriff „Exitus“, der lediglich als „Ausgang, Tod“ übersetzt und durch den Begriff „Exitus letalis“ (tödlicher Ausgang einer Krankheit) erweitert wurde. In der Auflage von 1990 wird das Stichwort „Tod“ kurz behandelt, ein Verweis auf „Exitus“ liegt aber nach wie vor nicht vor. In der neuesten, der 262. Auflage wird das Thema „Tod“ auch und vor allem über zusammengesetzte Substantiva wie „Todeszeichen“, „Todeszeitpunkt“ und „Tod, plötzlicher im Kindesalter“ ausführlicher als in vorherigen Ausgaben behandelt. Verweise auf die Stichwörter „Hirntod“, „Scheintod“, „Sterben“, „Syndrom, apallisches“ und „Todeszeichen“ werden gegeben, ein Hinweis auf den Begriff „Exitus“ bzw. „Exitus letalis“ ist nicht vorhanden.[16] Als Fachtermini lassen sich „der Tod“ und „das Sterben“ erst durch die komplexe Art der Definition bewerten, wenn man beachtet, wie sehr sich die medizinische Beschreibung von der alltagssprachlichen unterscheidet.

Durch die neu geschaffenen Möglichkeiten der Transplantationsmedizin war es unerlässlich geworden, eine neue Definition des Todes zu finden, bei der ein noch intakter Kreislauf zur Versorgung der zu explantierenden Organe als sichergestellt, trotzdem aber der Eintritt des Todes schon als gegeben angesehen wurde. Fortschritte und Möglichkeiten moderner und technisch immer weiter entwickelter Medizin haben dem Begriff „Tod“ den absoluten, definitiven Charakter anscheinend genommen.

1.2.1 Historischer Abriss

Jahrtausende lang wurde für tot befunden, wer kalt und steif war. Das Verb „sterben“, das im eigentlichen Sinn „erstarren, steif werden“ bedeutet, war früher ein Euphemismus, der den Zustand des Erstarrens in schöner Umschreibung veranschaulichen sollte, so wie heute das Wort „sterben“ euphemistisch mit Redewendungen wie „heimgehen“, „entschlafen“ oder ähnlich verwendet wird.

---

16 Pschyrembel, Willibald „Klinisches Wörterbuch“, hier verwendet: 185. – 250. Aufl., Berlin 1969, 265. Aufl., Berlin 1990 und 260. Aufl., 2004, 262. Aufl., 2011

Die o.g. weite Beschreibung des Todes wurde mit der Entdeckung der Blutkreislauffunktion eingeschränkt. Tot war fortan, wessen Kreislauf- und Atemtätigkeit irreversibel geendet hatte.

> „Der Tod ist das Aufhören des Lebens; das Ende der Existenz; er wird von Ärzten anhand des völligen Stillstandes der Blutzirkulation und daraufhin der animalen und vitalen Lebensfunktionen wie Atmung, Pulsschlag etc. festgestellt."[17]

Diese Kennzeichen des Todes wurden schon in früherer Literatur immer wieder zur Definition herangezogen. In einer Allgemeinen illustrierten Zeitung von 1870 wurden als die drei sicheren Zeichen des Todes der Atem- und Kreislaufstillstand, die Körperstarre und die Veränderung des Auges aufgeführt:

> „Ist der Tod durch die eingetretene Empfindungs- und Bewegungslosigkeit, den Stillstand des Herzschlages und Athmens, und die Veränderung des Auges und der Miene nach der Meinung der Umstehenden eingetreten, so soll der Todte immer noch als scheintodt betrachtet werden.
>
> [...] Erst nachdem die drei sicheren Zeichen des Todes eingetreten sind ... erst dann darf man den Gestorbenen als wirklich Todten behandeln und an sein Begräbnis denken."[18]

Diese Merkmale, ebenso wie die strikten Bedenken den Scheintod betreffend, werden auch schon in der medizinischen Fachliteratur Mitte des 19. Jahrhunderts ausführlich besprochen. In einer medizinischen Enzyklopädie von 1845[19] wird der Tod in Gegensatz zum Leben definiert, das Atem und Puls zu Grundlagen hat, der Tod bei Entzug dieser Grundlagen eingetreten ist. Die Herausgeber, Professoren der medizinischen Fakultät in Berlin, definieren den Tod zunächst auf allgemeiner chemisch-biologischer Grundlage:

> „Tod ist also das Erlöschen der Kraft, welche organische Verbindungen erzeugt und erhält, das Aufhören der Lebenskraft, des ersten und innersten Grundes aller Lebenserscheinungen."[20]

Diese Definition ist zunächst vom Verlauf des „natürlichen Todes", der hier mit dem „Greisentod" gleichgesetzt wird, bestimmt, d.h. der Verfall der lebensbedingenden Voraussetzungen wird beschrieben, im Besonderen der Rückgang von Bildung und Erhaltung organischer Verbindungen, sowie die zunehmende Umkehrung der Stoffwechselwirkungen nach Überschreiten des „natürlichen Höhepunktes" des Lebens. Daneben werden als eigene Kategorien der „Krankheitstod" und der „unnatürliche Tod" beschrieben. Gemeinsam sind aber allen die Todesmerkmale, an erster Stelle der Herz- und Atemstillstand:

---

17 Zitiert wird hier „Black's Law Dictionary aus dem Jahr 1951" in: Hoff, Johannes / in der Schmitten, Jürgen „Wann ist der Mensch tot?" Reinbek 1994, S. 155

18 Zitiert nach: Blumenthal-Barby, Kai „Tausend Türen hat der Tod" Berlin 1997, S. 25

19 Busch, Dietrich Wilhelm Heinrich u.a. „Encyclopädisches Wörterbuch der medicinischen Wissenschaften" Berlin 33. Band, 1845

20 Ebd., S. 551

> „Die sinnlich wahrnehmbaren Zeichen des Lebens in der Thierwelt sind Puls und Athem […] Aufhören von Herzschlag und Athem, besonders wenn eins der diese Functionen vermittelnden Organe vorher erkrankt war, [sind] mindestens die äusserlichen (wenn auch oft nur scheinbaren) Zeichen des erfolgten Todes.“[21]

Niedrige Körpertemperatur und Totenstarre sind weitere wichtige Hinweise, ebenso wie die Körperfarbe:

> „Ein wirklich todter Mensch dagegen liegt kalt, lang gestreckt, und wenn die Fäulnis noch nicht eingetreten, starr da. Die Farbe des Körpers und Gesichts ist eine Mischung von gelb, weiss und grau, mit einem leisen Anflug des blassesten Grün;“[22]

Sicherstes Indiz für die Feststellung des Todes bietet jedoch nach Angaben der Enzyklopädie der Zustand der Augen, welche durch starren, erloschenen Blick und andere Hinweise, als „Tod des Auges“ formuliert, die beste Möglichkeit zur Todesbestimmung darstellen:

> „Ja, man kann sagen, der Tod des Auges sei in fast allen Fällen so characteristisch ausgesprochen, dass beinahe aus diesem Zeichen allein für den geübten Blick auf den Eintritt des allgemeinen zu schliessen gestattet sei.“[23]

Des Weiteren werden sehr genaue Unterscheidungen zwischen den sicheren und den unsicheren Todeskennzeichen vorgenommen, was vor allem in der zur damaligen Zeit sehr starken Angst vor dem Scheintod begründet liegt.

1.2.1.1 Exkurs: Scheintod

Die Angst vor dem Scheintod, die im Wesentlichen eine große Angst vor dem Lebendigbegrabenwerden bedeutete, motivierte selbstverständlich zu einer äußerst genauen, dem damaligen Wissensstand angepassten Definition des Todes, um definitiv eine Leiche als Leiche bezeichnen zu dürfen und die Bestattungsnotwendigkeiten möglichst ohne Zweifel durchführen zu können.

Die Angst vor dem Scheintod, die in besonders starkem Maß von der Mitte des 18. bis zum Ende des 19. Jahrhunderts in Europa vorherrschte, hat sich auch in der medizinischen Literatur niedergeschlagen. Vor Mitte des 18. Jahrhunderts wurde vor allem der negative Ausgang der Atemprobe als Todeszeichen gewertet. Durch einige aus der Antike bekannte Scheintodfälle wurden als traditionelle Zeichen neben dem Atemstillstand noch die allgemeine Pulslosigkeit sowie Kälte und Blässe der Haut, Augenveränderungen und letztlich Totenflecke und Totenstarre herangezogen. Dass dem Scheintod lange Zeit keine besondere Bedeutung zugemessen wurde, beschreibt Ingrid Stoessel in ihrer Studie zu diesem Thema:

---

21 Ebd., S. 554 Wie auch in den allgemeinen Wörterbüchern dieser Zeit wird das biologisch definierte Leben des Menschen mit dem Leben der Tierwelt gleichgesetzt. Der Unterschied wird erst durch die sich gegenseitige Bedingung von Leib und Seele hervorgehoben.

22 Ebd., S. 554

23 Ebd., S. 555

> „Allgemein gingen die alten Ärzte aber davon aus, daß Pulslosigkeit, besonders in Verbindung mit Atemstillstand, den Tod bedeutete. Etwaige Ausnahmen hiervon wurden wegen ihrer Außergewöhnlichkeit registriert und fanden wohl hauptsächlich in religiösen Vorstellungen eine Erklärung. Bis zur Mitte des 18. Jahrhunderts war der Scheintod weder für die allgemeine Medizin noch für das öffentliche Bewußtsein ein ernstzunehmendes Problem.“[24]

Erst ab Mitte des 18. Jahrhunderts erfolgte in der Medizin ein diesbezüglicher Sinneswandel. Das Problem des Scheintodes rückte sehr stark in den Vordergrund, und es war durchaus bekannt, dass Menschen, die für tot gehalten wurden, nach längeren Zeitabständen wieder Lebenszeichen zeigten. Das bedeutet, dass als einzig sicheres Zeichen des Todes nur die Fäulnis des Körpers in Betracht kam, wie es in der damaligen Literatur immer wieder beschrieben wurde.[25]

Marion Hofmann hat in ihrer Inaugural-Dissertation der Medizinischen Fakultät der Universität Regensburg 57 Titel der zeitgenössischen Literatur zum Scheintod aufgelistet, die im Zeitraum von 1746 bis 1870 veröffentlicht wurden. Im Zusammenhang mit den Todeszeichen schreibt sie:

> „Es wurde viel diskutiert über sichere und zuverlässige Zeichen des Todes. Nahezu alle zeitgenössischen Gelehrten einigten sich jedoch auf die Fäulnis bzw. Verwesung als eindeutigstes und sicherstes Todeskriterium.“[26]

Die in diesem Zusammenhang wichtigen Begriffe Asphyxia (Pulslosigkeit), Pseudothanatos (Scheintod) und Apoplexis cerbelli (Hirnschlag) traten als Symptombeschreibungen für den Scheintod gegen Ende des 18., zu Beginn des 19. Jahrhunderts in der medizinischen Literatur auf. Es war bekannt, dass es einen todesähnlichen Zustand gab, bei dem aber das Leben bedingende Faktoren noch vorhanden bzw. ihre Funktionen nicht sicher auszuschließen waren. Deshalb wurden Bezeichnungen wie „vita minima“ und „vita reducta“ als dem Scheintod gleichwertige Begriffe in Gebrauch genommen.

Eines der bekanntesten diesbezüglichen Werke stammt von dem französischen Mediziner Jaques Jean Bruhier, der eine Abhandlung von der Ungewissheit der Kennzeichen des Todes veröffentlicht hat, die 1754 auch ins Deutsche übersetzt

---

24 Stoessel Ingrid „Scheintod und Todesangst – Äußerungsformen der Angst in ihren geschichtlichen Wandlungen (17. – 20. Jahrhundert)“ Kölner Medizinhistorische Beiträge Band 30, Köln 1983, S. 30

25 Als Beispiele seien aus der großen Literaturauswahl hier nur erwähnt:
Bruhier, Jaques Jean „Abhandlung von der Ungewissheit der Kennzeichen des Todes...“ Leipzig, Coppenhagen 1745
Hufeland, Christoph Wilhelm von „Der Scheintod oder Sammlung der wichtigsten Thatsachen und Bemerkungen darüber“ Berlin 1808
Ackermann, Jacob Fidelis „Der Scheintod und das Rettungsverfahren – ein chimiatrischer Versuch“ Frankfurt am Main 1804

26 Hofmann, Marion „Der Arzt Jacob Fidelis Ackermann (1765-1815) und seine Vorstellungen vom Scheintod“ Univ. Diss. Regensburg 2005, S. 36

und kommentiert wurde.[27] Schon aus der Vorrede wird ersichtlich, dass es sich bei Bruhiers Werk um die Übersetzung einer Theorie Jacques Benigne Winslows, eines Chirurgen und Anatomen der ersten Hälfte des 18. Jahrhunderts, von der Ungewissheit der Todeskennzeichen handelt, die ausgiebig mit zusätzlichen Bemerkungen versehen wurde. Eindeutig steht hier die Aufgabe im Mittelpunkt, Zeichen des Todes am Menschen festzustellen, die den tatsächlichen Tod garantiert bestätigen können bzw. Zweifel an der Todesfeststellung so gering wie möglich halten sollen. Der Beweis der Ungewissheit der Kennzeichen des Todes ist also Ziel der Thesis. Winslows Theorie besagt:

> „[...] daß die chirurgischen Operationen weit gewissere Proben sind, als alle andere, wenn man ausmachen will, ob ein Mensch, an dessen Absterben noch gezweifelt werden kann, wirklich todt sey oder nicht?“[28]

Der Einsatz des Komparativs „[...] weit *gewissere* Proben [...]“ bezeichnet schon die Schwierigkeit einer absoluten Bestimmung des Todes, wenn nicht ein so konkretes Merkmal wie die Fäulnis des Körpers vorhanden ist. Auch in der Berichterstattung wird nicht über den Komparativ hinaus formuliert. Die „Leipziger neue Zeitung von gelehrten Sachen“, die in diesem Zusammenhang zitiert wird, sagt auch nur:

> „Eigentlich aber hat Herr Winslow gesuchet zu beweisen, daß man durch die chirurgischen Versuche die Gewißheit des Todes besser, als durch alle andere erfahren könnte, ob sich gleich der Tod eigentlich fast durch kein einiges gewisses Kennzeichen recht offenbare.“[29]

Als Todeszeichen werden in der Vorrede gelbgrüne Flecke auf der Haut, Totengeruch und der Beginn des Fäulnisprozesses genannt. Es wird mehrfach darauf hingewiesen, dass die Fäulnis überhaupt das einzig sichere Zeichen zur Todesbestimmung darstellt:

> „[...] Die Fäulnis [ist] das gewisseste Kennzeichen des Todes. [...] dass die Fäulnis das einzige und untrüglichste Kennzeichen des Todes ist.“30

Auch gegen Ende der Abhandlung, im 5. Kapitel, das von den untrüglichsten Kennzeichen des Todes handelt, werden zu den eben genannten Merkmalen noch

27 Der vollständige Titel dieser Abhandlung lautet: „Jaques Jean Bruhier der Arztneygelahrtheit Doktors, Abhandlung von der Ungewißheit der Kennzeichen des Todes und dem Misbrauche, der mit übereilten Beerdigungen und Einbalsamierungen vorgeht aus dem Französischen übersetzet, und mit Anmerkungen und Zusätzen vermehret herausgegeben von D. Johann Gottfried Jancke, der Arztneywissenschaft öffentlichen Lehrer auf der hohen Schule zu Leipzig. Mit Königl. – Pohln. und Churfürstl. Sächs. allergnäd. Freyheit Leipzig und Coppenhagen, in der Rothischen Buchhandlung 1754“

28 Ebd., aus der Vorrede (ohne Seitenzahlangabe)

29 Ebd. Zitiert wird aus: „Leipziger neue Zeitung von gelehrten Sachen“, Nr. 75 / 1743

30 Ebd.

die Körperkälte und die Gliederstarre aufgezählt, es wird aber nach wie vor Priorität auf die Fäulnis als einzig sicheres Zeichen gelegt:

> „Da wir nun so überzeugend bewiesen haben, daß die Fäulung das einzige gewisse Kennzeichen des Todes ist; […]"[31]

Gegenüber heute hatten die Ärzte zur Feststellung des Todes nicht die ausgeweiteten technischen Möglichkeiten moderner Apparatemedizin, sondern waren im Besonderen auf ihre Sinne angewiesen, den Tod eines Menschen als gegeben zu erklären.

Neben der Fäulnis trat nun, wie oben bereits erwähnt, der Begriff der „Asphyxia" in die medizinische Fachliteratur. Obwohl mit der Asphyxia der Zustand der „Pulslosigkeit" beschrieben wird, wurde der Begriff in der zeitgenössischen medizinischen Fachliteratur als „Das Fehlen von Atembewegung"[32] beschrieben. Hufeland setzt sich in seinem Werk „Der Scheintod […]"[33] mit Symptomen und Ursachen der Asphyxia detailliert auseinander, muss jedoch auch diesem Todeszeichen gegenüber skeptisch geblieben sein, da er 1792 den Bau von Leichenhäusern sowie verbindliche Vorschriften betreffend der Beerdigungen bzw. von Verbrennungen als unumgängliche Notwendigkeit ansah, um das Lebendigbegraben Scheintoter zu verhindern. Das erste Leichenhaus wurde 1792 in Weimar in Betrieb genommen. Aufgabe war es, die Leichen dort über einen längeren Zeitraum zur Beobachtung aufgebahrt zu belassen, um eventuelle wiederkehrende Lebenszeichen nicht zu übersehen.

Ebenfalls in Gebrauch kamen unterschiedliche Fadensysteme, die mit kleinen Glöckchen ausgestattet Bewegungen der Leichen akustisch anzeigen und den Leichenwärter darauf aufmerksam machen sollten. Außerdem wurden technisch ausgefeilte Sargkonstruktionen entwickelt, die im Falle einer Lebendigbestattung ein Überleben im Grab ermöglichen sollten:

> „[…] Die Besessenheit der Deutschen von der Idee des Sicherheitssarges hielt in der zweiten Hälfte des 19. Jahrhunderts an, und über 30 verschiedene Modelle wurden pa-

---

31 Ebd., S. 385

32 Diese Beschreibung findet sich häufig in der Literatur zum Thema „Scheintod" Als Beispiele seien hier aufgeführt:
Koch, Tankred „Lebendig begraben – Geschichte und Geschichten vom Scheintod" Augsburg 2002, S. 57: „Aus Hufelands Darstellung geht deutlich hervor, daß auch für ihn die Asphyxie nicht in erster Linie ‚Pulslosigkeit', sondern vor allem ‚Fehlen der Atembewegung' war."
Hofmann, Marion „Der Arzt Jacob Fidelis Ackermann (1765-1815) und seine Vorstellungen vom Scheintod" Univ. Diss. Regensburg 2005, S. 28: „Häufig wird Asphyxie (=nicht pulsierend) in der zeitgenössischen medizinischen Literatur jedoch eher im Sinne von ‚Fehlen der Atembewegung' beschrieben."

33 Hufeland, Christoph Wilhelm von „Der Scheintod oder Sammlung der wichtigsten Thatsachen und Bemerkungen darüber" Berlin 1808

> tentiert, in den Vereinigten Staaten wurden zwischen 1868 und 1925 sogar mindestens 22 Patente auf Sicherheitssärge angemeldet."[34]

Blieb die Fäulnis das zunächst einzig sichere Todesmerkmal, erkannte man im Laufe der Zeit, dass sich eine Todeserklärung aus mehreren gleichzeitig diagnostizierten Zeichen zusammensetzen müsse:

> „Bis in die späten 30er Jahre des 19. Jahrhunderts hinein gab es in Deutschland nur wenige Forschungsbeiträge, die sich mit Todeszeichen beschäftigten. Die deutschen Mediziner hatten Hufelands Lehre vom Scheintod und von der Fäulnis als einzigem untrüglichen Zeichen des Todes anerkannt. In Frankreich formulierten jedoch bereits 1813 bzw. 1818 die einflussreichen französischen Gerichtsmediziner Francois Emmanuel Fordéré und Mathieu Orfila erstmals, daß es kein entscheidendes Todeszeichen, sondern eine ganze Anzahl solcher Hinweise gebe, die in ihrer Gesamtheit die Diagnose des Todes zuverlässig gestatten bzw. rechtfertigen, in ihrem alleinigen Vorhandensein jedoch in keinster Weise."[35]

Die wichtigsten dieser Zeichen waren neben der Fäulnis die bereits erwähnten, in erster Linie der Kreislauf- und Atemstillstand.

1.2.2 Probleme der Hirntoddefinition

Dass der Kreislauf- und Atemstillstand kein untrügliches Zeichen des Todes sein konnte, zeigte sich spätestens mit der Entdeckung, dass diese Zustände keine irreversiblen sind.

Somit wurde eine neue Kategorie der Todesbeschreibung notwendig, wobei das Gehirn als das zentrale Organ in den Mittelpunkt gestellt wurde. Die Bezeichnungen für den Tod des Gehirns haben eine Entwicklung über das Französische und Englische genommen, bevor 1967 erstmals der Begriff „Hirntod" im deutschsprachigen Raum Anwendung fand.

> „1963 beschreibt Kramer diesen Zustand als ‚status deanimatus'. Den englischen Ausdruck ‚brain death' gebraucht Hamlin erstmals 1964, im deutschen Sprachraum wird der Begriff ‚Hirntod' 1967 zum ersten Mal von Spann u.a. verwendet."[36]

---

34 Hofmann, Marion, S. 27

35 Ebd., S. 38

36 Rosenboom, Erik „Ist der irreversible Hirnausfall der Tod des Menschen?" Frankfurt am Main 2000, S. 22
Die Literatur, die sich mit dem historischen Verlauf der Todeskriterienbestimmung befasst, zitiert Spann, Wolfgang als den Urheber des deutschen Lexems „Hirntod" für die medizinische Fachliteratur, obwohl bei Penin, Heinz / Käufer, Christoph „Der Hirntod", Stuttgart 1969, einem Bericht über ein Symposion vom 14. Dezember 1968 in Bonn, ein Artikel von 1966 der Begriff bereits erwähnt wird mit dem Titel „Zur Problematik der flachen Hirnstromkurve und der Diagnose ‚Hirntod' nach akuter zerebraler Anoxie" (Müller, H.R. in Med. Klein. 1966, S. 1955 – 1959)

Die Möglichkeit, dass trotz fortdauerndem Herzschlag das Gehirn irreversibel zerstört sein kann, wurde bereits 1796 von Marie Francois Xavier Bichat (1771 – 1802), einem französischen Arzt und Begründer der Histologie, erkannt. Er beschreibt sie in seiner 1800 erschienenen Publikation „Recherches physiologiques sur la vie et la mort".[37]

> „Dabei gebrauchte er den Begriff jedoch nicht in unserer heutigen Bedeutung als der Tod des ganzen Menschen. Vielmehr unterschied er zwischen dem Tod verschiedener Organe, wie z.B. dem Tod des Gehirns, des Herzens und der Lunge."[38]

Auswirkungen auf die Medizin resultierten jedoch nicht aus dieser Erkenntnis.

> „Weil diese Erkenntnis keine praktisch-klinische Bedeutung oder Konsequenzen hatte, blieb sie unbeachtet." [39]

Erst im März 1959 veröffentlichte der französische Neurologe Michel Jouvet eine Fallstudie über vier Patienten, bei denen nach Schädel-Hirn-Traumata durch künstliche Beatmung Herztätigkeit und Kreislauffunktion aufrecht erhalten wurden, das Elektroenzephalogramm (EEG) jedoch nur eine Nulllinie aufwies und auch keine Reflexe mehr nachgewiesen werden konnten. Diese Symptomatik bezeichnet Jouvet als

> „unumkehrbaren Tod des Zentralnervensystems."[40]

Die französischen Ärzte Mollaret und Goulon beschrieben noch im gleichen Jahr ihre Beobachtungen an Patienten, deren Organismus durch künstliche Beatmung am Leben erhalten werden konnte, obwohl durch Sauerstoffmangel bereits eine unumkehrbare Schädigung des Gehirns eingetreten war. Für diesen Zustand wählten sie den Begriff „Coma dépassé", was ins Deutsche übertragen „jenseits des Komas" oder „endgültiges Koma" bedeutet.[41] Die neu entdeckte Möglichkeit der Herz-Lungen-Wiederbelebung änderte zunächst auch nichts am noch gültigen Todesverständnis. Auch diese Patienten galten erst als tot, wenn die vitalen Funktionen aufgrund eines Herz- und Kreislaufstillstands für immer erloschen waren. Den Unterschied in der bisherigen Todesbestimmungspraxis machte aber die Tatsache aus, dass ein kurzfristiger Ausfall von Herz- und Kreislaufaktivität reparabel war und somit den Erfordernissen einer Todesfeststellung nicht mehr entsprach. Das hätte neue Diagnosemöglichkeiten erfordert, die die Irreversibilität des Kreislaufausfalls hätten feststellen können. Statt dessen überging man die Feststellung Mollarets und Goulons, dass

---

37 Die Publikation wurde 1802 unter dem Titel „Physiologische Untersuchungen über Leben und Tod" ins Deutsche übersetzt.

38 Vollmann, Jochen „Ethische Probleme des Hirntods in der Transplantationsmedizin" Stuttgart / Jena / Lübeck / Ulm 1999, S. 3

39 Spittler, Johann Friedrich „Gehirn, Tod und Menschenbild" Stuttgart 2003, S. 5

40 Vgl. Meyer, Gabriele „Der andere Tod" Frankfurt am Main 1998, S. 18

41 Übersetzung nach Hoff, Johannes / in der Schmitten, Jürgen „Wann ist der Mensch tot?" Reinbek 1994, S. 155

> „[...] der unumkehrbare Stillstand der Lebensfunktionen nach Abbruch der künstlichen Beatmung eintritt [...]“

und

> „[...] entschloß sich zur Abkehr von dem damals gültigen, an dem völligen Zusammenbruch der Lebensfunktionen orientierten Todesverständnis, mit der Folge, daß Patienten im irreversiblen Koma schon vor Abbruch der lebensverlängernden Maßnahmen für tot erklärt wurden.“[42]

Als Grundlage für die Rechtmäßigkeit einer solchen Erklärung wird bis heute immer auf das Hirntod-Konzept durch die Harvard-Ad-Hoc-Kommission, einem Autorenzusammenschluss von Theologen, Juristen und Medizinern der Harvard Medical School, der sich zur Erarbeitung eines neuen Todeskriteriums formiert hatte, verwiesen:

> „Unser primäres Anliegen ist, das irreversible Koma [= Coma dépassé] als neues Todeskriterium zu definieren. Es gibt zwei Gründe für den Bedarf einer neuen Definition:
>
> 1. Der medizinische Fortschritt auf den Gebieten der Wiederbelebung und der Unterstützung lebenserhaltender Funktionen hat zu verstärkten Bemühungen geführt, das Leben auch schwerstverletzter Menschen zu retten. Manchmal haben diese Bemühungen nur teilweisen Erfolg: Das Ergebnis sind dann Individuen, deren Herz fortfährt zu schlagen, während ihr Gehirn irreversibel zerstört ist. Eine schwere Last ruht auf den Patienten, die den Verlust ihres Intellekts erleiden, auf ihren Familien, auf den Krankenhäusern und auf solchen Patienten, die auf von diesen komatösen Patienten belegte Krankenhausbetten angewiesen sind. 2. Überholte Kriterien für die Definition des Todes können zu Kontroversen bei der Beschaffung von Organen zur Transplantation führen.“
>
> („Our primary purpose is to define irreversible coma as a new criterion for death. There are two reasons why there is need for a definition: (1) Improvements in resuscitative and supportive measures have led to increased efforts to save those who are desperately injured. Sometimes these efforts have only partial success so that the result is an individual whose heart continues to beat but whose brain is irreversibly damaged. The burden is great on patients who suffer permanent loss of intellect, on their families, on the hospitals, and on those in need of hospital beds already occupied by these comatose patients. (2) Obsolete criteria for the definition of death can lead to controversy in obtaining organs for transplantation.”)[43]

Obgleich in den Jahren nach der Definition der Harvard-Ad-Hoc-Kommission in vielen Ländern bis zu 30 unterschiedliche Kriterien und Tests zur Hirntodbestimmung konstruiert wurden, wird doch immer wieder gerade auf diese Erklärung zurückgegriffen.

Durch das Gelingen der ersten Herztransplantation durch den südafrikanischen Mediziner Professor Christiaan Neethling Barnard am Groote Schuur Hospital in Kapstadt war konsequenterweise eine neue Definition erforderlich geworden, weil es ja keinen Sinn gemacht hätte, ein abgestorbenes Organ zu verpflanzen. Ein noch schlagendes Herz zu explantieren galt jedoch nach den gängigen Kriterien als eine

---

42 Ebd., S. 156

43 Ebd., S. 157 Der englische Originaltext ist dort in Anm. 6, S. 234 f. aufgeführt.

aktive Herbeiführung des Todes. Zwar hat Barnard bei dieser ersten Herztransplantation den Herzstillstand der Spenderin noch abgewartet, durch die Bestimmung des Hirntodes als den Tod des Menschen hat sich aber mittlerweile die Praxis bei Transplantationen geändert. Nach Feststellung der Hirntodkriterien, wenn Herzschlag und Kreislauf durch medizinisch-technische Maßnahmen noch aufrechterhalten werden können, ist eine Übertragung des noch aktiven Organs möglich geworden.

Zwei Gründe für das Erfordernis eines neuen Kriteriums werden in der Harvard-Deklaration vorgetragen:

1. die schwere Belastung sowohl des Patienten als auch der Angehörigen, sowie die

> „[...] Inanspruchnahme knapper Ressourcen, der man ratlos gegenüberstand. Denn die Ärzteschaft schreckte damals davor zurück, die künstliche Beatmung eines irreversibel komatösen Patienten abzustellen, da sie der Meinung war, den durch den Beatmungsabbruch mittelbar eintretenden Tod im Sinne einer ‚aktiven Tötung' verantworten zu müssen."[44]

2. wird die Erschwernis bei der Beschaffung von Organtransplantaten als Argument ins Feld geführt.

Den zweiten Grund in der Erklärung halten bis heute Kritiker für den eigentlichen Anlass, eine neue Definition der Todeskriterien formuliert zu haben. Obwohl schon 1954 durch den Chirurgen Murray zum ersten Mal eine Niere – hier allerdings als Lebendspende – erfolgreich verpflanzt wurde, wird doch gerade von den Transplantationsmedizinern der Herz-Kreislauf-Stillstand als Todeskriterium nicht mehr als zufrieden stellend akzeptiert, zumal durch eine kardiopulmonale Reanimation die Irreversibilität dieses Kriteriums nicht mehr gewährleistet ist. Durch die Möglichkeit, ein Herz zu transplantieren, wird nun plötzlich eine Grenze überschritten, da bisher das Herz als das Lebenszentrum galt und auch andere Organe wie Leber oder Lunge nicht – wie beispielsweise die Niere – als so genannte Lebendspende übertragen werden können.

1.2.2.1 Papst Pius XII.

In der Erklärung zur neuen Todesdefinition führen die Autoren eine Ansprache von Papst Pius XII. an, in der er sich am 24. November 1957 zu Fragen von Leben, Sterben und Behandlungsabbruch äußert, um eine ethische Rechtfertigung für ihr Anliegen zu unterstreichen. Dabei stützen sie sich auf die in der Ansprache erwähnten Punkte, in denen Pius XII. zufolge die Todeszeitbestimmung allein der ärztlichen Kompetenz überlassen sein soll. Außerdem liege es in der Zuständigkeit der Mediziner über den Abbruch lebensverlängernder Maßnahmen zu entscheiden, sollten eben diese Maßnahmen nicht dem Wohl des Patienten entsprechen.

---

44 Ebd., S. 158

> „Die Verifikation des Todeszeitpunktes kann, wenn überhaupt, nur durch einen Arzt vorgenommen werden. [...] Pius XII. bestätigte, daß diese Feststellung nicht in der Kompetenz der Kirche liegt. [...] Er [der Arzt] ist dagegen nicht verpflichtet, in hoffnungslosen Fällen die Anwendung außergewöhnlicher Mittel unbegrenzt fortzusetzen."[45]

Hoff und in der Schmitten kritisieren bei Aufführung der päpstlichen Ansprache, dass Zitate und Schlüsse aus dem Zusammenhang genommen und sinnentstellt interpretiert wurden. Sie setzen Zitate aus der originalen Ansprache Pius XII. entgegen, um Missverständnisse aufzudecken:

> „Es ist Sache des Arztes und besonders des Anaesthesisten, eine klare und genaue Wesensbestimmung des ‚Todes' und des ‚Augenblicks des Todes' eines Kranken zu geben, der im Zustand der Bewußtlosigkeit stirbt. Man kann hierfür auf den gebräuchlichen Begriff der vollständigen und endgültigen Trennung von Seele und Leib zurückgreifen, aber in der Praxis muß man der Ungenauigkeit der Ausdrücke ‚Leib' und ‚Trennung' Rechnung tragen. Man kann die Möglichkeit außer Acht lassen, daß ein Mensch lebendig begraben werde, da die Entfernung des Atemgerätes nach einigen Minuten den Stillstand des Blutkreislaufs und damit den Tod herbeiführen muß."[46]

Aus diesem zusammenhängend vorgetragenen Text der päpstlichen Ansprache ziehen Hoff und in der Schmitten ein anderes Fazit als die Ad-Hoc-Kommission, nämlich:

> „In die Kompetenz des Arztes fällt demnach die Feststellung des Todes im *Einzelfall.* Es gehört für den Papst zum ärztlichen Auftrag, in Anwendung eines gegebenen Todesverständnisses den Eintritt des Todes nach geeigneten Kriterien zu diagnostizieren – nicht aber etwa, dieses Todesverständnis nach eigenem Gutdünken zu definieren oder – insofern Zweifel über den Eintritt des Todes bestehen – den Todeszeitpunkt pragmatisch vorzuverlegen. Was dies betrifft, so betont Pius ja sogar ausdrücklich, daß man im Zweifelsfall ‚an der Fortdauer des Lebens festhalten' soll."[47]

An diesem Beispiel kann man deutlich erkennen, wie diskrepant, aber auch mit welcher besonderen Wichtigkeit die Notwendigkeit einer Definition des Todes in der medizinischen Fachwelt schon zu dieser Zeit gesehen wurde. Die genannte Ansprache Papst Pius XII. war das Resultat eines Fragenkatalogs, der ihm 1957 von Anästhesisten vorgelegt wurde. Eine dieser Fragen forschte nach dem kirchlichen Standpunkt zu einer Todesdefinition bzw. zu einer Aussage der Kirche zur Todeszeitbestimmung. Es ist hierbei besonders interessant zu beobachten, dass bereits zwei Jahre vor den Beobachtungen Jouvets, Mollarets und Goulons und deren Begriffsprägung des „coma dépassé" die Problematik der Todesdefinition sowie der

---

45 Die Auszüge aus dem Havard-Papier werden hier zitiert nach Hoff, Johannes / in der Schmitten, Jürgen, S. „Wann ist der Mensch tot?" Reinbek 1994, S. 172

46 Auszüge aus der Papstansprache „Moralische Probleme der Wiederbelebung" vom 24.11.1957 zitiert nach Hoff, Johannes / in der Schmitten, Jürgen „Wann ist der Mensch tot?" Reinbek 1994, S. 175 f.

47 Ebd., S. 176

Todeszeitbestimmung einen solch bedeutenden Platz in den praktischen Überlegungen medizinischer Ethik einnahm.

1.2.2.2 Hans Jonas

Prominentester Kritiker der Hirntod-Kriterien der Harvard-Kommission war der Philosoph Hans Jonas (1903 – 1993). Der in Amerika lehrende Philosoph brachte Einwände vor, die vor einem Missbrauch aufgrund der Todesdefinition warnten. Nach Jonas spricht nichts gegen eine Definition des Todes über die Feststellung des Hirntodes, wenn es darum geht, bei einem Funktionsausfall des Gehirns den folgenden ganzheitlichen Tod des Menschen nicht hinauszuzögern. Er führt hier, wie auch die Harvard-Kommission selbst, die Ansprache von Papst Pius XII. als Argument für das Sterbenlassen, also die passive Sterbehilfe, an:

> „Wenn tiefe Bewußtlosigkeit für permanent befunden wird, dann sind außerordentliche Mittel zur Weitererhaltung des Lebens nicht obligatorisch. Man darf sie einstellen und dem Patienten erlauben, zu sterben."[48]

Seine Bedenken richten sich gegen eine willkürliche Vorverlegung des Todeszeitpunktes, um – im Gegenteil zum Sterbenlassen – eine Verlängerung der Körperfunktionen zu erreichen, mit dem Ziel gleich einer „Vivisektion" Organe und Gewebe entnehmen zu können:

> „Aber ein beunruhigend entgegengesetzter Zweck verbindet sich [...] in der Suche nach einer neuen Definition des Todes – d.h. in dem Ziel, den Zeitpunkt der Toterklärung *vor*zuverlegen: die Erlaubnis nicht nur, die Lungenmaschine abzustellen, sondern nach Wahl auch umgekehrt sie (und andere ‚Lebenshilfen') weiter anzuwenden und so den Körper in einem Zustand zu erhalten, der nach älterer Definition ‚Leben' gewesen wäre (nach der neuen aber nur dessen Vortäuschung ist) – *damit* man an seine Organe und Gewebe unter den Idealbedingungen herankann, die früher den Tatbestand der ‚Vivisektion' gebildet hätten."[49]

Für diese zweite Ursache einer neuen Definition des Todes ist es nach Jonas unerlässlich, die Grenzlinie zwischen dem Sterben als Teil des Lebens und dem Tod mit absoluter Sicherheit zu kennen. Diese Kenntnis sei aber unmöglich zu erlangen. Es sei in diesem Fall von einem „Schwellen-Zustand" auszugehen, über den wir keinerlei Kenntnis besitzen. Aus diesem Grund gelte es immer nach der Regel „in dubio pro vita" zu verfahren und den „Gehirntoten", dessen Atmungs- und Kreislauffunktion jedoch noch aufrechterhalten bleiben, als Sterbenden zu behandeln und ihn nicht als Leichnam zu einem leblosen Ding zu reduzieren.[50]

---

48 Aus der Ansprache Papst Pius XII. vom 24. Nov. 1957 hier zitiert in: Jonas, Hans „Technik, Medizin und Ethik – Zur Praxis des Prinzips Verantwortung" Frankfurt am Main 1985, S.220 f.

49 Jonas, Hans „Technik, Medizin und Ethik. Zur Praxis des Prinzips Verantwortung" Frankfurt am Main, 1985, S. 221

50 Carsten Vilmar, BÄK-Präsident in den 1990er Jahren, bekräftigte auf sehr resolute Weise seine Auffassung, den Hirntod als absolutes Kriterium anzuerkennen, indem er ihn als „[...]

„Die Grenzlinie zwischen Leben und Tod ist nicht mit Sicherheit bekannt, und eine Definition kann Wissen nicht ersetzen. […] D.h., es besteht Grund zum *Zweifel* daran, daß selbst ohne Gehirnfunktion der atmende Patient vollständig tot ist. […] Daraus folgt, daß Eingriffe, wie ich sie beschrieb, der Vivisektion gleichzuachten sind und unter keinen Umständen an einem menschlichen Körper stattfinden dürfen, der sich in diesem äquivoken oder Schwellen-Zustand befindet.“[51]

Hier ist die exakte Unterscheidung zwischen den Begriffen „Tod“ und „Sterben“ unbedingte Grundlage der Diskussion. Eine Verquickung, wie sie im Alltagssprachgebrauch praktiziert wird, stellt eine unüberwindliche Hürde für das Verständnis der differenten Argumente dar. Diese Bedenken hat Hans Jonas in einer Streitschrift veröffentlicht, die er mit dem Titel „Gegen den Strom“ versah. In der überarbeiteten Veröffentlichung dieser Streitschrift 1985 drückt er schon resigniert aus, dass seine Argumente in der Praxis wenig Berücksichtigung finden werden, wenn er schreibt:

„Das Folgende ist eine Streitschrift, und allem (seit ihrem ersten Erscheinen sich immer verstärkenden) Anschein nach eine in verlorener Sache. Die Voraussicht, daß dies wohl ihr Schicksal sein würde, drückte sich schon im ursprünglichen Titel ‚Gegen den Strom’ aus.“[52]

Diese Bedenken haben sich mittlerweile als begründet erwiesen, weil mit dem Transplantationsgesetz (TPG) vom 5. November 1997, das am 1. Dezember desselben Jahres in Kraft getreten ist, die Bundesärztekammer angewiesen wurde, die Richtlinien zur Hirntodfeststellung zwecks Organentnahme festzulegen:

„Die Bundesärztekammer stellt den Stand der Erkenntnisse der medizinischen Wissenschaft in Richtlinien fest für die Regeln zur Feststellung des Todes nach § 3 Abs. 1 Nr. 2 und die Verfahrensregeln zur Feststellung des endgültigen, nicht behebbaren Ausfalls der Gesamtfunktion des Großhirns, des Kleinhirns und des Hirnstamms nach § 3 Abs. 2 Nr. 2 einschließlich der dazu jeweils erforderlichen ärztlichen Qualifikation.“[53]

In diesen Richtlinien wird auf dogmatische Weise festgelegt, dass der Hirntod mit dem Tod des Menschen gleichgesetzt wird:

„Mit dem Hirntod ist naturwissenschaftlich-medizinisch der Tod des Menschen festgestellt. Wird vom Arzt ein äußeres sicheres Zeichen des Todes festgestellt, so ist damit auch der Hirntod nachgewiesen.“[54]

---

eine Art innere Enthauptung“ verglich mit der Erklärung „[…] niemand werde behaupten, dass jemand, dem der Kopf abgeschlagen wurde, noch lebt.“ Den Hirntod als Teil des Sterbeprozesses zu betrachten zeuge, nach Vilmar, von „biologischem Unverständnis“. Vgl. Pressemeldung von SWF 1 zum Hörfunk-Interview „Tagesgespräch“ zum Thema Transplantationsgesetz (14. Januar 1997).

51 Ebd., S. 233

52 Ebd., S. 219

53 Transplantationsgesetz (TPG) 5.11.1997 BGBl. I 1997, S. 2631 § 16 Abs. 1 Nr. 1

54 Wissenschaftlicher Beirat der Bundesärztekammer „Richtlinien zur Feststellung des Hirntodes, 3. Fortschreibung 1997 mit Ergänzungen gemäß Transplantationsgesetz (TPG)“ nach

Obwohl in diesen Richtlinien sehr detailliert aufgeführt wird, dass die Voraussetzungen und medizinisch-technischen Nachweise für den Hirntod sehr aufwendig gestaltet sein müssen, sind doch die Bedenken von Jonas nicht ausgeräumt. Nach wie vor kennt man den von Jonas genannten „Schwellen-Zustand" nicht, praktiziert aber nach Meinung der Kritiker die Definition des Hirntodes als Tod des Menschen aus Gründen der Organentnahme.

Gerade durch die Formulierung des Transplantationsgesetzes hat sich die Kritik an den Kriterien zur Feststellung des Todes wieder stärker belebt. Von 168 Titeln, die unter dem Stichwort „Hirntod" beispielsweise bei der Deutschen Bibliothek eruiert werden können, wurden 102 Veröffentlichungen – also mehr als die Hälfte – seit 1997 publiziert. Das zeigt, dass die Befürchtungen der Kritiker nicht als unbegründet abgetan werden dürfen, die Notwendigkeit einer neuen Definition des Todes, wie sie von der Harvard-Ad-Hoc-Kommission formuliert wurde, leiste der primären Absicht der Explantation übertragbarer Organe Vorschub.

Diese Sicht einer Todesdefinition spielt im Bereich der Palliativmedizin eine nebensächliche Rolle.

1.3 Definition von „Sterben" in der Palliativmedizin

Im Bereich der Palliativmedizin ist der Prozess des Sterbens, also die letzte Phase des Lebens, von großer Relevanz. In der mittlerweile ständig stark anwachsenden Literatur über diesen relativ jungen Zweig der Medizin ist zu beobachten, dass eine sehr genaue Differenzierung zwischen der Phase des Sterbens als dem Leben zugehöriger Teil und dem Zustand des Todes als dem Leben nachfolgender Teil vorgenommen wird. Ist man sich bei der Diskussion zur Definition des Todes in der Medizin, die fast immer zunächst auf die Hirntod-Kriterien reduziert und sogleich zur Transplantationsmedizin übergeleitet wird, über den sprachlich korrekten Gebrauch der Unterscheidung zwischen dem Sterben und dem Tod nicht einig, so wird doch versucht, in der Palliativmedizin eine Definition des Sterbens im Gegensatz zur Definition des Todes zu finden. Allerdings gibt es hier erst bescheidene Ansätze.

> „Die Frage, wann das Sterben beginnt, hat schon fast philosophischen Charakter. Es gibt nur sehr vage formulierte Definitionen dieses Prozesses und es liegt kaum Grundlagenforschung darüber vor. Das ist umso erstaunlicher, wenn man weiß, wie viel zum Beispiel über den Hirntod, über Nahtodeserfahrung oder über Veränderungen beim Absterben einer Zelle geforscht und geschrieben wurde."[55]

Das Sterben wird als ein Prozess erkannt, bei dem ein punktueller Eintritt genauso wenig festgelegt werden kann, wie es beim exakten Todeszeitpunkt der Fall ist. So

---

Stand vom 24. Juli 1998 veröffentlicht in: Deutsches Ärzteblatt 95, Heft 30, 24. Juli 1998 (53), S. A-1861

55 Nagele, Susanne / Feichtner, Angelika „Lehrbuch der Palliativpflege", Wien 2005, S. 36 f.

behilft man sich bei einer Definition des Sterbens mit Phasenmodellen, bei denen man diesen Vorgang in unterschiedliche Ablaufzonen aufteilt.

1.3.1 Phasenmodelle

Bereits in den 1970er Jahren wurde im Bereich der Thanatopsychologie der Versuch unternommen, den Prozess des Sterbens einer genaueren wissenschaftlichen Beschreibung zu unterziehen. Zum Ende des 19. und Beginn des 20. Jahrhunderts gab es zwar vereinzelte Publikationen zum Themenbereich „Tod und Sterben" in psychologischem Zusammenhang, jedoch handelt es sich hier nicht um komplexe thanatologische Forschungsarbeiten, sondern um erste empirische Beiträge zur Thanatopsychologie, die zunächst eine Vorreiterrolle dieser Disziplin darstellten.[56] Als Vorreiter für den Versuch, dem Sterben eine strukturierte Beschreibung zu verleihen, gilt auch hier Elisabeth Kübler-Ross mit ihrem Fünf-Stufen-Modell. Als Phasen des Sterbeprozesses zeichnet sie schlussfolgernd aus ihren Interviews mit Sterbenden folgende Perioden auf:

1. Negation
2. Zorn
3. Verhandeln
4. Depression
5. Akzeptieren

Diese Stufen variieren in den individuellen Fällen und sind nicht unabdingbar in dieser Reihenfolge zu beobachten; vielfach wechseln sie mit unterschiedlichen Wiederholungen einander ab. Es ist auch nicht zwingend, dass der Sterbeprozess mit der Phase der Negation begonnen und mit der des Akzeptierens beendet wird.

> „Diese Stufen sind nicht starr, und sie schließen einander auch nicht gegenseitig aus: Ferner ist Hoffnung an allen Stufen beteiligt, auch bei Depression und Akzeptieren. In der Tat hat Kübler-Ross betont, dass auf den Verlust der Hoffnung alsbald der Tod folgt."[57]

Dieses Stufenmodell wurde aus unterschiedlichen, vor allem wissenschaftsmethodischen Gründen kritisiert. Die Theorie von Kübler-Ross gründete ausschließlich auf ihren Interviews, die im beschränkten Rahmen der klinischen Praxis durchgeführt, nur von einer Person interpretiert wurden und keine Wiederholung der Forschungsarbeit zwecks Überprüfung der Theorie stattgefunden habe. Das Stufen-Modell sei seinem Wesen nach deskriptiv, wurde aber als präskriptiv aufgenommen, was der Gefahr des Missbrauchs durch die Personen, die Sterbende betreuen, mittels Drängen von einer Stufe zur nächsten Vorschub leiste.

---

56 Zur Entstehungsgeschichte der Thanatopsychologie vgl.: Wittkowski, Joachim „Psychologie des Todes" Darmstadt 1990, S. 9 ff.

57 Wittkowski, Joachim (Hrsg.) „Sterben, Tod und Trauer" Stuttgart 2003, S. 138

> „Garfield berichtet von offensichtlich verzweifelten Schwestern, die darüber sprachen, der Patient müsse zum Fortschreiten von Phase 3 (‚Verhandeln') nach Phase 4 (‚Depression') veranlasst werden, weil sich sein Zustand so rapide verschlechtere, daß ihm möglicherweise keine Zeit mehr bleibe, um Phase 5 (‚Akzeptieren') zu erreichen. An diesem Beispiel wird deutlich, wie Phasen-Lehren des Sterbens in bester Absicht mißverstanden werden können."[58]

Aus präskriptiver Sicht wird also die 5. Phase, die des „Akzeptierens", als Ziel angesehen, was aber schon nach Kübler-Ross nicht der Fall ist. Sie versichert wiederholt,

> „[...] dass ein Fortschreiten durch die verschiedenen Stufen nicht linear ist und nicht beschleunigt werden sollte und dass nicht alle Menschen alle Stufen durchlaufen."[59]

Ein in strenger schematischer Folge ablaufender Sterbeprozess würde auch, was ebenfalls die Kritik an Stufen- oder Phasenmodellen betont, die Individualität des Sterbens verschleiern. Kritiker sehen aus diesem Grund keinen klaren Beweis für die Existenz der von Kübler-Ross analysierten Stufen. Edwin S. Schneidman wies 1977 darauf hin, dass

> „[...] unheilbar Kranke ein komplexes Muster affektiver Umstände darstellen, die mit ihrer gesamten Persönlichkeit und ihren Strategien im Umgang mit dem Leben in Beziehung stehen."[60]

Charles A. Corr sah noch 1993 ebenfalls ein Schema des Sterbens der Individualität gegenüber als nicht gerechtfertigt an:

> „Personen gehen mit Leben und Sterben in weitaus reicheren, vielfältigeren und persönlicheren Weisen um, als es die Stufenlehre erlaubt."[61]

Widersprüchlich verhalten sich von den aufgeführten Kritikern allein E. Mansell Pattison, der Verallgemeinerungen aufgrund des Individualitätscharakters für nicht statthaft hält, und Avery D. Weisman, der die Existenz einer bekannten Abfolge emotionaler Stufen verneint. Beide entwerfen jedoch selbst Modelle, die in drei Phasen aufgeteilt sind.

> „Pattison äußerte Zurückhaltung bezüglich der Anwendung von Verallgemeinerungen auf sterbende Personen mit dem nachdrücklichen Hinweis, dass jeder unheilbar kranke Mensch als einzigartiges Individuum betrachtet werden sollte."[62]

Die drei klinischen Sterbephasen nach Pattison unterscheiden sich in die

1. Phase der akuten Krise, in der die Krankheit dem Betroffenen erstmals bekannt wird, und die begleitet wird vom Auftreten von Unbeweglichkeit, veränderten

58 Wittkowski, Joachim „Psychologie des Todes" Darmstadt 1990, S. 128
59 Wittkowski, Joachim „Sterben, Tod und Trauer", S. 139
60 Ebd., S. 138
61 Ebd.
62 Ebd.

Bewusstseinszuständen, Gefühlen der Unzulänglichkeit und Angst, woraus sich schließlich pathologische Abwehrmechanismen entwickeln.

2. Chronische Phase des Lebens-Sterbens, die Phase mit der längsten Dauer. In dieser Periode, die sowohl durch Integration als auch durch Desintegration erlebt werden kann, verstärken sich die Ängste in Zusammenhang mit dem Sterben. Besonders betroffen sind Ängste vor Leiden und Schmerzen, vor Unbekanntem und Einsamkeit. Verlustängste treten ebenfalls deutlicher zutage, nämlich vor dem Verlust des Körpers, der Selbstkontrolle und der Identität.
3. Terminale Phase. Sie leitet den Rückzug durch den Sterbenden ein und dauert bis zum Eintritt des Todes.

Weisman nummeriert die Phasen seines Modells ohne weitere Beschreibungsmerkmale durch.

Phase I bezieht sich auf den Zeitraum vom ersten Gewahr werden beunruhigender Symptome bis zum Erstellen der Diagnose. In dieser Zeitspanne herrschen Tendenzen zur Negation der Symptome und zur Selbsttäuschung vor. Es entwickelt sich eine Empfindsamkeit gegenüber Informationen, die die Krankheit betreffen.

Phase II erfasst die Zeitspanne von den ersten Reaktionen auf die Mitteilung der Diagnose bis zum Beginn der letzten, der dritten Phase. In dieser Zeit, in der auch die medizinische Behandlung stattfindet, wechseln die Gefühle der Negation und der Akzeptanz.

> „Weisman hat für die psychische Verfassung von Menschen in dieser Phase den Begriff des ‚Halbwissens' (‚middle knowledge') geprägt: In einer Art ungewisser Gewißheit ist die Erkenntnis, an einer tödlichen Krankheit zu leiden, zwar grundsätzlich vorhanden, sie kann jedoch (noch) nicht offen ausgesprochen und eingestanden werden. Letzteres ist gegen Ende der Phase II besser möglich, und es kommt auch eher zum Akzeptieren des eigenen Sterben-Müssens."[63]

Phase III setzt ein, wenn eine weitere Behandlung durch die Ärzte als sinnlos erachtet und eingestellt wird und dauert bis zum Eintritt des Todes. In diesem letzten Lebensabschnitt ist ein unübersehbarer Verfall des Betroffenen zu beobachten, der durch zunehmende Erschöpfung begleitet wird. Die Einschränkung des Lebensraumes wird immer bewusster, und durch die Zunahme der Beschwerden entwickelt sich der allmähliche Verlust von Kontrolle und Autonomie.

Allen Phasenmodellen ist gemein, dass sie die Individualität des Sterbens nicht verkennen und nur als Richtwerte angesehen werden, die das Verhalten und den dadurch bedingt nötigen Umgang mit den Patienten vorteilhaft unterstützen sollen.

---

63 Wittkowski, Joachim „Psychologie des Todes" Darmstadt 1990, S. 127

1.3.2 Definition des Sterbebeginns

Wichtig für die palliative Betreuung Sterbender ist folglich die Bedeutung für den Beginn des Sterbens.

Joachim Wittkowski, ein Wegbereiter der Thanatologie in Deutschland, hat aus diesem Grund zunächst darauf hingewiesen, dass es für den wissenschaftlichen Umgang einer präzisen Definition bedarf. Definitionsversuche hat er als pragmatische Richtungsweisung charakterisiert.

> „Da aber Begriffe aus der vorwissenschaftlichen Alltagssprache oft mehrdeutig und unscharf sind und damit zu Mißverständnissen Anlaß geben, bedürfen sie für den Gebrauch auf einer fachwissenschaftlichen Ebene der Eingrenzung und Präzisierung. Dabei sollte man berücksichtigen, daß Definitionsversuche keine unumstößlichen Wahrheiten beinhalten, sondern daß sie der Richtungsweisung dienen und insofern pragmatisch nützlich sind.“[64]

Nach dieser Feststellung setzt er den Beginn des Sterbeprozesses mit den Merkmalen eines Sterbenden gleich und definiert dadurch den Sterbeprozess mit Hilfe von vier Bedingungen für dessen Beginn, die Robert Kastenbaum 1977 publizierte. Diese vier Bedingungen sind:

1. Das Erkennen der Fakten durch den Arzt
2. Die Mitteilung der erkannten Fakten an den betroffenen Patienten
3. Das Erkennen und Akzeptieren der Mitteilung durch den Patienten
4. Die Unmöglichkeit, das Leben des Patienten zu erhalten.

Diese Bedingungen werden in der jüngeren Literatur zur Definition der Begriffe „Tod“ und „Sterben“ wiederholt nebeneinander aufgeführt. Wichtig ist aber, wie schon Wittkowski festgestellt hat, dass diese Merkmale einander bedingen.

> „Aus psychologischer Sicht ist ein Mensch dann als Sterbender zu bezeichnen, wenn er objektiv vom Tod bedroht ist *und* sich dieser Todesbedrohung soweit bewußt ist, daß sie sein Erleben und Verhalten bestimmt. [...]
>
> Für unsere Definition des Sterbenden ist die objektive Todesbedrohung bzw. speziell mit Blick auf Kranke der somatische Befund und seine offizielle Feststellung als Conditio sine qua non anzusehen. Ein wesentliches Merkmal des sterbenden Patienten, das sich aus dem somatischen Befund ergibt, ist der progrediente Verlauf seiner gesundheitlichen Schädigung, d.h., der Betroffene hat nach menschlichem Ermessen keine Chance der gesundheitlichen Wiederherstellung. Vielmehr ist mit an Sicherheit grenzender Wahrscheinlichkeit damit zu rechnen, daß er innerhalb eines wenigstens ungefähr bestimmbaren Zeitraumes sterben wird. Die Länge dieses Zeitraumes bleibt dabei offen; sie kann zwischen wenigen Tagen und mehreren Jahren schwanken.“[65]

Diese psychologische Sicht des Sterbens ist für die Palliativmedizin von großer Bedeutung, da sie ihre primäre Aufgabe nicht in einem medizinisch heilenden, sondern in psychologisch begleitendem Handeln sieht. So konzentriert sich für die

---

64 Ebd., S. 117
65 Ebd., S. 117 f.

Praxis der palliativen Sterbebegleitung die Sicht auf zwei Phasen, nämlich die Terminalphase und die Finalphase, wobei im Rahmen dieser Phasen das Fünf-Stufen-Modell von Kübler-Ross berücksichtigt wird.

1.3.3 Die Terminalphase

Der eigentlichen Sterbephase, also die Phase, die allgemein als das „Im Sterben Liegen" verstanden wird und die in medizinischer Terminologie die „Finalphase" bezeichnet wird, geht die so genannte „Terminalphase" voraus. Terminalphase bedeutet, dass der Sterbende als Sterbender erkannt ist. Das besagt, dass die fortschreitende, nicht mehr zu heilende Krankheit zu Beeinträchtigungen der Aktivitäten des Patienten führt und sich die finale Phase absehen lässt. Je nach Erkrankung bzw. Stadium der Erkrankung kann sich die Terminalphase über Wochen, sogar Monate hinziehen.

Dass es nicht leicht fällt, eine exakte Definition zu finden und sich ein genauer Punkt des Eintritts in diese Terminalphase nicht genau ermitteln lässt, ist uns durch die Definitionsversuche aus psychologischer Sicht bekannt.

Die medizinische Definition, dass das Sterben dann beginnt, wenn die Körperfunktionen unaufhaltsam versagen und medizinische Maßnahmen keinen Erfolg mehr versprechen, ist quasi die „technische" Voraussetzung für den Sterbeprozess.

Den vier o.g. Merkmalen des Sterbeprozesses nach Kastenbaum wird auch in der aktuellen Literatur zur Palliativmedizin noch große Bedeutung beigemessen. Dabei sind jeweils die Perspektiven zum einen aus Sicht des Arztes, zum anderen aus Sicht des Betroffenen berücksichtigt:

> 1. „Sterben beginnt, wenn die Fakten erkannt werden. Der Erkennende ist der Arzt, der von einem Patienten konsultiert wird, wobei der Patient keinesfalls den Verdacht einer tödlichen Krankheit hegen muß. Wenn der Arzt aber eine solche Krankheit diagnostiziert, ist der Kranke für ihn ein Sterbender."[66]

Hier wird eine rein medizinisch-wissenschaftliche Entscheidung vorausgesetzt, nämlich die, dass eine Heilung nicht mehr möglich, eine Verschlechterung des Zustands wahrscheinlich und absehbar ist. Der Patient ist zum Sterbenden erklärt worden, ohne dass es zwingend seines Bewusstseins über diesen Zustand bedarf. Das Sterben wird hier aus einer passiven Perspektive des Betroffenen heraus definiert. Nun liegt es am Arzt, den Patienten über seinen Zustand aufzuklären.

> „Der Arzt ist so der ‚gate-keeper', der Türhüter, der den Eintritt in die Rolle des Sterbenden regelt. Sein Urteil ist kein beliebiges, sondern es ist ein professionelles; es ist das Urteil eines Menschen, der in einer Gesellschaft als speziell zu diesem Urteil befähigt gilt."[67]

---

66 Schmied, Gerhard „Sterben und Trauern in der modernen Gesellschaft" Opladen 1985, S. 13

67 Ebd., S. 13 f.

Diese aus Sicht des Patienten passive Form der Definition entspricht auch einem weiteren Aspekt des Sterbens, nämlich dem der Unmöglichkeit, das Leben des Patienten zu erhalten:

> 2. „Sterben beginnt, wenn nichts mehr getan werden kann, um das Leben zu erhalten, wenn der Patient von der Medizin aufgegeben wird."[68]

Auch bei dieser Aussage liegt die Festsetzung außerhalb des Bestimmungsbereiches des Betroffenen. Wieder ist der Arzt, hier unter der allgemeinen Bezeichnung „die Medizin", die Definition bestimmende Kraft. Über den Patienten wird das Sterben definiert, ohne seine aktive Beteiligung.

Anders verhält es sich bei Definitionen, die das Wissen des Patienten berücksichtigen:

> 3. „Der Mensch ist ein Sterbender, wenn über die tödliche Erkrankung mit den Angehörigen gesprochen wird und diese sich dem Erkrankten, als Sterbenden, gegenüber in bestimmter Form verhalten. Bei dieser Definition ist die soziale Komponente stärker ausgeprägt."[69]

Die Nachricht erreicht den Sterbenden, wenn er nicht, wie häufig zu diesem Zeitpunkt, seine Situation schon erahnt hat. In der Palliativmedizin stellt auch die so genannte „Wahrheit am Krankenbett" eine entscheidende Voraussetzung für den Umgang mit dem Patienten dar. In der Regel sind Palliativpatienten über ihren Zustand informiert, wenn sie auch ihre Lage eventuell noch nicht realisiert haben.

> 4. „Wenn der Patient sich der Fakten bewusst wird oder sie akzeptiert, beginnt sein Sterben."[70]

Hier wird die Aufklärung des Patienten über seinen Zustand zu Grunde gelegt. Er muss sich auf seine Situation einstellen. Mit dem Erlangen des Bewusstseins, in absehbarer Zeit sein Leben zu beenden, verändert sich die Lage des Patienten. Nicht nur er hat sich mit seiner persönlich veränderten, neuen Situation vertraut zu machen oder abzufinden, sondern es ändert sich auch in seinem Umfeld Wesentliches.

> „Tatsächlich sind in der Klinik, die der Kranke bei einem auffällig fortgeschrittenen Stadium seiner Krankheit aufsucht, mit der Klassifikation ‚Sterbender' eine ganze Reihe von Verhaltensänderungen verbunden, so daß man beim Fall eines stationären Patienten sagen kann, daß mit der Diagnose ‚unheilbar krank oder verletzt, vergiftet usw. mit bald zu erwartendem Tod' ein neuer Abschnitt beginnt. Der Kranke darf z.B. jederzeit Besuch empfangen. Er wird in die Planungen der Pathologie einbezogen. Die Frage, ob die

---

68 Kostrzewa, Stephan / Kutzner, Marion „Was wir noch tun können! – Basale Stimulation in der Sterbebegleitung" Bern 2009, S. 15

69 Ebd.

70 Ebd.

> Angehörigen einer Obduktion oder einer Organspende zustimmen werden, wird erörtert. Der Geistliche, der die Klinik betreut, wird auf die Situation des Patienten verwiesen."[71]

Er spürt, dass sich eine neue, nämlich die letzte Phase seines Lebens eröffnet hat. Hier wird das Sterben aktiv aus der Sicht des Betroffenen erfasst. So verhält es sich auch bei der von einer Altenpflegeschülerin geäußerten Beschreibung des Sterbebeginns:

> „Sterben beginnt, wenn der Sterbende anfängt, sich zu verabschieden."[72]

Hier wird eine ganz besondere Art der sozialen Komponente bei der Definition des Sterbens berücksichtigt, die auch bei der Definitionsvariante des so genannten „sozialen Todes" eine entscheidende Rolle spielt.

1.3.3.1 Exkurs: der „soziale Tod"

Prinzipiell lässt sich sagen, dass der so genannte „soziale Tod" den Verlust des Menschen bedeutet, sowohl als soziale Person zu handeln als auch als solche wahrgenommen zu werden.

Für den Krankenhausbetrieb hat dieser Verlust besondere Bedeutung. Weil die meisten Sterbenden höheren Alters zum Beenden ihres Lebens in Institutionen gebracht werden – gelegentlich ist sogar das Verb „*ver*bringen" in diesem Zusammenhang zu registrieren – werden sie von ihrer Alltagswelt abgeschnitten. Der „soziale Tod" geht somit bereits lange dem realen bzw. dem biologischen Tod voraus. Wie bei Stille und Knupp bereits angeführt (siehe Anmerkung 5) stellt der Tod und somit auch das Sterben als dazu einleitende Phase eine Niederlage der ärztlichen Ziele dar und wird verdrängt. Durch diese Verdrängung wird der sterbende Mensch als Belastung empfunden. Durch die Entlassung aus dem Krankenhaus mit dem Argument, man könne für einen Sterbenden sowieso nichts mehr tun, mit der Folge sich durch zeitlich bedrängte und pflegerisch hilflose Angehörige noch mehr als Belastung zu empfinden, gerät der Patient immer tiefer in einen Teufelskreis der Einsamkeit. Hieraus entsteht häufig der Wunsch nach einem Ende der Leiden. Genau genommen bedeutet dieser Wunsch, oft artikuliert als Bitte nach aktiver Euthanasie, ein Hilferuf, aus dieser sozialen Vereinsamung befreit zu werden. Im Übrigen nimmt die Begründung, anderen nicht zur Last fallen zu wollen, bei dem Wunsch zu aktiver Sterbehilfe eine besondere Stellung ein. Der „soziale Tod" setzt in diesem Zusammenhang auch das Bewusstsein voraus, dass der biologische Tod absehbar ist und gehört damit zu Recht einer Definition des Sterbens an. Durch die Veränderungen im sozialen Leben haben sich auch die Sterberituale verändert. Das isolierte Sterben kam erst im 20. Jahrhundert auf.

---

71 Schmied, Gerhard „Sterben und Trauern in der modernen Gesellschaft" Opladen1985 S.15 f.

72 Kostrzewa, Stephan / Kutzner, Marion „Was wir noch tun können! – Basale Stimulation in der Sterbebegleitung", Bern 2009, S. 15

„Zwar ist letztlich jeder Mensch angesichts des nahen Todes auf sich allein gestellt; doch bis ins 20. Jahrhundert starb man nicht vereinzelt; vielmehr erfuhr sich noch der Sterbende als Glied der Gemeinschaft, der er zeitlebens angehört hatte. [...]

Gespräche unter vier Augen – mit dem Priester während der Beichte, mit dem Ehepartner, einem Kind oder dem Notar zur Regelung der Hinterlassenschaft – wechseln mit Versammlungen. Man kennt seine Rolle und weiß, daß es darauf ankommt, den Hinterbliebenen ein Beispiel wahrhaft christlichen Sterbens zu geben. Öffentliche Zeremonien, die während des Sterbens und erst recht nach dem Tod im wahrsten Sinne des Wortes ‚in Szene gesetzt' werden, erleichtern es dem einzelnen, seinen Platz in dem Drama zu finden."[73]

Im 20. Jahrhundert hat sich eine neue Kultur des Sterbens entwickelt, u.a. bedingt durch den medizinisch-technischen Fortschritt, mit dem eine Weiterentwicklung medizinischer Humanität in diesem Zusammenhang nicht Schritt halten konnte. Der Arzt wird von Patienten wie auch von Angehörigen nach wie vor als der Souverän angesehen, dem es obliegt, Entscheidungen über den Kranken zu treffen. Ist der Sterbende erst einmal in der Institution Klinik untergebracht, werden auch Verantwortlichkeiten weitergegeben. Im Standardwerk der Thanatologie, der „Geschichte des Todes", hat Philippe Ariés schon festgestellt:

„Die Dauer des Todes hängt somit von einem Zusammenspiel zwischen Familie, Krankenhaus und Justiz oder von einer souveränen Entscheidung des Arztes ab: der Sterbende, der bereits die Gewohnheit angenommen hat, sich auf seine nächsten Angehörigen zu verlassen (er hat ihnen Wünsche anvertraut, die er sonst in seinem Testament zum Ausdruck gebracht hätte), dankt langsam ab und überläßt seiner Familie auch die Entscheidung über das Ende seines Lebens und Sterbens. Die Familie ihrerseits entzieht sich dieser Verantwortung und überträgt sie dem gelehrten Thaumaturgen, der über die Geheimnisse von Gesundheit und Krankheit gebietet und besser als jeder andere weiß, was zu tun ist, dem es folglich auch zukommt, in aller Souveränität zu entscheiden."[74]

Der Sterbende ist nicht mehr Teilhaber an der Situation, es wird nur noch über ihn verhandelt und entschieden, nicht mehr mit ihm. Das drängt ihn weiter in eine einsame Position innerhalb des Sterbeprozesses. Einsamkeit ist grundsätzliche Ursache für den „sozialen Tod".

„Die Einsamkeit, in der sich der Kranke befindet, ist tödlich im wahrsten Sinne des Wortes: [...] Der Tod nähert sich, und er ist allein gelassen. So geht manchmal der ‚soziale Tod' dem physischen Tod voraus."[75]

---

73 Ohler, Norbert „Sterben und Tod im Mittelalter" (4. Aufl.) München 2003, S. 56 f.
Vgl. auch: Ariés, Philippe, S. 30: „Die vertraute Einfachheit ist einer der beiden unabdingbaren Wesenszüge des rituellen Todes. Der andere ist seine Öffentlichkeit, die sich bis zum Ende des 19. Jahrhunderts erhalten wird. Der Sterbende muß den Mittelpunkt einer Versammlung bilden."

74 Ariés, Ph. „Geschichte des Todes" dtv-wissenschaft 4407 7. Aufl. München 1995 S. 750

75 Geisler, Linus „Arzt und Patient – Begegnung im Gespräch" 5. Aufl., Frankfurt am Main 2008, S. 308

1.3.4 Die Finalphase

Mit der Finalphase ist die letzte Station des Lebens gemeint. Sie wird umgangssprachlich auch als das „Im-Sterben-Liegen“ bezeichnet oder kurz als das „eigentliche Sterben“ verstanden. Wie bei allen Phasenmodellen lässt sich auch hier ein konkreter Zeitpunkt des Übergangs von der Terminal- zur Finalphase nicht fixieren. Es ist sogar schon beobachtet worden, dass es einen Wechsel der Phasen in beide Richtungen gibt, ein „Zurückkehren“ von der finalen in die Terminalphase möglich ist.

> „Die einzelnen Phasen haben häufig fließende, manchmal auch sehr plötzliche Übergänge. Der Phasenwechsel bedeutet in der Regel eine Annäherung an den Tod, die vom Betroffenen gespürt und die auch für die Begleitenden spürbar und sichtbar wird. Es gibt aber auch rückläufige Entwicklungen und unerwartete Besserungen, in denen Sterbende ohne intensivmedizinische Maßnahmen sich wieder erholen und aus der Final- in die Terminalphase zurückkehren können.“[76]

Unsicherheit bei der Definition dieses Abschnitts des Sterbens zeigt in oben zitiertem Handbuch der Gebrauch der Adjektive „möglich“ und „häufig“ bei der Angabe der Anzeichen und Symptome. Als *mögliche* Anzeichen der Finalphase werden genannt:

- Extreme Schwäche und überwiegende Bettlägerigkeit
- Verkürzte Phasen der vollen Aufmerksamkeit
- Zunehmende Schläfrigkeit und Desorientiertheit bis hin zur Bewusstlosigkeit
- Abnehmendes Interesse an Nahrungs- und Flüssigkeitsaufnahme
- Mangelndes Interesse am Leben und der Umwelt
- Auftreten lebensbedrohlicher Komplikationen[77]

Als *häufige* Symptome in der Finalphase werden angegeben:

- Schmerzen
- Dyspnoe
- Todesrasseln
- Mundtrockenheit
- Verwirrtheit / Unruhe / Agitiertheit
- Angst[78]

Beide Adjektivverwendungen, „möglich“ und „häufig“, deuten darauf hin, dass es, wie bei bisherigen Definitionsversuchen, keine dogmatischen Regeln oder Phasen beim Sterben gibt. Auch hier werden nur Beobachtungen als Richtlinien vorgegeben, die jedoch keinen Anspruch auf absolute Gültigkeit erheben. Die von Held-Hildebrandt an *Symptome* und *Anzeichen* angegliederte Bemerkung

76 Held-Hildebrandt, Renate „Die Finalphase des Lebens“ in: Lilie, Ulrich / Zwierlein, Eduard „Handbuch Integrierte Sterbebegleitung“ Gütersloh 2005, S. 247

77 Ebd.

78 Ebd.

> „Die Beurteilung der Symptome soll möglichst nach klinischen Gesichtspunkten erfolgen, weitergehende diagnostische Maßnahmen sind allenfalls indiziert, wenn unklar ist, ob wirklich die Sterbephase eingetreten ist."[79]

stellt den ungünstigsten Fall dar, nämlich den, dass keine definitorischen Merkmale gegeben sind und trotzdem die Finalphase bereits eingetreten ist.

Der Eintritt ins Sterben ist also ebenso wenig zu definieren, wie es am Ende des Sterbens der Eintritt in den Tod ist. Christina Erben ist ausdrücklich zuzustimmen, wenn sie bei der Untersuchung zur Abgrenzung der Begriffe Tod und Sterben resümiert, dass es gar nicht nötig ist,

> „[...] für einen so individuellen und komplexen Vorgang wie das menschliche Sterben eine allgemeingültige Definition zu finden. Dieser Versuch wäre vermutlich weder sinnvoll noch erfolgreich und ist anhand der Argumentationsbreite in den gegenwärtigen Veröffentlichungen kaum möglich. Vielleicht liegt die Besonderheit des Sterbens gerade darin, dass es nicht eindeutig definierbar ist. Möglicherweise ist die Vielfalt der unterschiedlichen Auffassungen nötig, damit die Individualität und Einzigartigkeit des menschlichen Sterbens nicht aus dem Blickfeld gerät."[80]

1.4 Zusammenfassung zu den Definitionen der Begriffe „Tod" und „Sterben"

Der Tod und das Sterben bleiben weiterhin Tabuthemen in unserer Gesellschaft. Nach wie vor werden öffentliche Institutionen, in erster Linie Krankenhäuser, für den Verbleib in der letzten Lebensphase in Anspruch genommen. Durch das verstärkte Aufkommen der Palliativmedizin und der Hospizbewegung erfährt – vor allem über den Weg der Massenmedien – dieser Themenbereich zunehmende Beachtung.

Im alltagssprachlichen Gebrauch werden die Begriffe „Tod" und „Sterben" analog verwendet, d.h. es findet bei Benutzung dieser Lexeme keine konkrete Bedeutungstrennung statt, was sich auch durch allgemeine Enzyklopädien bestätigt findet.

Die medizinische Definition konzentriert sich, bedingt durch die Transplantationsmedizin, in erster Linie auf den Umstand des „Hirntodes". Bei dieser Diskussion liegt der Schwerpunkt auf der Bestimmung eines exakten Todeszeitpunktes, der jedoch nicht genau ermittelt werden kann, da das Sterben und der Todeseintritt Übergangsprozesse darstellen.

Dass die Medizin sich mit einer sicheren Definition schwer tut, wird an der historischen Auseinandersetzung um die Problematik des Scheintods besonders deutlich.

79 Ebd.

80 Erben, Christina „Sterbekultur im Krankenhaus und Krebs" Oldenburg 2010, S.35

Der Prozess des Sterbens erfährt mittlerweile im medizinischen Bereich höheres Ansehen, was der forcierten Entwicklung im Bereich der Palliativmedizin und dem Ausbau der hospizlichen Arbeit zu verdanken ist.

Das Problem einer Definition ergibt sich beim Begriff „Sterben“ genauso wie beim Begriff „Tod“. Schwierigkeiten ergeben sich daraus, dass es sich beim Eintritt in den Sterbeprozess ebenfalls um eine oft übergangslose Phase handelt und stets ein individueller Vorgang abläuft.

Phasenmodelle wie das von Elisabeth Kübler-Ross dienen in der praktischen Arbeit als Orientierung zur Hilfe für die Begleiter von Sterbenden, was sich, wie noch gezeigt werden soll, auch deutlich auf die Kommunikation bzw. das Kommunikationsverhalten gegenüber Sterbenden und Angehörigen auswirken wird.

2 Palliativmedizin

In der Transplantationsmedizin spielt also der *Tod*, in der Palliativmedizin das *Sterben* die herausragende Rolle.

Die Palliativmedizin betreut unheilbar Kranke und ist als eine eigenständige Disziplin eine sehr junge Fachrichtung. innerhalb der Medizin. Obwohl der Tod, wie bereits häufiger erwähnt, ein Tabu für den Arzt darstellt, war die Auseinandersetzung mit dem Sterben schon immer aktuell für die medizinischen Berufsgruppen. Dieser Tatsache wird in allen Beschreibungen und Erklärungen über die Palliativmedizin Rechnung getragen.

> „Palliativmedizin ist in Deutschland noch eine recht junge medizinische Disziplin, obwohl sie ihre Ursprünge in den Anfängen ärztlichen Handelns überhaupt hat.“[81]

Eberhard Aulbert, Palliativmediziner und Publizist mehrerer grundlegender Lehrbücher und Artikel zu diesem Fachgebiet, stellt schlicht fest:

> „Palliativmedizin ist keine Erfindung der Neuzeit“[82]

Bedingt durch die rasante Entwicklung der medizinischen Erkenntnisse und den daraus resultierenden Ausbau der Technik hat sich die Perspektive – auch hinsichtlich des Sterbens – verändert. Menschen mit Krankheiten, die heute als heilbar gelten, in ferner Vergangenheit wegen des Mangels an kurativen Möglichkeiten jedoch lebensbedrohlich waren, konnten während ihrer Erkrankung gepflegt und begleitet, nicht aber geheilt werden.

> „Bis zum Ende des letzten Jahrhunderts war die Heilkunst auf empirische Beobachtungen angewiesen. Die Ursachen der Krankheiten waren nur selten bekannt. Die medizinische Behandlung bestand oft nur aus einer Begleitung des natürlichen Krankheitsverlaufs (Heilung, Chronifizierung oder Sterben). Insofern war die Medizin vor dem 20. Jahrhunderts praktisch immer palliativ orientiert.“[83]

Ebenso stellt Günter Virt fest:

> „Die Palliativmedizin wird nicht selten in der Öffentlichkeit als neue medizinische Disziplin wahrgenommen. Geschichtlich gesehen ist sie aber vermutlich die älteste, denn

---

81 Bausewein, Claudia / Roller, Susanne / Voltz, Raymond (Hrsg.) „Leitfaden Palliative Care“ München 2010 im Vorwort (zur 1. Aufl.), ohne Seitenangabe
Claudia Bausewein ist seit 1998 im Vorstand der Gesellschaft für Palliativmedizin (DGP) und seit 2004 ihre Vizepräsidentin. Sie ist Palliativmedizinerin mit internationalen Erfahrungen.

82 Aulbert, Eberhard / Nauck, Friedemann / Radbruch, Lukas [Hrsg.] „Lehrbuch der Palliativmedizin“ Stuttgart 2007, S. 4

83 Brauckhoff, M. / Steuber, E. / Steuber, J. „Palliativmedizin als Hilfe für den Patienten im Finalstadium“ in: Riha, Ortrun (Hrsg.) „Arzt und Tod – Vorträge des Leipziger Symposiums am 16. Mai 1998“ Aachen 1998, S. 64

> bis zu den neuzeitlichen Fortschritten in der Medizin gab es nur bei wenigen Krankheiten wirklich effiziente Heilungsmöglichkeiten."[84]

Auch heute steht man bei Erkrankungen wie Krebs in der terminalen Phase, AIDS oder schweren Erkrankungen des zentralen Nervensystems wie beispielsweise Amyotropher Lateralsklerose (ALS) vor der Tatsache, dass für die Patienten keine kurative Hilfe, sondern nur die Begleitung bis zum Tod möglich ist. Durch pharmakologische und therapeutische Fortschritte kann jedoch eine Schmerzlinderung und Symptomkontrolle praktiziert werden, die in den meisten Fällen eine den Umständen entsprechende Lebensqualität gewährleistet. So konstatiert Aulbert zu Recht:

> „Gerade die Entwicklung neuer, standardisierter Therapiekonzepte, aber auch die Qualitätskontrolle hinsichtlich der Wirksamkeit dieser Konzepte, haben die Palliativmedizin zu einer neuen Disziplin gemacht."[85]

Zu gleicher Schlussfolgerung kommt auch Eberhard Klaschik, Pionier der Palliativmedizin und erster Lehrstuhlinhaber für diesen Fachbereich in Deutschland an der Universität Bonn:

> „Die Palliativmedizin wird häufig als eine neue medizinische Disziplin beschrieben. Das ist sie nicht. Sie ist wahrscheinlich die älteste überhaupt, denn früher gab es bei fast keiner Erkrankung einen kurativen Ansatz. Neu sind die medizinischen und wissenschaftlichen Fortschritte der letzten Jahrzehnte in der Schmerztherapie, Symptomkontrolle und Erkenntnisse von elementaren Bedürfnissen Schwerstkranker und Sterbender."[86]

2.1 Begriffliche Herkunft aus dem Englischen

Der Begriff „Palliativmedizin" ist über den englischen Sprachraum ins Deutsche gelangt. Die erste Palliativstation wurde 1975 am Royal Victoria Hospital in Montreal eröffnet. Bei der Eröffnung wurde durch den Begründer, Dr. Belfort Mount, der Begriff „palliativ" zum ersten Mal in diesem Zusammenhang verwendet, wie in allen fachgeschichtlichen Beschreibungen analog erwähnt wird.[87] Der moderne

---

84 Virt, Günter „Leben bis zum Ende – Zur Ethik des Sterbens und des Todes" Innsbruck / Wien 1998, S. 39

85 Aulbert, Eberhard „Palliativmedizin – eine neue Disziplin?" in: Aulbert, E. / Klaschik, E. / Pichlmaier, Heinz „Palliativmedizin Verpflichtung zur Interdisziplinarität" Stuttgart 2000, S. 20

86 Husebø, Stein / Klaschik, Eberhard „Palliativmedizin" Berlin 2000, S. 1

87 Als Beispiele seien hier angeführt:
Klaschik, Eberhard „Entwicklung und Stand der Palliativmedizin in Deutschland" Bonn, o. J., S. 3: „Belfort Mount, der Gründer dieses Palliative Care Service, benutzte als erster in diesem Zusammenhang das Wort ‚Palliativ'."
Janssens, Rien / Quartier, Thomas „Ethische und konzeptionelle Aspekte der Palliativmedizin" in: „Zeitschrift für medizinische Ethik 2000, Heft 4, S. 277: „Im zweisprachigen

Hospizgedanke fand von England aus seine Verbreitung und Popularität. Er war die Grundlage, aus der palliativmedizinische Einrichtungen entstanden sind. Der englische Begriff „palliative care“ als Oberbegriff für das gesamte Konzept der Palliativmedizin ist auch in der neuesten Fachliteratur immer wieder anzutreffen. In einem Kapitel über die historische Entwicklung mutmaßt Susanne Kränzle:

> „Der Begriff ‚Palliative Care' wurde aus dem englischen Sprachgebrauch mangels treffender Übersetzung (etwa: lindernde, ganzheitliche Sorge) ins Deutsche übernommen.“[88]

Das Lexem „Care“ ist im Englischen polysemantisch belegt und kann mit mehreren Bedeutungen ins Deutsche übertragen werden. Der Begriff entspricht sowohl der Bedeutung „Behandlung“ als auch „Pflege“ und „Fürsorge“. Durch Gebrauch dieses einen Wortes ist für den englischsprachigen Menschen die Verständigung vereinfacht.[89]

Ebenso ist die Differenzierung der sterbebegleitenden Einrichtungen in „Palliativ-“ und „Hospizkonzepte“ eine ursprünglich auch im Englischen vorhandene Unterscheidung, die dort aber mittlerweile unter dem Begriff „Palliativmedizin“ („palliative medicine“) eine gemeinsame Bezeichnung gefunden hat. Allein in Deutschland wird zwischen stationären Hospizen als eigenständige Einrichtungen und Kliniken angegliederten Palliativstationen unterschieden.[90]

2.1.1 „Palliative Care“

Dass sich diese Unterscheidung im Englischen nicht durchgesetzt, bzw. auf einen einzigen Ausdruck reduziert hat, wird auch von Husebø und Klaschick berichtet:

> „Auf Englisch gibt es die Begriffe ‚hospice care' und ‚palliative care'.
> [...] International hat man sich darauf geeinigt, dass ‚palliative care' und ‚hospice care' gleichzusetzen sind. Der Begriff Palliativmedizin (‚palliative medicine') scheint sich jetzt – mit der zunehmenden Akzeptanz und Aufnahme des Fachgebietes an den Universitäten – allgemein durchzusetzen.“[91]

Noch 1998 unterschieden E. Brauckhoff und J. Steuber in einem Symposiumsvortrag die praktische Verwendung der Begriffe „palliative medicine“ (Palliativmedizin) und „palliative care“ (Palliativpflege) im Englischen. In Großbritannien zählt dieser Fachbereich seit 1987 als Teilgebiet zur Inneren Medizin:

Quebec reichte der Terminus Hospice, der im Französischen eine sehr spezifische Bedeutung hat, nicht mehr aus. Bei der Eröffnung dieser Palliativstation wurde zum ersten Mal der Terminus ‚Palliative care' verwendet.“

88 Kränzle, Susanne „Geschichte und Wesen von Palliative Care“ in: Kränzle / Schmid / Seeger „Palliative Care – Handbuch für Pflege und Begleitung“ Heidelberg 2006, S. 3

89 Vgl. Husebø, Stein / Klaschik, Eberhard „Palliativmedizin“ Berlin 2000, S. XIX

90 Vgl. Kränzle, Susanne „Geschichte und Wesen von Palliative Care“ in: Kränzle / Schmid / Seeger „Palliative Care – Handbuch für Pflege und Begleitung“ Heidelberg 2006, S. 3

91 Husebø, Stein / Klaschik, Eberhard „Palliativmedizin“ Berlin 2000, S. XIX

> „In Großbritannien ist seit 1987 Palliativmedizin als Teilgebiet der Inneren Medizin anerkannt. Dort wird heute ferner zwischen palliative medicine – der Palliativmedizin – und palliative care – der Palliativpflege – unterschieden.“[92]

Die Deutsche Gesellschaft für Palliativmedizin hat für den Begriff „Palliative Care“ eine Definition formuliert, die sich an die Beschreibung der Weltgesundheitsorganisation anlehnt und verweist ausdrücklich darauf, dass „Palliative Care“ der international übliche Fachausdruck ist.

> „Palliative Care ist ein ‚Ansatz zur Verbesserung der Lebensqualität von Patienten und ihren Familien, die mit Problemen konfrontiert wird, die mit einer lebensbedrohlichen Erkrankung einhergehen, und zwar durch Vorbeugen und Lindern von Leiden, durch frühzeitiges Erkennen, untadelige Einschätzung und Behandlung von Schmerzen sowie anderen belastenden Beschwerden körperlicher, psychosozialer und spiritueller Art’ (WHO 2002). Palliative Care ist der international übliche Fachausdruck. Als deutsche Übertragungen werden verwendet: Palliativmedizin, Palliativbetreuung oder Palliativversorgung. Die Begriffe Palliativpflege und Hospizarbeit beinhalten wichtige Teilaspekte von Palliative Care.“[93]

Im Deutschen wird, trotzdem sich die Begriffe „Palliativmedizin“ und „Palliativpflege“ durchzusetzen scheinen, der Terminus „Palliative Care“ relativ häufig in variablem Gebrauch angewendet. Meistens wird er dabei in seiner Funktion als Beschreibung für das gesamte palliativmedizinische Konzept gebraucht:

> „Vielen engagierten und mutigen Menschen ist es zu verdanken, dass Palliative Care ein lebendiges, spürbares und erfahrbares Konzept geworden ist für alle, die damit einmal in Berührung gekommen sind.“[94]

oder

> „ ‚Palliative Care’ (auch Palliativmedizin) meint die aktive, ganzheitliche Behandlung, medizinisch-pflegerische Versorgung und Begleitung von Menschen, die dann notwendig wird, wenn keine kurative (das heißt auf Heilung ausgerichtete) Behandlung und Pflege mehr möglich sind. (‚Palliative’, von lateinisch ‚Pallium’ = Mantel, steht für symptomlindernd; das englische Wort ‚Care’ für die ganzheitliche Sorge und Pflege des Menschen.)“[95]

Es ließen sich noch viele Beispiele dieser Art aufzählen. Sehr häufig wird der Begriff „Palliative Care“ auch einfach aus dem Englischen übernommen und mit dem Terminus „Palliativmedizin“ übersetzt.

---

92 Brauckhoff, M. / Steuber, E. / Steuber, J. „Palliativmedizin als Hilfe für den Patienten im Finalstadium“ in: Riha, Ortrun (Hrsg.) „Arzt und Tod – Vorträge des Leipziger Symposiums am 16. Mai 1998“ Aachen 1998, S. 65

93 Definitionen unter der Website der Deutschen Gesellschaft für Palliativmedizin: www.dgpalliativmedizin.de

94 Kränzle, Susanne „Geschichte und Wesen von Palliative Care“ in: Kränzle / Schmid / Seeger „Palliative Care – Handbuch für Pflege und Begleitung“ Heidelberg 2006, S. 5

95 Lamp, Ida „Hospiz-Arbeit konkret“ Gütersloh 2001, S. 28

„[…] Dazu ist es nötig, einen historischen Rückblick vorzunehmen, der nach England zur Geburtsstätte der heutigen Hospize führt, aus denen heraus sich die ‚Palliative Care', die Palliativmedizin, entwickelt hat."[96]

oder

„1999 existierten 182 Zentren palliativmedizinischer Behandlung (palliative care services)"[97]

Ebenso können häufig Beispiele für die Übertragung aus dem Englischen für den Begriff „Palliativpflege" gefunden werden.

„Im pflegerischen Bereich […] Insbesondere die Nachfrage zu einem curricularen 160-Stunden-Kurs in Palliative Care, der seit einigen Jahren von mehreren Zentren für examiniertes Krankenpflegepersonal angeboten wird […]"[98]

Durchgesetzt hat sich der Begriff „Palliativmedizin" im Deutschen als Terminus für diesen medizinischen Bereich, wie auch in den Definitionen der Deutschen Gesellschaft für Palliativmedizin unter diesem Lemma nachzulesen ist:

„[…] Im Deutschen wird Palliativmedizin auch als Übertragung des englischen Begriffes Palliative Care verwendet, sie beinhaltet gleichwertig pflegerische, ärztliche und psychosoziale Kompetenz. Im engen Sinn kann unter Palliativmedizin (englisch: Palliative Medicine) auch der unverzichtbare, spezialisierte ärztliche Beitrag zu Palliative Care verstanden werden."[99]

Als interessante Nebennotiz sei bemerkt, dass in o.g. Vortrag von Brauckhoff und Steuber erwähnt wird, dass der Begriff Palliativmedizin in den Publikationen von Kay Blumenthal-Barby, dem bekanntesten Publizisten der DDR zu diesem Thema, keinen Eingang gefunden hat.

„In der DDR gab es ebenfalls in den achtziger Jahren Bemühungen um eine Verbesserung in der Betreuung Sterbender. In mehreren Büchern beschäftigte sich Kay Blumenthal-Barby sehr intensiv und differenziert mit dieser Problematik. Obwohl das kanadische palliative care system mit seinen Vorzügen erwähnt wird, taucht der Begriff ‚Palliativmedizin' aber nicht auf."[100]

96 Aichmüller-Lietzmann, Gertraud „Palliativmedizin in der Praxis – dargestellt am Beispiel der Palliativstation des Johannes-Hospizes in München" München 1998, S. 16

97 Kantianis, Anastassios „Palliativmedizin als Sterbebegleitung nach deutschem und griechischem Recht" Frankfurt a. M. 2005, S. 30 f.

98 Website der Deutschen Gesellschaft für Palliativmedizin (dpg) www.dgpalliativmedizin.de

99 Ebd.

100 Brauckhoff, M. / Steuber, E. / Steuber, J. „Palliativmedizin als Hilfe für den Patienten im Finalstadium" in: Riha, Ortrun (Hrsg.) „Arzt und Tod – Vorträge des Leipziger Symposiums am 16. Mai 1998" Aachen 1998, S. 66

2.2 Begriffliche Ursprünge

In den meisten Angaben wird als Quelle für den Begriff „Palliativmedizin" das lateinische Substantiv „pallium" in seiner Bedeutung als „Mantel" aufgeführt. Als weitere Möglichkeiten geben Fremdwörterlexika für Lateinisch-Deutsch für „pallium" noch „Königsmantel", „griechischer Mantel", „Decke" und „Tuch" an.[101] In seiner Bedeutung für „Mantel" wird „pallium" mit der Erklärung angeführt, dass der Patient, bei dem keine kurativen Möglichkeiten mehr bestehen, geschützt und behütet wird, sowie durch das Geringhalten weiterer Gefahren eine den Umständen entsprechend optimale Lebensqualität für ihn gesichert werden soll. Dieser Schutz soll durch den Mantel, das „pallium", symbolisiert werden.

> „Das Wort ‚palliativ' leitet sich vom lateinischen Wort *pallium = der Mantel* ab und bedeutet sinngemäß:
> ‚Die Krankheit ist also gleichsam den Augen Anderer entzogen, umhüllt, bemäntelt.'[*]
> Als
> ‚Curra palliatua wird eine solche Cur genennet, da man zwar die Kranckheit nicht heben, indessen aber nur die Schmerzen und Zufälle zum Trost des Patienten, lindern und mindern kann.'[**]
> denn
> ‚daß bei der Behandlung unheilbar Kranker es heilige Pflicht des Arztes ist, wenigstens die beschwerlichsten Zufälle so viel als möglich zu lindern ...'[***] "[102]

Der Begriff „Palliativmedizin" wird im Klinischen Wörterbuch „Pschyrembel" erst in der 260. Auflage von 2004 aufgeführt. Der Hinweis auf die sprachliche Quelle wird zuvor bei dem aus der Palliativmedizin hergeleiteten Begriff „Palliativa", der Medikamentenbezeichnung für palliative Mittel, d.h. Arzneien, die gegen die Symptome, nicht aber gegen die Ursachen einer Krankheit eingesetzt werden, als

---

101 Ein Beispiel für die Beschreibung von „pallium" bietet Georges, Karl Ernst „Ausführliches Lateinisch – Deutsches Handwörterbuch" Leipzig 1880: „I) jede Hülle, Bedeckung, Bettdecke, Matratze […] Decke über einen Todten […] II) insbes. ein weiter Ueberwurf der Griechen, das Oberkleid, der Mantel, den auch Römer unter Griechen, sowie griech. u. röm. Hetären (amicae) trugen, bestehend aus e. Stück Zeug von viereckiger o. länglicher viereckiger Form. […] Tracht der Philosophen u. der Redner."
Diese Beschreibung ist in nur leicht variierten Formen in deutsch – lateinischen Handwörterbüchern bis heute nachzulesen.

102 Aichmüller-Lietzmann, Gertraud „Palliativmedizin in der Praxis – dargestellt am Beispiel der Palliativstation des Johannes-Hospizes in München" München 1998, S. 34
Aichmüller-Lietzmann zitiert hier:
[*] Meyer, J. 1848: Das große Konversationslexikon für die gebildeten Stände, Hildburghausen, Bd. 2, S. 316
[**] Zedler, I.A. 1733: Grosses vollständiges Universal Lexicon aller Wissenschafften und Künste, Halle und Leipzig, Bd. 6, 1858
[***] Meier, M.H.E./Kämtz, L.F. 1838: Allgemeine Encyklopädie der Wissenschaften und Künste, Leipzig, Bd. 10, S. 141-142

Verb angegeben. Es ist als Erklärung für die Quelle von „Palliativmedizin" übernommen worden:

> „Palliativmedizin (lat. palliare mit einem Mantel bedecken) *f.* (engl.) palliative medicine"[103]

Erst in der 262. Aufl. (2011) werden ausführlicher zum Begriff „Palliativmedizin" Erklärungen und Stichwörter zugefügt. Lemmata, die jetzt Eingang in den „Pschyrembel" gefunden haben sind: „palliativ", „Palliative Care", „Palliativmedizin", „Palliativoperation", „Palliativstation" und „Palliativversorgung".[104]

Das Verb „palliare" ist ein erst in christlicher Literatur nachgewiesenes, vom Partizip „palliatus" (mit einem Mantel bedeckt) her entwickeltes Verb des Mittellateinischen.[105]

Die Verbform „mit einem Mantel bedecken" zur Erklärung des Begriffs „Palliativmedizin" ist die sprachökonomischere, weil eine Tätigkeit, nämlich den Sterbenskranken zu behüten und zu beschützen, am einfachsten durch ebenfalls ein Verb erklärt werden kann. Die Erklärung durch das Substantiv „pallium" bedarf einer weiter gefassten Interpretation, somit auch einer ausgiebigeren Erläuterung und ist dadurch umständlicher als durch die Verbform zu beschreiben, zumal der Begriff „Palliativmedizin" sich im öffentlichen Sprachgebrauch bisher nicht etablieren konnte.

> „Palliativmedizin ist in Deutschland alles andere als etabliert. Schon ihr Name ist schwierig und wenig populär, er stammt aus medizinischer Fachterminologie. Ein Kollege, Jurist, erzählte mir vor kurzem, sein Arzt habe gesagt, man könne ihm nicht mehr helfen, es bleibe nur übrig, ihn palliativ zu behandeln. Auf seine Rückfrage, was das denn bedeute, habe der Arzt – ein Chirurg – geantwortet, das sei keine richtige, sondern eine zudeckende, bemäntelnde Behandlung. Wörtlich übersetzt heißt palliare ‚mit einem Mantel oder einer Decke umhüllen'."[106]

Dabei besagen beide Erklärungen, ob durch Substantiv oder Verb, dasselbe, nämlich die Symbolisierung des Schutzes durch den Mantel, das „pallium".

2.3 Die Hospizbewegung als Grundlage der Palliativmedizin

Eng verbunden mit der Entstehung des Zweiges Palliativmedizin ist die vorausgegangene Entwicklung der Hospizbewegung. Daran wird schon ersichtlich, dass es

---

103 Pschyrembel – Klinisches Wörterbuch 260. Aufl. Berlin / New York 2004

104 Pschyrembel – Klinisches Wörterbuch 262. Aufl. Berlin / New York 2011

105 Prädestiniert für Auskünfte zur Morphologie im Lateinischen ist: Thesaurus „Linguae Latinae" Leipzig 1984

106 Schreiber, Hans-Ludwig „Palliativmedizin in Deutschland – nicht eingelöster gesellschaftlicher Anspruch an die moderne Medizin"in: Aulbert, E. / Klaschik,E. / Kettler, D. „Palliativmedizin – Ausdruck gesellschaftlicher Verantwortung" Stuttgart 2002, S. 41

sich ursprünglich nicht um einen neuen Aufgabenbereich innerhalb der Medizin handelt. Bereits im vierten Jahrhundert wurden von der jungen Kirche des Ostens Gasthäuser für Reisende, insbesondere für Pilger eingerichtet, so genannte „Xenodochien", die bereits in vorchristlicher Zeit Vorbilder hatten. Sinn und Motivation dieser Herbergen gehen in christlicher Zeit auf eine im Matthäusevangelium aufgeführte Rede Jesu zurück:

> „Denn ich war hungrig und ihr habt mich gespeist; ich war durstig, und ihr habt mich getränkt; ich war fremd und ihr habt mich beherbergt;"[107]

2.3.1 Xenodochion

Diese Xenodochien waren rein zur Beherbergung bestimmt und hatten wenig mit Krankenversorgung oder gar ärztlichen oder pflegerischen Maßnahmen zu tun. Zunächst handelte es sich um reine Gasthäuser. Vermutlich gingen die für durchreisende Glaubensbrüder eingerichteten Häuser auf das Vorbild jüdischer Gemeinden zurück. Sie wurden in der römischen Kaiserzeit für christliche Gemeinden aufgebaut. Neben einfachen Pilgern fanden aber auch Obdachlose, Kranke und sonstige Bedürftige hier Obdach, Nahrung und Pflege.[108]

Ein erster Beleg von „Xenodochion" („ξενοδοχείον") wird bereits bei Homer (8. Jahrhundert v. Chr.) bzw. Herodot (um 485 v. Chr. – um 425 v. Chr.) angegeben.[109] Um 500 v. Chr. sind Pilgerherbergen in Griechenland nachgewiesen, die schon für Wallfahrer vorgesehen waren. Diese Einrichtungen verbreiteten sich im Lauf der folgenden Zeit über den gesamten Mittelmeerraum. Seit etwa 600 v. Chr. wurden die frühen Apollo-Heiligtümer von Wallfahrern häufig besucht. Hier waren besonders Delphi, Delos und Korinth bevorzugte Zielorte. Ab ca. 500 v. Chr. wurde an diesen Wallfahrtsorten auch der Heilsgott Asklepios verehrt, für den alsbald jedoch eigene Kultstätten entstanden. An den Tempelbezirken dieser Bereiche wurden die ersten Pilgerherbergen dieser Art nachgewiesen. Die nach dem Heilsgott genannten Asklepieien breiteten sich vom Athener Umland und der kleinasiatischen Küste weit über die Mittelmeerländer bis Nordafrika und Italien aus. Bekannt sind bis heute ca. 100 bis 200 solcher Asklepieien.[110]

Das mit dem Lexem „ξενοδοχείον" verwandte „ξενων" beschreibt ebenfalls Unterbringungsmöglichkeiten, jedoch in weiter gefasster Bedeutung als Herbergsbetrieb. Es handelt sich um eine polysemantische Bezeichnung, die sowohl das private Gastgemach, als auch eine vermietbare Gartenwohnung, eine Herberge oder aber auch eine Beherbergungsmöglichkeit der Gemeinde zur Unterbringung offizi-

107 Matth. 25,35

108 Vgl. Ohler, Norbert „Pilgerleben im Mittelalter" Freiburg i. Br. 1994, S. 125

109 Volk, Robert „Gesundheitswesen und Wohltätigkeit im Spiegel der byzantinischen Klostertypika" München 1983 („Miscellanea Byzantinica Monacensia" hrsg. v. Beck, Hans-Georg u. Hohlweg, Armin, Heft 28), S. 23

110 Vgl. Jetter, Dieter „Grundzüge der Hospitalgeschichte" Darmstadt 1973, S. 1 f.

eller Gäste meinen konnte. Dieser alte Terminus wurde bei Euripides in seiner 538 datierten Tragödie Alcestis zuerst belegt.[111] Mit Unterbrechungen setzt sich die Bezeichnung jedoch erst im 4. Jahrhundert durch die Voraussetzungen der christlichen Gastlichkeit durch.

In der Folgezeit ist der Begriff „ξενοδοχείον“ als Bezeichnung für ein „Gasthaus zum Kamel“ aus der Zeit Hadrians überliefert. Erst gut 200 Jahre später taucht der Titel in einem christlichen Text wieder auf. Um das Jahr 356 wurde Aërius durch den Bischof von Caesarea, Esthatios, zum Bischof von Sebaste ernannt. Ihm wurde das „Gasthaus zum Kamel“, das auch als Armenhaus tituliert wurde, empfohlen.

> „[...] Für den (dies verzeichnenden Autor) Epiphanius (†403) scheint die Sache noch neu gewesen zu sein; er läßt nämlich dem Bericht die Erklärung folgen: Solche Häuser richten die Bischöfe ein zur Beherbergung von Fremden und für die Aufnahme von Aussätzigen und Kranken. Erst im 4. Jhdt., als die Christen besondere Häuser für unentgeltliche Beherbergung und Speisung schaffen, sind die sachlichen Voraussetzungen gegeben, unter denen das Wort nochmals, und diesmal mit Erfolg, gebildet wird.
>
> [...] Auch im Westen wurde ξενοδοχείον → xenodochium der gängige Begriff für eine allgemeine karitative Anstalt.“[112]

Gegen Ende des vierten Jahrhunderts kam für Einrichtungen dieser Art verstärkt die Bezeichnung „Hospitium“ auch im westlichen Europa auf.

Durch den fast 1000jährigen Bestand der Asklepieien bis ins Jahr 400 n. Chr. ergaben sich Überschneidungen mit den karitativen Einrichtungen des Christentums dieser Art. Noch heute behaupten sowohl katholische als auch evangelische Geistliche das Hervorbringen neuer Einrichtungen mit der Idee christlicher Caritas. Der Ansicht, dass man die Tradition heidnischer Pilgerhäuser fortsetze, wurde widersprochen. Ebenso konnte sich die christliche Kirche mit der Meinung jüdischer Gelehrter, dass ihre Häuser der Gastfreundschaft älter seien und deshalb den urchristlichen Gemeinden Vorbild war, nicht anfreunden.[113]

Zu den christlichen Wallfahrten wurden die „Hospitia“ zunächst nur zur Beherbergung genutzt. Erst allmählich fand auch die medizinische Versorgung und Pflege von Pilgern Eingang in diese Institution. Die Hospitia, die im Umland von Städten entlang der Pilgerwege errichtet waren, wurden durch die Bewohner der Städte ebenfalls genutzt. Dadurch bedingt erhielt die medizinische Pflege einen höheren Stellenwert, wodurch diese Einrichtungen immer mehr Hospitälern ähnlich wurden.[114]

---

111 Volk, Robert „Gesundheitswesen und Wohltätigkeit im Spiegel der byzantinischen Klostertypika“ München 1983 („Miscellanea Byzantinica Monacensia“ hrsg. v. Beck, Hans-Georg u. Hohlweg, Armin, Heft 28), Anm. 6, S. 21

112 Ebd., S. 24 ff.

113 Vgl. Jetter, Dieter „Grundzüge der Hospitalgeschichte“ Darmstadt 1973, S. 3

114 Janssens, Rien / Quartier, Thomas „Ethische und konzeptionelle Aspekte der Palliativmedizin“ in: „Zeitschrift für medizinische Ethik 2000, Heft 4, S. 275

Durchgesetzt hat sich die Ablösung des Begriffs „Xenodochium" jedoch erst etwa ab dem 9. Jahrhundert, wenn man der ausführlichen Geschichte der Medizin nach Mirko Grmek folgt.

> „Zwischen dem 7. und 8. Jahrhundert läßt sich ein allgemeiner Niedergang der alten Hospitalstrukturen verfolgen; die Vorherrschaft übernehmen eine Auffassung von ritueller Nächstenliebe und die Pflicht zur uneingeschränkten Gastfreundschaft. Die Bezeichnung *hospitale* tritt neben das Wort *xenodochium*, wird ab dem 9. Jahrhundert allgemein gebräuchlich und verdrängt bald auch in den Dokumenten die alte Namensgebung."[115]

Auch Norbert Ohler erwähnt kurz die Ablösung des Begriffs „Xenodochion", wobei er durch den Zusatz „hospitale" auch einen Zusammenhang mit der Bedeutung des Krankenhauses, bzw. der Krankenanstalt und den Hospizen herstellt.

> „Unter der seit dem 9. Jahrhundert in den Quellen begegnenden Bezeichnung Hospiz (hospitale) könnte allerdings das eine oder andere Xenodochion weitergelebt haben."[116]

Diese Aussage bedeutet aber auch, dass das Hospiz eine Weiterentwicklung des Xenodochiums darstellt.

2.3.2 Hospital – Hospiz

2.3.2.1 Begriffliche Ursprünge

Der Begriff „Hospiz" geht, wie auch die Bezeichnung „Hospital" und dessen Variante „Spital", auf das lateinische Wort „hospes" zurück, was sowohl Gast oder Gastfreund als auch Fremdling oder Fremder bedeutet. Von „hospes" leitet sich das Adjektiv „hospitalis" (= gastlich, gastfreundlich, herzlich) ebenso ab wie das Substantiv „hospitium", das für gastliche Aufnahme und Bewirtung steht und meistens der Einfachheit halber mit „Herberge" übersetzt wird. „Hospes" als Quelle für Einrichtungen zur Beherbergung und später für Krankenhäuser und Hospize hat in europäischen Sprachen großen Einfluss ausgeübt.

> „Aus dieser Bezeichnung der alten Römer wurde in der französischen Sprache *Hôpital* (Hospital, Krankenhaus) und vielleicht auch *Hospice* sowie *Hôtel*, was nicht nur Gasthaus heißt sondern in der Kombination *Hôtel de Ville* (Rathaus), *Hôtel-Dieu* (Hospital des Bischofs an der Kathedrale) und *Hôtel Royal* des Invalides (Königliches Invalidenhaus) in vielen Varianten zu finden ist.
>
> Im Englischen wurden aus dem *Hospitium* der Römer *Hospital* (Hospital, Krankenhaus, Klinik) und vielleicht auch *Hostel* (*Youth Hostel* = Jugendherberge). Hotel entspricht dagegen unserem Gasthaus. Daß diese Verwandlungsspiele auch in zahlreichen anderen Sprachen noch lange fortgesetzt werden könnten, versteht sich von selbst. Lei-

115 Grmek, Mirko „Die Geschichte des medizinischen Denkens – Antike und Mittelalter" München 1996, S. 200

116 Ohler, Norbert „Pilgerleben im Mittelalter" Freiburg i. Br. 1994, S. 125

der wird dabei aber oft nicht deutlich, was mit *Hospes* (Fremder, Freund) und was vielleicht doch besser mit *Hostis* (Fremdling, Feind) zusammenzustellen ist.“[117]

Weitere Beispiele führt Carlos Watzka in einer Studie zum Umgang mit psychisch und somatisch Kranken im frühneuzeitlichen Europa auf:

> „Die bis über die Frühe Neuzeit hinaus bei weitem verbreitetste Form einer Unterbringungs- und Versorgungsanstalt im obigen Sinn war der im Lateinischen als ‚hospitale' (auch: ‚hospitium'), deutsch als ‚Hospital' oder ‚Spital' bezeichnete Organisationstyp. Die Terminologie ist auch in den meisten west-, nord-, süd-, mittel- und ostmitteleuropäischen Sprachen eine sehr ähnliche, was an sich schon auf starke Gemeinsamkeiten hinweist.“[118]

In angefügter Anmerkung führt er folgende sprachliche Beispiele an:

> „Die jeweiligen Bezeichnungen für Hospital lauten: auf Spanisch und Portugiesisch ‚hospital', Italienisch ‚ospedale', Französisch ‚hôpital', Englisch ‚hospital', Niederländisch ‚hospitaal', Dänisch, Norwegisch und Schwedisch ‚hospital', Estnisch ‚hospidal', Lettisch ‚hospitālis', Litauisch ‚špitõle', Polnisch ‚szpital' Tschechisch und Slowakisch ‚špitál', Rumänisch und Albanisch ‚spital'. Eine andere Terminologie besteht dagegen in dem von der Orthodoxie dominierten Raum Osteuropas, im Russischen und Ukrainischen sowie den meisten südosteuropäischen Sprachen. Hier tritt vor allem das Morphem ‚bolnica' auf; Sonderfälle stellen das Griechische und das Ungarische dar.“[119]

Einen genauen Zeitpunkt, wann der Begriff „Hospiz“ die Bezeichnung „Xenodochion“ abgelöst hat, ist nicht genau zu eruieren. Die Angaben hierzu sind in der Literatur sehr unterschiedlich und lassen einen Zeitrahmen zwischen dem 4. und dem 9. Jahrhundert zu. Rien Janssens und Thomas Quartier zeigen eine sehr früh durchgeführte Ablösung, wenn sie sehr vordergründig feststellen:

> „Am Ende des vierten Jahrhunderts wurden diese Xenodochia im Westen introduziert, und dort wurde auch der Terminus Hospitium gebräuchlich.“[120]

Einen weitaus späteren Zeitpunkt für diesen Übergang stellt Mirko Grmek dar, wenn er – wie bereits weiter oben zitiert – behauptet, dass die Bezeichnung „hospitale“ zwischen dem 7. und 8. Jahrhundert neben den Begriff „xenodochium“ tritt und ab dem 9. Jahrhundert allgemein gebräuchlich wird.[121]

Oliver und Dieter Seitz sprechen von einer Weiterentwicklung, indem sie das Xenodochion als reine Fremdenherbergen beschreiben, wobei sie dem Hospital

117 Jetter, Dieter „Das europäische Hospital – Von der Spätantike bis 1800“ Köln 1986, S. 10. Die Hervorhebungen sind dem Original entnommen.

118 Watzka, Carlos „Vom Hospital zum Krankenhaus“ („Menschen und Kulturen“ Bd. 1) Köln 2005, S. 58

119 Ebd. Anm. 104

120 Janssens, Rien / Quartier, Thomas „Ethische und konzeptionelle Aspekte der Palliativmedizin“ in: „Zeitschrift für medizinische Ethik 2000, Heft 4, S. 275

121 Vgl. Anm. 32: Grmek, Mirko „Die Geschichte des medizinischen Denkens – Antike und Mittelalter“ München 1996, S. 200

bzw. dem Hospiz eine bedeutendere Funktion als die eines reinen Übernachtungsbetriebes zukommen lassen.

> „Festzuhalten ist die Weiterentwicklung der ursprünglichen **Fremdenherbergen** (Xenodochien) zu **‚caritativen Sozialherbergen'**. Ausgehend vom griechischen Begriff ‚xenos' entwickelte sich über die lateinische Übersetzung ‚hospes' das Xenodochion zum **Hospital** und zum **Hospitium**. Allerdings muss bei dieser Entwicklung auch die Schwerpunktsetzung bzw. Ausdifferenzierung nach der entsprechenden **‚Hauptklientel'** berücksichtigt werden."[122]

2.3.3 Die Hospizentwicklung im Christentum

Gemein ist jedoch allen – beispielsweise Eduard Seidler, Sylvia Brathuhn und Anne Fried, die sich sehr ausgiebig u.a. mit der Historie der Hospizbewegung auseinandergesetzt haben – dass das Aufkommen der christlichen Pilgerbewegungen und die Entstehung und Ausbreitung christlicher Orden und Klöster einen wesentlichen Anteil an dieser Entwicklung tragen.

> „Maßgebend war dafür die Orientierung an Jesus Christus, dem Retter und Arzt, der sich gerade denen zuwandte, die schwach und verachtet waren, der diesen Menschen die Teilhabe am Reich Gottes und die Vollendung zum Ebenbild Gottes in der Auferweckung von den Toten verkündigte. Dies hat spätestens zu Anfang des vierten Jahrhunderts n. Chr. zur Einrichtung der ersten Hospitäler durch die Kirchen geführt, in denen chronisch kranken und altersschwachen Menschen die Möglichkeit einer menschenwürdigen, auf das ‚ewige Heil' und das irdische Wohl zielenden Betreuung angeboten wurde."[123]

Seidler relativiert die Betreuung im Sinne einer ausdrücklichen Krankenpflege in heutigem Sinn.

> „Behandlung und Pflege im frühmittelalterlichen, christlichen Hospital muss man sich vergleichsweise bescheiden vorstellen. Es sei nochmals wiederholt, dass das Hospital kein Krankenhaus im heutigen Sinne war, sondern ein caritatives Sozialasyl für Hilflosigkeit und Hinfälligkeit aller Art, wobei Krankheit nur ein Motiv unter vielen darstellte, im Hospital Aufnahme zu finden."[124]

Der 347 verstorbene Pachomius[125] sieht bereits die Aufnahme Fremder vor, Basilius verfügt Xenodochien für jedes Kloster.

---

122 Seitz, Oliver / Seitz, Dieter „Die moderne Hospizbewegung in Deutschland auf dem Weg ins öffentliche Bewusstsein" Herbolzheim 2002, S. 23 Die Hervorhebungen sind dem Original entnommen.

123 Fried, Anne „Wo man in Frieden sterben kann – Die Hospizbewegung" Wuppertal / Zürich 1988, S.8 f.

124 Seidler, Eduard / Leven, Karl-Heinz „Geschichte der Medizin und der Krankenpflege" 7. Aufl. Stuttgart 2003, S. 91

125 Pachomius (* 292 †346) gilt als der Begründer des Koinobitentums, der Form mönchischen Zusammenlebens in klösterlicher Gemeinschaft, im Gegensatz zur Idiorrhythmie. Dadurch gilt er als der Gründer der ersten Orden. Die Pachomius-Regel bietet keine Anleitung zum

„Nach der Regel des im Jahre 347 verstorbenen Pachomius, eines der ‚Väter' des christlichen Mönchtums, sollten Klöster eigene Räume für die Aufnahme von Fremden haben und das Amt des Fremdenbruders einrichten. Die später im christlichen Orient maßgebliche Mönchsregel des Basilius schreibt für jedes Kloster ein Xenodochion vor. Die Verbindung von gemeinsam geübter Askese und gelebter Nächstenliebe reicht also ins vierte nachchristliche Jahrhundert zurück. Geübt in Antike, Mittelalter und Neuzeit, bildet sie ein Element langer Dauer in der europäischen Geschichte."[126]

2.3.3.1 Die Benediktiner

Besondere Bedeutung erfährt hier wohl der Orden der Benediktiner, insbesondere seine Ordensregel, die Regula Benedicti. Bis zum 12. Jahrhundert bildete die benediktinische Regel die allgemeine Grundform des abendländischen Mönchtums und war auch die Basis für andere Ordensgründungen. In Kapitel 53 der Regel wird die Aufnahme Fremder als Gäste zur Verpflichtung erklärt, wobei „Brüdern im Glauben" und Pilgern ausdrückliche Geltung zukommt.

„Alle Fremden, die kommen, sollen aufgenommen werden wie Christus, denn er wird sagen: ‚Ich war fremd, und ihr habt mich aufgenommen.'

Allen erweise man die angemessene Ehre, besonders den Brüdern im Glauben und den Pilgern."[127]

Die Hospize des Mittelalters waren zunächst reine Herbergsbetriebe, die primär für die Pilger, aber auch andere Reisende vorgesehen waren. Erst mit der Zeit entwickelte sich eine Versorgung von erkrankten oder verletzten Menschen, die auf der Pilgerreise dort rasteten.

So entstanden an Unterbringungsmöglichkeiten in benediktinischen Lokalitäten zwei unterschiedliche Formen von Gästeherbergen für Laien, sowie ein separater Krankentrakt. Walter Berschin, der sich sehr intensiv mit dem Klosterplan der Benediktinerabtei St. Gallen beschäftigt hat, bezeichnet die Bereiche für die Unterbringung von Laien „domus peregrinorum et pauperum" („Pilger- und Armenhospiz") und „domus hospitium ad prandendum" („Gästehaus zum Essen").[128]

Das „domus peregrinorum et pauperum", von Heinrich Schipperges kurz „Hospitale pauperum"[129] bezeichnet, galt als Herberge für Arme und Pilger.

---

geistlichen Leben, sondern zu Fragen praktischer Lebensgestaltung. Somit gilt er als einer der Väter des christlichen Mönchtums. Bestimmende Grundlagen des Koinobitentums schuf Basilius der Große.

126 Ohler, Norbert „Pilgerleben im Mittelalter" Freiburg i. Br. 1994, S. 126

127 Benediktusregel Nr. 53 „Die Aufnahme der Gäste" hier zitiert nach der Aufzeichnung der Benediktiner im Internet: www.benediktiner.de/regula/

128 Walter Berschin wird hier zitiert in: Seitz, Oliver / Seitz, Dieter „Die moderne Hospizbewegung in Deutschland auf dem Weg ins öffentliche Bewusstsein" Herbolzheim 2002, S. 17

129 Schipperges, Heinrich „Krankenpflege im christlichen Mittelalter – Die Benediktiner als Wegbereiter der Klostermedizin" in: Schott, Heinz (Hrsg.) „Meilensteine der Medizin" Dortmund 1996, S. 129

> „Bei diesem Gebäude handelte es sich vor allem um eine Herberge für arme Pilger, denn es enthält im Originalplan die Legende Hic peregrinorum laetetur turba recepta.“[130]

was Berschin übersetzt mit

> „Hier freue sich die Pilgerschar über ihre Aufnahme!“

Das zweite, „domus hospitium ad prandendum“, von Schipperges „die Unterkunft für reiche und vornehme Gäste (Hospitium)“[131] genannt, war ebenfalls Gästen vorbehalten und hatte nichts mit Krankenversorgung zu tun.

> „Die Legende dieser zweiten Herberge lautet: ‚Haec <d>omus hospitibus parta est quoque suscipiendis.‘“[132]

Hier übersetzt Berschin:

> „Auch dieses Haus steht für die Aufnahme von Gästen bereit.“[133]

Die Benediktusregel misst der Sorge für die Kranken ebenfalls einen besonders hohen Stellenwert zu, wenn sie im 36. Kapitel festsetzt:

> „Die Sorge für die Kranken muss vor und über allem stehen: man soll ihnen so dienen, als wären sie wirklich Christus; hat er doch gesagt: ‚Ich war krank, und ihr habt mich besucht‘, und: ‚Was ihr einem dieser Geringsten getan habt, das habt ihr mir getan.‘“[134]

Das von Schipperges „Krankenstation für Mönche und Brüder (Infirmarium)“ genannte Gebäude öffnete sich erst allmählich für Kranke außerhalb des Klosters. Mit der Begleitung Sterbender hatte das Hospiz im benediktinischen Kloster dieser Zeit noch nichts zu tun.

> „Ursprünglich war diese Krankenstation ‚zum ausschließlichen Gebrauch für die Mönche bestimmt‘. [*] Allerdings kann man davon ausgehen, dass die Mönche mit der Zeit dazu übergingen, auch die ‚hilfesuchenden Kranken‘[**] zu versorgen. Eckart verweist dabei auf die Benediktinerregel, dort sei nämlich auch die ‚Verantwortung des Klosters für alle Kranken in seinem unmittelbaren Einflussbereich‘[***] festgelegt worden. […] Eine ‚Betreuung bis zum Tod‘[****] sei jedoch selten gewesen.“[135]

---

130 Seitz, Oliver / Seitz, Dieter „Die moderne Hospizbewegung in Deutschland auf dem Weg ins öffentliche Bewusstsein“ Herbolzheim 2002, S. 17

131 Schipperges, Heinrich „Krankenpflege im christlichen Mittelalter – Die Benediktiner als Wegbereiter der Klostermedizin“ in: Schott, Heinz (Hrsg.) „Meilensteine der Medizin“ Dortmund 1996, S. 129

132 Seitz, Oliver / Seitz, Dieter „Die moderne Hospizbewegung in Deutschland auf dem Weg ins öffentliche Bewusstsein“ Herbolzheim 2002, S. 17

133 Ebd., S. 18. Die Übersetzung Berschins steht in Anm. 84.

134 Benediktusregel Nr. 36 „Die kranken Brüder“ hier zitiert nach der Aufzeichnung der Benediktiner im Internet: www.benediktiner.de/regula/

135 Seitz, Oliver / Seitz, Dieter „Die moderne Hospizbewegung in Deutschland auf dem Weg ins öffentliche Bewusstsein“ Herbolzheim 2002, S. 18. Seitz zitiert hier:
[*] Seidler, Eduard „Geschichte der Medizin und der Krankenpflege“ 6. Aufl., Stuttgart Berlin Köln 1993, S. 85

Zunächst war es von Bedeutung, dass die christliche Lehre der Nächstenliebe unter dem Aspekt von Mt 25,35 – 40[136] den Kranken mit besonderer Berücksichtigung einschloss. Christus wird hier als Vorbild gedeutet, da er in seinem Wirken auf Erden auch als Heiler auftrat. Die im 36. Kapitel der Benediktinerregel angeordneten Verhaltensweisen zeigen auch dadurch den hohen Stellenwert an Verantwortung den Kranken gegenüber, dass dem Abt als Klostervorsteher eine vornehmliche Sorgfaltspflicht auferlegt wird.

> „Daher sei es eine Hauptsorge des Abtes, dass sie [die Kranken] unter keiner Vernachlässigung zu leiden haben."[137]

Diese bedeutende Sorgfaltsverpflichtung nimmt dahingehend Einfluss auf die Entwicklung der Krankenversorgung, dass eine Basis für den weiteren Verlauf des Gesundheitswesens gelegt wird. Dem Abt obliegt die Aufsicht über die ordnungsgemäße Verpflegung der Kranken. Die Kranken sind andererseits dazu angehalten, sich den Mühen der pflegenden Brüder gegenüber respektvoll zu verhalten. Neben allgemeinen Ausführungen werden auch spezielle Organisationsformen entwickelt, die den einzelnen Personen vom Arzt über den Krankenpfleger bis hin zu Bade- und Diätvorschriften genaue Aufgaben zuweisen.

> „Hier wird versucht, dem Umgang mit Kranken gewisse Organisationsformen zu geben, die für die Entwicklung des Pflegegedankens, des Hospitalwesens, aber auch für die ärztliche Bildung wirksam geworden sind.
>
> Aus dem benediktinischen Geist entwickelt sich nicht nur eine Lebensregel, sondern auch ein Bildungsprogramm, in welchem die Medizin ihren festen Platz einnimmt."[138]

Durch die rasche Ausbreitung des Christentums und den stetig wachsenden Einfluss der Institution Kirche wurde auch das Lateinische dem Griechischen bevorzugt. Obwohl das Griechische über Jahrhunderte die Medizinsprache dominierte,

---

[**] Schott, Heinz „Die Chronik der Medizin" Dortmund 1993, S. 71

[***] Eckart, Wolfgang U. „Geschichte der Medizin" 3. Aufl. Berlin / Heidelberg / New York 1998, S. 104

[****] Für die Formulierung „Betreuung bis zum Tod" wird als Quelle Tiebing 1991, S. 63 angegeben. In sämtlichen Literaturangaben im Anhang ist bei Seitz jedoch kein Autor mit Namen Tiebing verzeichnet. Auch Recherchen bei zahlreichen Bibliotheken und bei der Deutschen Bibliothek blieben auf einen Autor namens Tiebing erfolglos.

136 „Denn ich war hungrig und ihr habt mich gespeist; ich war durstig und ihr habt mich getränkt; ich war fremd und ihr habt mich beherbergt; ich war nackt und ihr habt mich bekleidet; ich war krank und ihr habt mich besucht; ich war im Gefängnis und ihr seid zu mir gekommen. […] Wahrlich, ich sage euch: Was ihr getan habt einem von diesen meinen geringsten Brüdern, habt ihr mir getan."

137 Benediktusregel Nr. 36 „Die kranken Brüder" hier zitiert nach der Aufzeichnung der Benediktiner im Internet: www.benediktiner.de/regula/

138 Seidler, Eduard „Geschichte der Medizin und der Krankenpflege" 6. Aufl., Stuttgart / Berlin / Köln 1993, S. 88 f.

übernahm das Latein im Laufe der Zeit diese Funktion, weil es sich zur Weltsprache entwickelte und später zur Wissenschaftssprache durchsetzte.[139]

Aufgrund des Einflusses der Benediktinerregel, dessen Gründer von ca. 480 bis um 547 gelebt hat und die bis zum 12 Jahrhundert die einzige Grundform abendländischen Mönchtums darstellte, ist es anzunehmen, dass Grmek mit seiner Annahme, dass die Begriffe „Hospitale" und „Hospiz" bis zum 9. Jahrhundert den des „Xenodochiums" abgelöst haben, in einem realistischen zeitlichen Rahmen liegt. Zu berücksichtigen ist hier allerdings, dass der Begriff „Xenodochium" in dieser latinisierten Form als gelegentliche Bauinschrift auch später noch zu finden ist.

> „Für byzantinische Hospitäler bietet sich der Ausdruck *Xenodochium* an, der aber den Nachteil hat, daß er noch um 1700 in Deutschland in gelehrten lateinischen Bauinschriften benutzt wurde, dann aber einen gänzlich anderen Hospital-Typ bezeichnete.[140]

2.3.3.2 Ritterorden

Während der Kreuzzüge boten von Ritterorden gegründete Hospize Pilgern, Kranken und auch Sterbenden Unterkunftsmöglichkeiten, von Mönchen und Ordensschwestern geleitet. Bruderschaften, Interessengemeinschaften im christlich-karitativen Sinn, setzen sich für Hospitalgründungen ein. Ab dem 12. Jahrhundert stieg die Anzahl der Hospitalgründungen durch verschiedene Bruderschaften. Bis zum Ende des 13. Jahrhunderts erlebten diese Gründungen bruderschaftlicher Hospitäler einen andauernden Höhepunkt, gleich welcher Stände und Schichten die Träger entstammten.[141]

Auch die so genannten „Ritterorden" schufen durch ihre Tätigkeiten in der Krankenversorgung ein breites Fundament für die Entwicklung des Krankenhauswesens. Maßgeblichen Anteil an der Entwicklung des Konzeptes für die Institution Krankenhaus hatten die so genannten Ritterorden, die den medizinischen Schwierigkeiten der Kreuzfahrer ständig begegneten. In erster Linie sind hier die „Hospitaliter" („Ordo Hospitalis Sancti Johannis Ierosolimitani"), die auch „Johanniter" und später „Malteser" genannt wurden, neben dem „Deutschen Orden" („Ordo Teutonicorum") zu erwähnen.[142]

2.3.3.3 Die Reformationszeit

Unterschiedliche Zielsetzungen erfahren Krankenhaus und Hospiz erst in der Reformationszeit. Sabine Höfer verweist in ihrer Betrachtung zur Hospizbewegung

---

139 Fuchs, Richard „Das Geschäft mit dem Tod" Düsseldorf 2001, S. 113

140 Jetter, Dieter „Das europäische Hospital – Von der Spätantike bis 1800" Köln 1986, S. 11

141 Vgl. Seitz, Oliver / Seitz, Dieter „Die moderne Hospizbewegung in Deutschland auf dem Weg ins öffentliche Bewusstsein" Herbolzheim 2002, S. 32

142 Vgl. Watzka, Carlos „Vom Hospital zum Krankenhaus" („Menschen und Kulturen" Bd. 1) Köln 2005, S. 111

auf die konfessionell unterschiedliche Beschreibung des Lemma „Hospiz" in „Meyers Großes Taschenlexikon":

> „Meyers großes Taschenlexikon (4. Auflage, Mannheim 1992) weist Hospiz als Unterkunftsstätte für Reisende (v. a. Pilger) und im evangelischen Bereich als Bezeichnung für einen Beherbergungsbetrieb mit christlicher Hausordnung aus."[143]

Zu den Veränderungen in dieser Zeit bemerkt sie:

> „Während der Reformationszeit (im Spätmittelalter) kam es zur Schließung vieler Klöster und ihrer Hospize und zur Einrichtung der ersten Hospitäler und damit auch zum Auseinanderdriften der Zielsetzungen von Hospiz und Krankenhaus."[144]

Den Begriff „Hospitäler" benutzt sie hier eindeutig im Sinn eines Krankenhausbetriebes, da es die Bezeichnung „Hospital" ja schon lange, synchron mit dem Begriff „Hospiz" als Unterkunftsmöglichkeit für Reisende und Pilger gab.

Der „Vorläufer" des ambulanten Hospizdienstes wurde im 16. Jahrhundert von protestantischer Seite aus organisiert. In Reichsstädten, die unter protestantischem Einfluss lagen, wurden bereits zu dieser Zeit Pflegedienste organisiert, die den Besuch Kranker und Sterbender zur Aufgabe hatten. Aus dem Jahr 1534 ist die Anordnung bekannt, dass zwei Bürger diesen Dienst zu verrichten hatten.[145]

2.3.3.4 Johannes von Gott

Getreu dem Jesuswort „Was ihr getan habt einem von diesen meinen geringsten Brüdern, habt ihr mir getan!" (Mt 25,40), das den Benediktinern schon Anlass war, verstärkte sich im 16. und 17. Jahrhundert die Versorgung von Kranken. Die Krankenpflege machten sich zahlreiche religiöse Gemeinschaften zur Aufgabe.

Federführend waren diesbezüglich die „Barmherzigen Brüder". Um 1540 gründete Johannes von Gott, aus Portugal stammend, im spanischen Granada den Orden der „Barmherzigen Brüder", der mit der Organisation eines Krankenhausbetriebes internationale Verbreitung und Anerkennung fand und bis 1750 europaweit bereits 200 Hospitäler betrieb. Diese Hospitäler zeugten von einer zu dieser Zeit hohen Qualität. Obwohl nur wenige Quellen existieren, ist der Forschung bekannt, dass schon im frühen 17. Jahrhundert neben den Ordensleuten, die selbst als medizinische Fachkräfte wirkten, Ärzte fest angestellt waren. Wurde die Krankenpflege zunächst im „Lehrlingssystem" vermittelt, so kam es im deutschsprachigen Raum 1718 erstmals zur Einrichtung einer „formellen internen Krankenschule".[146]

---

143 Höfer, Sabine „Sterben in Deutschland – Die Hospizbewegung betrachtet im Rahmen des gesellschaftlichen Umgangs mit Sterben, Leid und Tod" Köln 1996, S. 7

144 Ebd.

145 Vgl. Seitz, Oliver / Seitz, Dieter „Die moderne Hospizbewegung in Deutschland auf dem Weg ins öffentliche Bewusstsein" Herbolzheim 2002, S. 40

146 Watzka, Carlos „Vom Hospital zum Krankenhaus" („Menschen und Kulturen" Bd. 1) Köln 2005, S. 137

2.3.3.5 Vinzenz von Paul

Wichtig für die Entwicklung der Krankenpflege und somit auch für das christliche Hospizwesen ist der etwa einhundert Jahre später in Frankreich agierende Ordensgründer Vinzenz von Paul (1581 - 1660). 1617 gründete er in Lyon die erste „Confrérie des Dames de la Charité“, die „Bruderschaften der Damen der Liebe“, die ihre Dienste Armen, Kranken und Sterbenden widmeten. Drei Jahre später, 1620, folgte die Gründung der „Serviteurs des pauvres“, die „Diener der Armen“, eine Laiengemeinschaft für Männer mit den gleichen Aufgabensetzungen.

Er vertraute Louise de Marillac, einer Witwe aus Paris, 1630 die ersten Schwestern an, die sich 1633 unter der Federführung Vinzenz von Pauls zur Gemeinschaft der „Filles de la Charité“ die „Töchter der christlichen Liebe, Dienerinnen der Armen“ zusammenschlossen.

Die Ordensgemeinschaften wurden bald europaweit aktiv. Sie werden nach dem Namen ihres Gründers in Deutschland „Vinzentiner / Vinzentinerinnen“ genannt. In Österreich bezieht sich die Namensgebung wie auch im Mutterland Frankreich, auf das Priorat Vinzenz' in St. Lazare. Dort nennen sich die Gemeinschaften „Lazaristen / Lazaristinnen“.

> „Erstmals wurde die Pflege und Versorgung Armer, Kranker und Sterbender systematisiert und organisiert […]
>
> Aus seinem christlichen Verständnis trug Vinzenz von Paul Sorge dafür, dass für Bedürftige mit finanzieller Hilfe von Reichen und mit der Tatkraft der ‚Fille de la Charité', wie er seine Schwestern nannte, menschenwürdige Bedingungen zum Leben und zum Sterben geschaffen wurden. Noch heute sind in Paris die ‚Hôtel de Dieu' zu besichtigen, die ‚Herbergen Gottes', in denen die Ärmsten der Armen Aufnahme fanden und nach allen Regeln der Kunst betreut wurden.“[147]

Welchen Stellenwert die Krankenpflege für diese Gemeinschaft hatte, zeigt auch die besondere Intensität der Ausbildung. Nicht weniger als fünf Jahre betrugen Ausbildungszeit und Noviziat für Krankenschwestern, zu dem noch drei Jahre Praxis geleistet werden mussten.[148]

2.3.4 Das moderne Hospiz

Der Begriff „Hospiz“ in seiner heute gebräuchlichen Bedeutung als eine Einrichtung, die sich ausschließlich mit unheilbar sterbenskranken Menschen befasst, wurde zum ersten Mal von Jeanne Garnier verwendet, die 1842 in Lyon ein „Calvaire“ (Kalvarienberg) genanntes Haus gründete, das sie „Hospiz“ nannte.[149] Ebenso äu-

---

147 Kränzle, Susanne „Geschichte und Wesen von Palliative Care“ in: Kränzle, S. / Schmid, U./ Seeger, Chr. „Palliative Care – Handbuch für Pflege und Begleitung“ Heidelberg 2006, S. 2

148 Vgl. Dinzelbacher, Peter / Hogg, James Lester „Kulturgeschichte der christlichen Orden“ Stuttgart 1997, S. 30

149 Vgl. Klaschik, Eberhard „Entwicklung und Stand der Palliativmedizin in Deutschland“, Bonn o. J., S. 3

ßert sich Dr. phil. Ingrid Ulrike Grom von der Akademie für Palliativmedizin und Hospizarbeit Dresden (APHD) in einem Vortrag anlässlich der Gründung des Ostsächsischen Palliativnetzwerkes in Görlitz:

> „Tatsächlich steht der neuzeitliche Hospizbegriff in seiner ersten Anwendung für Sterbehäuser. Er fand 1842 für Institutionen Verwendung, in denen ausschließlich Sterbende gepflegt wurden. Er ist verknüpft mit dem Namen von Madame Jeanne Garnier, die zunächst in Lyon, später auch andernorts in Frankreich Hospize zur besseren Pflege Schwerstkranker gründete, ‚Calvaire' (Kalvarienberg) genannt."[150]

Wenn auch als Geburtsstunde der modernen Hospizbewegung die Eröffnung des St.-Christopher-Hospitals 1967 in London gilt, hat nicht nur Jeanne Garnier mit ihren „Calvaires" große Bedeutung auf dem Weg dorthin. Schon das Jahr 1723 ist für die Entwicklung des modernen Hospizes von Relevanz, weil zu diesem Zeitpunkt bereits in London „Mr. Guy's Hospital" gegründet wurde, ein Hospital, das ausdrücklich nur für „Incurables", also für „Unheilbare" gestiftet worden war.

> „Als nach einer Pause von fast 200 Jahren in England die ersten ‚voluntary hospitals' dank privater Spenden gegründet wurden (1719), nahm man wiederum nur Kranke auf. Zunächst standen jedoch gerade die Unheilbaren im Mittelpunkt der Zuwendung. Dies wird vor allem bei der Gründung von ‚Mr. Guy's Hospital' deutlich (1723), das ausdrücklich nur für ‚Incurables' gestiftet worden war."[151]

2.3.4.1 Mary Aikenhead

Auch die aus Irland stammende Ordensschwester Mother Mary Aikenhead muss als wichtige Wegbereiterin der modernen Hospizbewegung angesehen werden.

Ihre 1831 gegründete Gemeinschaft „Sisters of Charity" machte sich die Krankenpflege mit besonderer Berücksichtigung Schwerstkranker und Sterbender zur dringlichsten Aufgabe. Orden in Irland kümmerten sich zu dieser Zeit, wenn sie sich nicht einzig zum Gebet zurückzogen, hauptsächlich um Erziehungsaufgaben für Kinder und Jugendliche. So begannen ebenfalls die „Sisters of Charity", übernahmen jedoch alsbald Fürsorge für die Armen und Kranken, bis sie ein erstes Hospital in Dublin gründeten. Mehr und mehr galt die Sorge der Begleitung Sterbender und 1879 stellte Mary Aikenhead ihr Haus in Dublin zur Verfügung, um dort das „Our Lady's Hospice" zu eröffnen. 1905 erfolgte durch Schwestern der Ordensgemeinschaft die Eröffnung des „St. Joseph's Hospice" in London.[152] Mary

---

150 Der Vortrag ist abgedruckt im Internet: www.lvhs-sachsen.de/netzwek/dr-grom-goerlitz

151 Jetter, Dieter „Grundzüge der Krankenhausgeschichte (1800 – 1900)" Darmstadt 1977, S. 3

152 Vgl. Gschwind, Ursula „Die Geschichte des St. Vincent's Hospital, Dublin, im 19. Jahrhundert" [„Studien zur Geschichte des Krankenhauswesens" hrsg. v. Prof. Dr. med. Axel Hinrich Murken, Bd. 24] Herzogenrath 1986, S. 40: „Schwerpunkt der Sisters of Charity war und ist die Krankenpflege. Nach Übernahme einiger erzieherischer Aufgaben gelang 1834 die Gründung des St. Vincent's Hospital in Dublin. Der Orden besteht heute noch und hat Konvente außer in vielen Städten Irlands in Schottland, Kalifornien, Venezuela, Zam-

Aikenhead wählte bewusst den Begriff „Hospiz" für ihre Einrichtung zur Betreuung Sterbender. Sie belebte den Begriff dadurch wieder neu. Mit dem Bezug auf die christlich fundierte Gastlichkeit der mittelalterlichen Herbergen wollte sie die religiösen Motive ihrer Arbeit berücksichtigt wissen.

> „Mary Aikenhead entschied sich für die Bezeichnung ‚Hospiz', weil das Haus genau wie ein traditionelles Hospiz einen Ort darstellen sollte, an dem Menschen alles finden und bekommen konnten, was sie für den letzten Abschnitt auf der Pilgerreise ihres Lebens brauchten."[153]

Die gleiche Erklärung bieten Dieter und Oliver Seitz in ihrem historischen Abriss zur Hospizbewegung:

> „1879 eröffneten die von Mary Aikenhead gegründeten ‚Irish Sisters of Charity' in Dublin das ‚Our Lady's Hospice', um sterbende Menschen zu pflegen und für sie zu sorgen. Ihr wichtiger Neuansatz bestand darin, für Sterbende ein eigenes Haus zu fordern, ‚das ruhiger und kleiner sein sollte, als ein Krankenhaus für akute Kranke, das aber die gleichen Einrichtungen für eine Pflege am Krankenbett haben sollte.' Aikenhead stellte ihr eigenes Haus in Dublin zur Verfügung und nannte es ‚Hospiz'.
>
> Lamerton* begründet diese Namensfindung damit, dass Aikenhead den Tod als Beginn einer Reise ansah, als einen Durchgang und nicht als eine Endstation. Deswegen habe sie diesen alten Namen der Rastplätze auf dem Pilgerweg in das Heilige Land gewählt. […] Eine weitere Hospizgründung in London erfolgte 1905 durch die ‚Irish Sisters of Charity': Es entstand das ‚St. Joseph's Hospice', das als ‚Mutterhaus der modernen Hospizbewegung' gilt."[154]

Zu Ende des 19. und Beginn des 20. Jahrhunderts fanden gehäuft Gründungen von Hospizen, vorwiegend im angelsächsischen Raum und in den Vereinigten Staaten von Amerika statt.

Neben den Gründungen der Mary Aikenhead ist noch das „St. Luke's House for the Dying" zu erwähnen, das 1893 durch Dr. Howard Barrett von der Methodistischen West-Londoner Mission in London eröffnet wurde.

1899 entstanden auf Initiative der Dominikanerin Rose Hawthorne in New York insgesamt sieben Hospize.

1904 gründete sich in Kassel der „Verband christlicher Hospize". Hierbei ging es jedoch um die Tradition der christlichen Gastlichkeit. Dieser Verband hatte mit den zu dieser Zeit auch genannten „Sterbehäuser" nichts im Sinn. 1987 wurde der

---

bia, Nigeria, Äthiopien und Australien. Besonders bekannt sind seine Hospize für Sterbende in England."

153 Kränzle, Susanne „Geschichte und Wesen von Palliative Care" in: Kränzle / Schmid / Seeger „Palliative Care – Handbuch für Pflege und Begleitung" Heidelberg 2006, S. 2

154 Seitz, Oliver / Seitz, Dieter „Die moderne Hospizbewegung in Deutschland auf dem Weg ins öffentliche Bewusstsein" Herbolzheim 2002, S. 67 f.

*Anm. 365: „Richard Lamerton ist Arzt und einer der Pioniere der modernen Hospizbewegung in England. Er war Leiter des St. Joseph's Hospice in London und anschließend Medizinischer Direktor des ‚Mac Millan Service', eines ambulanten Hospizdienstes im Londoner East End."

Name dieses Verbandes folglich umbenannt in „Verband christlicher Hotels“ mit der Begründung:

> „In den vergangenen Jahren wurde in Deutschland in immer stärkerem Maße die Bezeichnung ‚Hospiz‘ für Einrichtungen verwandt, die sich besonders der sterbenden Menschen annehmen. Gegen diese Neubesetzung (!) eines Begriffs, der seit Jahrhunderten für christliche, gastliche Aufnahme reisender Menschen steht, konnte sich der Verband nicht schützen.“[155]

2.3.4.2 Cicely Saunders

Als Geburtsstunde der modernen Hospizbewegung gilt das Jahr 1967. Cicely Saunders, eine Krankenschwester, die sich zunächst zur Sozialarbeiterin ausbilden ließ, und, mit dem Ziel Sterbende kompetent betreuen zu können, Medizin studierte, eröffnete in London das mittlerweile weltberühmte „St. Christopher's Hospice“ in London. Die christliche Gastlichkeit war, wie schon bei Aikenhead, auch der hauptsächliche Anlass für Cicely Saunders, ihre Einrichtung, in der sie Sterbenden Beistand auf dem letzten Weg leistete, „Hospiz“ zu nennen.

> „Schon bei der Namensgebung vermied sie jede Assoziation an Krankenhaus. Vielmehr knüpfte sie mit dem Begriff „Hospice“ an alte mittelalterliche Traditionen an. [...] Gemäß ihrer Tradition sollte dieses neue Hospiz des 20. Jahrhunderts für Menschen am Ende ihrer irdischen Pilgerreise ein Ort sein, an dem sie all das fanden, was sie benötigten, um gestärkt ihren letzten Weg gehen zu können.“[156]

Es ist auch bei der Namensgebung des Londoner Hospizes beabsichtigt gewesen, es nach dem Heiligen Christophorus, einem der 14 Nothelfer zu benennen. Cicely Saunders, ursprünglich Atheistin, die sich zur gläubigen Christin bekehrte, symbolisiert mit dieser Figur die Reise vom irdischen zum jenseitigen, ewigen Leben. Christophorus gilt als Patron der Flößer, Fähr- und Seeleute, der Pilger und Reisenden. Außerdem wird er u.a. als Patron gegen den jähen Tod angesehen.

Saunders greift bewusst zu den alten Traditionen der durch die Idee religiöser Orden inspirierten mittelalterlichen Herbergen. Gastfreundschaft für die Pilger auf der Reise ins Heilige Land versteht sie analog zur Reise der Sterbenden vom hiesigen in ein neues Leben. Diese Begründung steht auch für die Wahl des Heiligen Christophorus, des Schutzpatrons der Reisenden, als Symbol für ihre Klinik in London.[157] Diese Statue steht einem Schutzengel gleich sichtbar über dem Eingang des Hospizes.

---

155 Zitiert in: Seitz, Oliver / Seitz, Dieter „Die moderne Hospizbewegung in Deutschland auf dem Weg ins öffentliche Bewusstsein“ Herbolzheim 2002, S. 41 f.

156 Student, Johann-Christoph „Das Hospiz-Buch“ Freiburg i. Br. 1999, S. 21

157 Vgl. Seitz, Oliver / Seitz, Dieter „Die moderne Hospizbewegung in Deutschland auf dem Weg ins öffentliche Bewusstsein“ Herbolzheim 2002, S. 73

„Über dem Eingangstor zeigt die von einem polnischen Künstler geschaffene Statue den heiligen Fährmann, der das Christuskind durch die stürmische Flut zum Ufer des Friedens trägt: das liebende Geleit durch Schmerz und Angst.“[158]

Erfahrungen in der Begleitung Sterbender sammelte sie bei der Arbeit am „St. Joseph's Hospice“ und spezialisierte sich als Ärztin auf die in der Palliativmedizin vorrangige Schmerzforschung und -bekämpfung. Ihr ganzheitliches Konzept, „rounded care“ genannt, in dem medizinische, pflegerische, soziale, psychologische und spirituelle Komponenten die entscheidende Rolle spielen, arbeitete sie jahrelang aus, bevor sie die Gründung des St. Christopher Hospice verwirklichte. Krankenpflege, Sozialarbeit und Medizin, die von ihr erfahrenen Ausbildungen bilden den Kern dieser Hospizidee.

„Saunders kann als ‚Individualistin' bezeichnet werden. Sie hat nicht nur drei Disziplinen erlernt […] sondern verlangt auch von den Vertretern dieser Disziplinen, sich am Bett eines Sterbenden als ‚Team' zu verstehen.“[159]

Eine kompetente Grundlage sah sie überhaupt in der Ausbildung des Personals, das den Sterbenden Geleit in der letzten Phase des Lebens bietet. Noch im Jahrbuch des St. Christopher's Hospice von 1983 / 84 beklagte Saunders:

„Trotzdem können wir, wie Munk im 19. Jahrhundert und Francis Bacon im 16. Jahrhundert darüber klagen, daß die Fürsorge für Sterbende in der Ausbildung von Ärzten nicht genug berücksichtigt wird.“[160]

Schmerzlinderung und Symptomkontrolle sind ihr die wichtigsten Anliegen neben der psychologisch-sozialen Betreuung der Patienten. Sie entwickelte den Begriff des „totalen Schmerzes“, der sich aus physischen, emotionalen, sozialen und spirituellen Schmerzanteilen zusammensetzt und somit eine ganzheitliche Sicht bietet.[161] Zur Einsicht, dass Schmerzlinderung und Symptomkontrolle in den Vordergrund gestellt werden müssen, gehört es auch, den Sterbenden als Sterbenden anzuerkennen und sein Sterben als einen Teil seines Lebens zu betrachten.

„Der terminal Kranke ist ein Patient, dem nach sorgfältiger Diagnose der Tod mit Sicherheit und in absehbarer Zeit bevorsteht, und dessen Behandlung nicht mehr auf Heiung abzielt, sondern lediglich auf Linderung der Schmerzen und auf menschliche Begleitung.“[162]

---

158 Fried, Anne „Wo man in Frieden sterben kann – Die Hospizbewegung“ Wuppertal / Zürich 1988, S. 22

159 Seitz, Oliver / Seitz, Dieter „Die moderne Hospizbewegung in Deutschland auf dem Weg ins öffentliche Bewusstsein“ Herbolzheim 2002, S. 72

160 Anne Fried übersetzt den Bericht in ihrem Buch über die Hospizbewegung. Fried, Anne „Wo man in Frieden sterben kann – Die Hospizbewegung“ Wuppertal / Zürich 1988, S. 35

161 zum totalen Schmerz vgl.: Saunders, Cicely „Hospiz und Begleitung im Schmerz“ Freiburg i. Br. 1993, hier vor allem Baines, Mary „Dem totalen Schmerz begegnen“ S. 41 – 56

162 Saunders, Cicely Vom guten Sterben – Bericht von Cicely Saunders im Jahrbuch 1983-84, St. Christoper's Hospice; übersetzt von A.F.“ in: Fried, Anne „Wo man in Frieden sterben kann – Die Hospizbewegung“ Wuppertal / Zürich 1988, S. 36

Das bedeutet für Saunders jedoch keineswegs Resignation gegenüber dem Patienten und seinem Leiden. Im Gegenteil beschreibt Saunders an einem Beispiel:

„Wenn der behandelnde Arzt sowohl Chemotherapie als auch Kontrolle von Schmerz und Erbrechen anwendet, wird es ihm leichter fallen, den immer geringer werdenden Erfolg der Chemotherapie festzustellen und sie schließlich aufzugeben, ohne daß die Mitglieder seines Teams und die Angehörigen des Kranken das Gefühl haben, es werde keine Behandlung mehr geboten. Das Akzeptieren einer Situation, in der die Behandlung lediglich der Linderung der Symptome und des Leidens dient, bedeutet nicht ein endgültiges ‚hier kann man nichts mehr tun', sondern es besagt ausdrücklich: Es wird alles getan, was möglich ist."[163]

Diese Haltung bedeutet, dem Patienten einen möglichst hohen Grad an Lebensqualität zu sichern. Sie ist bis heute die Grundlage der Hospizbewegung und somit auch der Palliativmedizin. Saunders zitiert in diesem Zusammenhang John Fletcher:

„John Fletcher beschreibt die ‚reformierte medizinische Pflege', für die die Hospizbewegung Pionierarbeit geleistet hat, als eine Kombination von einzigartiger Hingabe an Sterbende, wie man sie in den christlichen Orden der Vergangenheit fand, modernen wissenschaftlichen Prinzipien und medizinischer Sorge für terminal Kranke und ihre Angehörigen. Die gesamte Leitung des speziell ausgebildeten Teams, die auf Erfahrung beruhende Symptomkontrolle, die inneren Halt gewährende Pflege und die Aktivierung der kommunalen Hilfsmöglichkeiten sollen dem Sterbenden helfen, bis zu seinem Ende die höchste ihm zur Verfügung stehende Lebensqualität zu wahren."[164]

Lebensqualität definiert Saunders in diesen Situationen mit höchstmöglicher Schmerzfreiheit und schließt somit den Kreis, in dem das eine das andere bedingt.

„Um zu erkennen, was ‚Lebensqualität' jeweils für den auf das Sterben zugehenden Menschen bedeutet, müssen seine Schmerzen wie auch die Angemessenheit der Behandlung und der ganze Rahmen seiner Umstände berücksichtigt werden. Waches Wahrnehmen jeder vorübergehenden Besserung der Krankheit ist unverzichtbar für die wirksame Kontrolle des dennoch unaufhaltbaren Prozesses."[165]

Außer der hohen fachlichen Kompetenz verweist sie noch einmal zum Schluss ihres Berichtes auf die soziale und individuelle Komponente und beschreibt abschließend den grundlegenden Inhalt der Hospizidee, wie er noch heute seine Gültigkeit findet.

„Die Werte, welche die Hospizbewegung einführen möchte, beziehen sich nicht nur auf die höchste Qualität ärztlicher Praxis; sie greifen zurück auf die alte Verwurzelung in der Gemeinschaft, auf die Bejahung des Individuums (als einer einzigartigen Person) und auf die Fürsorge für die verwaiste Familie. Es gibt auch heute Wege für die Suche

---

163 Ebd., S. 38

164 Ebd., S. 39 Saunders beruft sich hier auf John Fletcher, der sich mit dem Thema Sterbehilfe ebenfalls intensiv auseinandersetzt. Als Quelle für die „reformierte medizinische Pflege" wird hier in Anmerkung 23 genannt: „John Fletcher, Is euthanasia ever justifiable? roversies in Oncology, ed. P.H. Wiernik, New York 1982, 314"

165 Ebd., S. 40

nach einem guten Tod. Diese Wege und Werte sollen beachtet werden, wo immer ein Mensch dem Tod entgegengeht.“[166]

2.3.4.3 Definition: Palliativmedizin

Diese Grundlagen haben in der sich immer weiter ausbreitenden Hospizidee und in der Palliativmedizin bis heute ihre Gültigkeit behauptet. Sämtliche Definitionen deuten auf das von Cicely Saunders entwickelte Konzept und unterscheiden sich prinzipiell nicht voneinander. So besagt die Definition der Weltgesundheitsorganisation (WHO):

> „Palliativmedizin ist die aktive, ganzheitliche Behandlung von Patienten mit einer progredienten, weit fortgeschrittenen Erkrankung und einer begrenzten Lebenserwartung zu der Zeit, in der die Erkrankung nicht mehr auf eine kurative Behandlung anspricht und die Beherrschung der Schmerzen, anderen Krankheitsbeschwerden, psychologischen, sozialen und spirituellen Problemen höchste Priorität besitzt.“[167]

Bei dieser Definition wird der Schwerpunkt auf die von Saunders geforderte Schmerzbekämpfung im ganzheitlichen Zusammenhang mit psychologischen, sozialen und spirituellen Berücksichtigungen gelegt. Bei der Beschreibung der European Association for Palliative Care (EAPC) wird in Bezug auf die Schmerzlinderung und Symptomkontrolle der Begriff „Lebensqualität“ eingesetzt und der ebenfalls von Saunders schon angeführten Begleitung der Angehörigen Rechnung getragen.

> “Palliativmedizin ist die angemessene medizinische Versorgung von Patienten mit fortgeschrittenen und progredienten Erkrankungen, bei denen die Behandlung auf die Lebensqualität zentriert ist und die eine begrenzte Lebenserwartung haben. Palliativmedizin schließt die Berücksichtigung der Bedürfnisse der Familie vor und nach dem Tod des Patienten ein.“[168]

Alle diese Komponenten werden ebenso im Vorwort des „Leitfadens Palliativmedizin“ bei der Definition der Herausgeber aufgezählt:

> „Palliativmedizin ist eine Kombination aus spezialisiertem medizinischen Wissen, das sich die neuesten Erkenntnisse der Schmerztherapie und Symptomkontrolle zunutzen macht, und der inneren Haltung, daß Sterben ein Teil des Lebens ist und daß jeder Mensch besonders in dieser letzten Lebensphase als Individuum geachtet und begleitet werden muß.“[169]

Allerdings beklagen sie unterschiedliche Definitionen, die zu einer Diskussion anregen.

---

166 Ebd., S. 42

167 zitiert in: Bausewein, Claudia / Roller, Susanne / Voltz, Raymond (Hrsg.) „Leitfaden Palliative Care“ München / Jena 2010, S. 3

168 Ebd. zitiert

169 Ebd., im Vorwort (zur 1. Aufl.) ohne Seitenzahl

> „[...] Da Palliativmedizin in Deutschland noch sehr unterschiedlich interpretiert wird und manche Definitionen nicht einheitlich sind, kann vieles sicher kontrovers diskutiert werden.“[170]

Diese Differenzen betreffen jedoch nicht die Prinzipien, wie sie bereits von Cicely Saunders konzipiert wurden. Auch in den Lehrbüchern zu dieser Disziplin werden die von Saunders bestimmten Werte immer wieder aufgegriffen. So bei Aulbert und Zech:

> „Palliativmedizin ist definiert als die aktive und umfassende Versorgung von Patienten und ihren Familien durch ein multidisziplinäres Team, wenn die Erkrankung des Patienten nicht mehr auf kurative Behandlung anspricht und die Lebenserwartung nur noch relativ kurz ist.
> [...] Das Grundverständnis der Palliativmedizin drückt sich in den folgenden Forderungen aus. Die Palliativmedizin soll:
> - Leben bekräftigen, aber den Tod als unausweichlich akzeptieren
> - den Tod weder beschleunigen noch verzögern
> - Patienten Behandlung von Schmerzen und anderen quälenden Symptomen bieten
> - psychologische, soziale und spirituelle Aspekte der Behandlung so integrieren, dass es dem Patienten möglich wird, den bevorstehenden Tod konstruktiv zu verarbeiten
> - durch strukturierte Behandlung und Pflege dem Patienten bis zu seinem Tod ein aktives und kreatives Leben zu ermöglichen
> - Beistand anbieten, der Familien hilft, die Krankheit und den Verlust des Angehörigen zu verarbeiten“[171]

oder bei Aulbert in Zusammenarbeit mit Klaschik und Pichlmaier:

> „Die Palliativmedizin widmet sich der Behandlung und Begleitung von Patienten mit einer nicht mehr heilbaren, progredienten und weit fortgeschrittenen Erkrankung mit begrenzter Lebenserwartung. Durch die ganzheitliche Behandlung soll Leiden umfassend gelindert werden, um dem Patienten und seinen Angehörigen bei der Krankheitsverarbeitung und -bewältigung zu helfen und ihnen eine Verbesserung ihrer Lebenssituation zu ermöglichen.“[172]

Hatte Saunders zu Beginn ihrer Idee fast nur mit an Krebs erkrankten Patienten zu tun, so hat sich das Bild an zum Tod führenden Krankheiten mittlerweile stetig erweitert, was auch hier seinen Niederschlag findet:

> „Betroffen sind dabei nicht nur Patienten mit onkologischen Krankheitsbildern, sondern auch Patienten mit AIDS, mit chronisch progredienten neurologischen Erkrankungen, mit bestimmten fortgeschrittenen pädiatrischen Stoffwechselerkrankungen sowie mit verschiedenen progredienten geriatrischen Krankheitsbildern.“[173]

---

170 Ebd.

171 Aulbert, E. / Zech, D. [Hrsg.] „Lehrbuch der Palliativmedizin“ Stuttgart 1997, S. VII

172 Aulbert, Eberhard / Klaschik, Eberhard / Pichlmaier, Heinz „Palliativmedizin – ein ganzheitliches Konzept“ (Beiträge zur Palliativmedizin Bd. 1) Stuttgart New York 1998, Vorwort ohne Seitenzahl

173 Ebd.

2.3.5 Die Entwicklung in Deutschland

Das Konzept der Hospizidee stammt also aus England und das St. Christopher's Hospice gilt somit zu Recht als die Mutter der modernen Hospizbewegung. Von England aus verbreitete sich der Gedanke, Sterbende fachkompetent zu begleiten, in alle Welt.

Auf dem amerikanischen Kontinent, auf dem – wie schon erwähnt – die Ausbreitung ebenso voranschritt, wurde bereits 1950 die Gesellschaft „Cancer Care Inc." gegründet, in der sich New Yorker Sozialarbeiterinnen dafür besonders engagierten, dass es an Krebs erkrankten Patienten möglich sein sollte, zu Hause zu sterben.

Auch in Deutschland wurde sehr früh der Kontakt mit den Londoner Hospizen gesucht, um Erfahrungen kennen zu lernen und Hospizarbeit auch hier betreiben zu können. In den 1960er Jahren kontaktierten Mitarbeiter des Tübinger Paul-Lechler-Krankenhauses Londoner Hospize, um sich Grundlagen der Hospizarbeit anzueignen und transportierten so die Hospizidee nach Deutschland.

> „Elemente der Hospizmedizin wie Schmerztherapie, Symptomkontrolle, Sterbebegleitung und Einbeziehung der Angehörigen wurden in die tägliche Arbeit integriert, ohne den ursprünglichen Aufgabenbereich des Krankenhauses zu verlassen. Insofern hatte das Paul-Lechler-Krankenhaus schon sehr früh eines der Ziele der Hospizbewegung, Krankenhäuser an alte, vergessene Aufgaben zu erinnern, für sich umgesetzt."[174]

Die Aktivitäten der Tübinger Klinik waren einer der Vorbereiter, die es ermöglichten, dass zu Beginn der 80er Jahre des 20. Jahrhunderts die Hospizbewegung in Deutschland Einzug halten konnte.

2.3.5.1 Reinhold Iblacker

Ein weiterer wichtiger Aspekt für die sich steigernde Popularität der Hospizbewegung war der 1971 im St. Christopher's Hospice produzierte Dokumentarfilm „Noch 16 Tage... Eine Sterbeklinik in London" von Siegfried Braun und Reinhold Iblacker. Der Filmtitel bezieht sich auf die durchschnittliche Aufenthaltsdauer der Patienten in einem Hospiz. Nicht nur auf Grund dieser Dokumentation wurde Iblacker zu einer in der deutschen Hospizbewegung sehr wichtigen Person.

Reinhold Iblacker, 1930 geboren, trat 1949 dem Orden der Jesuiten bei. Nach dem Abschluss theologischer Studien in Deutschland begann er 1963 ein Studium der Kommunikation in den USA, wo er auch lange Zeit für den Fernsehsender NBC tätig war. Als Übersetzer für Karl Rahner lernte er bei einer Veranstaltung Cicely Saunders kennen und begeisterte sich fortan für die Idee der Hospizbewegung. Auf seine Initiative wurde 1985 der Christophorus Hospiz Verein gegründet, die älteste ambulante Hospizinitiative in Deutschland überhaupt. Der Namensgebung diente

---

174 Zech, D. „Entwicklung der Palliativmedizin in Deutschland" in: Klaschik, Eberhard / Aulbert, Eberhard (Hrsg.) „Palliativmedizin heute" Berlin 1994, S. 90

das Londoner Hospiz als Vorbild. In einem Nachruf auf den 1996 verstorbenen Reinhold Iblacker beschrieb Saunders ihre erste Bekanntschaft:

> „I first met Father Reinhold Iblacker in 1969 at Yale University when he was interpreting for Professor Karl Rahner when we both received honorary degrees. We made an immediate friendship and at that time he asked if he might come to St. Christopher's Hospice to make the first of a series of films about the principles and development of the hospice movement."[175]

Dem Film „Noch 16 Tage ..." folgte eine weitere Produktion, „Die letzte Station", in der die Dreharbeiten im Londoner Hospiz dokumentiert wurden.

2.3.5.2 Der Begriff „Sterbekliniken"

Beide Filme lösten in der deutschen Medienlandschaft heftige Reaktionen und Diskussionen um Darstellung und Dokumentation des Sterbens aus. In diesem Zusammenhang wurden Anfang der 1970er Jahre Hospize mit der Bezeichnung „Sterbekliniken" belegt. Diese Bezeichnung findet sich in den Medien sogar noch bis zum Ende der 1980er Jahre.[176]

Auf offizielle Anfrage des Kreisverbandes München der Arbeiterwohlfahrt wurden 1978 verschiedene Organisationen vom Bundesfamilienministerium zu deren Einstellung zum Bau von Sterbekliniken befragt. Bei 25 Äußerungen von Kirchen, Wohlfahrtsverbänden und ähnlichen Institutionen lehnten 92% die Einrichtung von Sterbekliniken aus der Befürchtung heraus, Sterben könne institutionalisiert werden, ab.

> „Jelen, Ministerialrat und Referent im Bundesministerium für Jugend, Familie und Gesundheit, fasste auf einer Tagung 1979 die Ergebnisse zusammen:
>
> ‚Kirchen, Verbände und sonstige Befragte erheben nahezu einhellig aus der Befürchtung heraus, Sterben könne institutionalisiert werden, die umfassende Forderung würdiges Sterben überall da zu ermöglichen, wo gestorben wird. Deshalb erfolgt auch in den Stellungnahmen keine Auseinandersetzung mit ausländischen Einrichtungen, auch nicht mit solchen, wie der eingangs geschilderten englischen Klinik, bei der die intensive Pflege hervorstehendes Merkmal ist.'"[177]

---

175 Saunders zitiert nach einem Nachruf auf Iblacker in: Seitz, Oliver / Seitz, Dieter „Die moderne Hospizbewegung in Deutschland auf dem Weg ins öffentliche Bewusstsein" Herbolzheim 2002, S. 77

176 Eine Auswahl aus der deutschen Presseberichterstattung von den Zeitungen „Der Spiegel", „Frankfurter Allgemeine Zeitung" (FAZ), „Süddeutsche Zeitung" (SZ) und „Die Zeit" bis zum Jahr 2000 wird aufgeführt und kommentiert in: Seitz, Oliver / Seitz, Dieter „Die moderne Hospizbewegung in Deutschland auf dem Weg ins öffentliche Bewusstsein" Herbolzheim 2002, S.79 – 140. Dort wird sogar die SZ noch 1995 mit dem Titel „Stadt erhofft Segen für Sterbeklinik" zitiert.

177 Jelen wird hier zitiert in: Seitz, Oliver / Seitz, Dieter „Die moderne Hospizbewegung in Deutschland auf dem Weg ins öffentliche Bewusstsein" Herbolzheim 2002, S. 141

Der Tabucharakter des Todes und des Sterbens hatte auch auf die Verwendung des Kompositums „Sterbeklinik“ Einfluss, nämlich dass dieser Begriff von Beginn an negativ konnotiert war. Sterben ist ein Vorgang, der mit den medizinischen Zielen nach wie vor nicht zu vereinbaren sei. Somit habe dieses Wort keine zulässige Verwendung in Zusammenhang mit dem Begriff „Klinik“, in dem ja gerade Heilung als das Gegenteil von Tod den Sinn darstellt. Des Weiteren gab die Kombination von Sterben mit institutionellen Einrichtungen negativen Assoziationen Raum, die aufgrund der deutschen Geschichte zum ebenfalls negativ besetzten Begriff der „Euthanasie“ führten. Daraus ergaben sich Wortkombinationen, die den Begriff „Sterbeklinik“ in noch drastischerer Weise ersetzten.

> „Die Etikettierung ‚Sterbeklinik' hat bei dieser Ablehnung eindeutig eine ‚negative Rolle' gespielt, sie hat Blockaden hervorgerufen und fatale Assoziationen erzeugt. Da es Experten und Medien offensichtlich versäumt hatten, sich inhaltlich mit den positiven Erfahrungen der englischen Hospize auseinander zu setzen, war schnell die Rede von ‚Einweisungsschock', von ‚Sterbeghetto', von ‚Abschieben', von ‚Verdrängung des Todes' und ‚Kommerzialisierung des Sterbens' [...] ‚Sterbekliniken' wurden als ein ‚Schritt hin zur Euthanasie' angesehen. Zwei Phänomene trafen zu diesem Zeitpunkt zusammen und bremsten folglich die rasche Umsetzung europäischer Hospiz-Vorbilder in Deutschland: die zunehmende Aufarbeitung der nationalsozialistischen Greueltaten durch eine ‚Geschichtsschreibung vor Ort' (Ende der 70er Jahre) und die einhellige Etikettierung und Ablehnung von ‚Sterbekliniken'“[178]

Erst in den 1980er Jahren begann sich die Hospizidee auch langsam in Deutschland zu etablieren. In der deutschen Öffentlichkeit und vor allem bei den christlichen Kirchen wurden Abteilungen in den Krankenhäusern, die Sterbenden vorbehalten sein sollten, immer wieder mit den Euthanasieverbrechen der Nationalsozialisten assoziiert, weil die todkranken Patienten mit „Abgeschobenen“ gleichgesetzt schienen. Erst später setzte sich die Erkenntnis durch, dass Sterbende einer speziellen medizinischen und eigenen therapeutischen Begleitung bedürfen. Die Kirchen dürften diese Erfahrungen gewonnen haben, weil sie durch karitative Gruppen eine Sterbebegleitung zu Hause oder im Krankenhaus schon praktizierten, ohne dass es einer breiten Öffentlichkeit bekannt war.[179]

2.3.5.3 Die Entwicklung seit 1983 in Deutschland

Den ersten spektakulären Durchbruch fand die Idee in Deutschland 1983 mit der Eröffnung der ersten Palliativstation an der Chirurgischen Universitätsklinik in Köln. Das erste stationäre Hospiz „Haus Hörn“, wurde 1986 in Aachen eingerichtet.

---

178 Seitz, Oliver / Seitz, Dieter „Die moderne Hospizbewegung in Deutschland auf dem Weg ins öffentliche Bewusstsein“ Herbolzheim 2002, S. 142

179 Känzle, Susanne „Geschichte und Wesen von Palliative Care“ in: Kränzle / Schmid / Seeger „Palliative Care – Handbuch für Pflege und Begleitung“ Heidelberg 2006, S. 3

Mehrere Initiativen begannen ihre aktive Betätigung in der Sterbebegleitung in den 1980er Jahren. So entstanden 1984 die Arbeitsgruppe „Zu Hause sterben“ an der evangelischen Fachhochschule Hannover, die Stuttgarter Initiative „Sitzwache in Pflegeheimen“, 1985 der bereits genannte „Christophorus-Hospizverein“ sowie der erste bundesweite Verein „OMEGA – mit dem Sterben leben e.V.“ 1986 wurde die „Internationale Gesellschaft für Sterbebegleitung & Lebenshilfe“ (IGSL) durch Paul Becker in Bingen und 1988 die „Deutsche Hospizhilfe“ mit Sitz in Buchholz gegründet. Erst 1992, also fast 10 Jahre nach Eröffnung der ersten Palliativstation, bildete sich die „Bundesarbeitsgemeinschaft Hospiz“ und 1994 die „Deutsche Gesellschaft für Palliativmedizin“ (DGP). 1999 wurde schließlich die erste Professur für den medizinischen Bereich „Palliativmedizin“ am Malteser-Krankenhaus in Bonn eingerichtet.

Sehr langsam findet also das Sterben als Teil des Lebens Einzug in das Denken des medizinischen Alltags. Dass der Tod unausweichlich ist und somit keine unvermeidbare Niederlage der Medizin darstellt, wird durch die allmähliche Integration der Palliativmedizin, entstanden aus der Hospizbewegung, nun auch den Ärzten stärker bewusst, was durch die rasante Entwicklung der modernen Medizin zeitweise in Vergessenheit geraten schien. Sowohl Änderungen in der Gesellschaft als auch der aufkommende Glaube an die Fortschritte der medizinischen Technik förderten die Vernachlässigung sterbender Patienten in der ersten Hälfte des 20. Jahrhunderts.[180] Klaschik und Husebø stellen zu Recht fest:

> „Palliativmedizin ist entstanden durch die Integration der Hospizidee in die Schulmedizin.“[181]

2.4 Zusammenfassung zum Thema „Palliativmedizin“

Palliativmedizin ist ein Zweig der Medizin, der keine kurativen Möglichkeiten zu bieten hat, sondern dem Sterbenden durch Schmerzlinderung und Symptomkontrolle in der letzten Phase des Lebens eine den Umständen entsprechende hohe Lebensqualität garantieren möchte. Die Begleitung Sterbender war schon immer aktuell für den Mediziner, waren in der Vergangenheit die kurativen Möglichkeiten sehr viel beschränkter als durch den heutigen Fortschritt und die technischen Möglichkeiten, die bei Krankheiten geboten werden können. Die Organisation der Sterbebegleitung hat sich allerdings verändert.

Aus der Hospizbewegung, die in ihren Ursprüngen Reiseunterkünfte für Pilger schon für die Asklepieien im antiken Griechenland waren, entwickelte sich im Mittelalter die Beherbergung von christlichen Pilgern. Die Gastfreundschaft, lateinisch

---

180 Vgl. Klaschik, E. / Husebø, S. „Palliativmedizin“ in: Der Anästhesist 1997 (3/97) München, S. 177. Diese Ansicht ist jedoch häufiger in der Literatur anzutreffen.

181 Ebd., S. 183

„hospitium", war der Ursprung für die Begriffe „Hospital" und „Hospiz". Im Lauf der Zeit wurde die Versorgung von Kranken in diesen Häusern praktiziert, obwohl der Beherbergungsgedanke überwog.

Erst die moderne Hospizbewegung, bei der Mary Aikenhead und vor allem Cicely Saunders Grundlagen schufen, bezeichneten die Einrichtungen für Sterbende als „Hospize", in Anlehnung an die christliche Vorstellung, dass das Leben nur die Etappe einer Reise in ein ewiges Leben darstellt.

Die Palliativmedizin ist die medizinische Variante der Hospizidee, bei der Schmerzlinderung und Symptomkontrolle, wie von Saunders konzipiert, im Vordergrund stehen. Das schließt selbstverständlich die psychologische Betreuung nicht aus, sondern erfordert sie unabdingbar.

Der Begriff „palliativ", vom lateinischen „pallium" (der Mantel) respektive „palliare" (mit dem Mantel einhüllen), wurde vom Gründer der ersten Palliativstation am Royal Victoria Hospital in Montreal verwendet und fand über den englischen Sprachraum seinen Weg ins Deutsche. Der Begriff „Palliativmedizin" setzt sich durch, wenngleich auch noch in variierter Bedeutung die englische Bezeichnung „Palliative Care" anzutreffen ist.

Besonders in Deutschland freundete man sich nicht besonders eifrig mit der Hospizidee an, da das Sterben in Institutionen Assoziationen an die Euthanasieprogramme der Nationalsozialisten aufkommen ließ. Der Begriff „Euthanasie" spielt auch in der Palliativmedizin – wie noch zu zeigen sein wird – eine besondere Rolle. Durch die auch in Deutschland stärker werdende Geltung der Hospizidee[182] scheint diese Bezeichnung an negativer Konnotation allmählich zu verlieren.

182 Die fortschreitende Entwicklung der Hospiz- und Palliativeinrichtungen wird durch die permanent ansteigenden Zahlen bestätigt. Die Gesundheitsberichterstattung des Bundes weist auf seiner Website www.gbe-bund.de aus, dass die Anzahl stationärer Hospize von 29 im Jahr 1996 auf 123 in 2002, die ambulanter Hospize von 264 in 1996 auf 981 in 2002 und Palliativstationen im gleichen Zeitraum von 24 auf 75 angestiegen sind.
Die Deutsche Hospiz Stiftung gibt als Stand für 2004 eine Bestätigung des Anstiegs von Einrichtungen. Unter www.hospize.de wird die Anzahl stationärer Hospize mit 144, ambulanter Hospizdienste mit 1042 und der Palliativstationen mit 104 angegeben. Diese Zahlen beziehen sich auf Angaben der Statistischen Ämter des Bundes und der Länder.

3 Euthanasie

Nachdem im Jahre 2002 in den Niederlanden[183] und in Belgien[184] die Praxis der so genannten „aktiven Sterbehilfe“ legalisiert wurde, und dadurch eine Diskussion zu dieser Möglichkeit auch in Deutschland nicht ausbleiben konnte, sahen sich Palliativmediziner animiert, Aufklärungsarbeit im Sinne ihres Verständnisses von „Sterbehilfe“, nämlich als „Hilfe *im* Sterben“, also als „Sterbe*beistand*“ zu leisten.

Professor Eberhard Klaschik, der schon zu dieser Zeit häufig bei öffentlichen Veranstaltungen zum Thema „Palliativmedizin“ teilnahm, sprach u.a. am 18. Juni 2003 vor einem kleinen Auditorium über Palliativmedizin als Alternative zur aktiven Sterbehilfe im Rahmen einer Veranstaltung des „Uni-Clubs“ der Friedrich-Wilhelm-Universität in Bonn. Bei dieser Veranstaltung nahmen nur ca. 20 Personen teil, denen im Anschluss an den Vortrag bei einem gemeinsamen Mittagessen Gelegenheit zur Diskussion gegeben war. Bei seinem Vortrag stellte Prof. Klaschik sehr viele Vergleiche zwischen der Praxis der aktiven Sterbehilfe in den Niederlanden und möglichen Alternativen zur Sterbehilfe in Deutschland vor. Dabei verwendete er des Öfteren für das Praktizieren der aktiven Sterbehilfe das Verb „euthanasieren“, vorwiegend in der Passivform. („Der Patient / Die Patientin wurde euthanasiert“.) In anschließenden Gesprächen erwähnten vor allem ältere Personen, Anstoß an dieser Formulierung genommen zu haben. Zum einen bezogen sie sich auf den Missbrauch des Substantivs „Euthanasie“ durch den Nationalsozialismus, zum anderen wandten sie ein, dass durch den Gebrauch als transitives Verb der Mensch zum Objekt degradiert würde. „Nicht nur wegen der negativen Bedeutung des Begriffes in Deutschland ist mir die Formulierung ‚euthanasiert' negativ aufgefallen, sondern weil es einfach nur ‚töten' und nichts anderes als ‚töten' bedeutet“, so eine ältere Dame im Auditorium.

Dass „Euthanasie“ nicht einfach mit dem Begriff „Tötung“ gleichgesetzt werden kann, zeigt schon die Vielfältigkeit an Bedeutungen, mit denen dieser Begriff mittlerweile belegt wird sowie die unterschiedlichen Versuche, Definitionen zu finden.

183 „Gesetz vom 12. April 2001 zur Prüfung von Lebensbeendigung auf Antrag und Hilfe bei Selbsttötung“ („Wet toetsing levensbeeindiging op verzoek en hulp bij zelfdoding“) wurde durch die erste Kammer des niederländischen Parlaments angenommen und trat am 1. April 2002 in Kraft.

184 Das belgische „Euthanasie-Gesetz“ („Wet betreffende de euthanasie“) wurde am 16. Mai 2002 angenommen und am 22. Mai 2002 von König Albert unterzeichnet. Es ist seit Ende September 2002 in Kraft.

3.1 Historischer Abriss

3.1.1 Die Antike

Dass der Begriff ursprünglich aus dem antiken Griechenland stammt, ist weithin bekannt. Ursprung ist die Bedeutungen der Präfix „eu" („εὐ" = „gut") in Verbindung mit dem Wortstamm „thanatos" („θάνατος" „der Tod"), was zunächst allgemein als „guter Tod" übersetzt werden muss, obwohl auch hier, wie bereits erwähnt, eigentlich das Sterben, also die letzte Lebensphase und nicht der Tod – als dem Leben anschließender Zustand – gemeint ist.[185]

Bei Poseidippos, einem antiken griechischen Komödiendichter, wird der Begriff als Substantiv um 300 v. Chr. in der Bedeutung vom sanften, guten Tod in der Komödie „Myrmex" erstmals nachweislich verwendet. dort heißt es:

> „Von dem, was von den Göttern ein Mensch zu erlangen fleht, wünscht er nichts Besseres als den guten Tod."[186]

Da der Kontext nicht mehr genau zu rekonstruieren ist, bleibt unklar, was Poseidippos unter einem „guten Tod" verstanden wissen wollte. Es ist anzunehmen, dass wie bei Kratinos aller Wahrscheinlichkeit nach ein „leichter Tod" gemeint war.

Das Adverb „euthanatos"(„εὐθανάτως") ist bereits im 5. vorchristlichen Jahrhundert bei Kratinos, neben Aristophanes einer der Hauptvertreter der attischen Komödie, belegt. Der griechische Grammatiker Pollux (2. Jahrhundert n. Chr.) zitierte aus einer von Kratinos' Komödien, dessen Titel bisher unbekannt blieb.

> „Es aber möchte wohl diesen geschehen, auch todkrank zu sein, so wie Herodot schwer starb, wohingegen Kratinos von einem guten Tod spricht."[187]

Ebenso ist bei dem bekanntesten Dramatiker der neuen attischen Komödie, nämlich Menandros (342/341 – 293/292 v. Chr.), die adverbiale Form nachgewiesen. Er benutzte das Adverb in der Form „euthanatos aperchesthai" („εὐθανάτως ἀπέρχεσθαι"), was der Bedeutung entspricht: „durch einen guten Tod scheiden."[188]

In der lateinischen Welt wird der Begriff ebenfalls benutzt, nachgewiesen bei Cicero im Briefwechsel mit Atticus (44. v. Chr.). Dort wird das Substantiv „Euthanasia" als Bezeichnung für den ruhmreichen, würdevollen Tod des Geistesmenschen gebraucht.[189]

---

185 Außer dem Begriff „thanatos" („θάνατος"), der für einen natürlichen Tod am Ende des Lebens stand, gab es im Griechischen noch die Bezeichnung „ker" („κήρ") für einen frühzeitigen, unnatürlichen und schmerzhaften Tod. Vgl. Fuchs Richard „Das Geschäft mit dem Tod" Düsseldorf 2001, S. 112

186 Zitiert nach: Benzenhöfer, Udo „Der gute Tod?" Göttingen 2009, S. 15

187 Zitiert nach: Benzenhöfer, Udo „Der gute Tod?" Göttingen 2009, S. 13

188 Vgl. ebd.

189 Vgl. Frewer, A. / Winau, R. [Hrsg.] „Ethische Kontroversen am Ende menschlichen Lebens – Grundkurs Ethik in der Medizin Bd. 4" Erlangen / Jena 2002, S. 19

Als berühmter Nachweis für die Verwendung des Begriffes im Sinne eines leichten Sterbens gilt der Bericht Suetons von 14. n. Chr. über das Sterben des Kaisers Augustus.[190] In diesem Zusammenhang ist die Bezeichnung „Euthanasie“ mit dem Wunsch gleichzusetzen, einen angenehmen Tod zu sterben. Als „angenehmer Tod“ ist in diesem Fall ein Sterben gemeint, das möglichst schnell, schmerzlos und ohne irgendeine Art qualvollen Todeskampfes vonstatten geht.

Udo Benzenhöfer analysierte die polysemantische Bedeutung des Begriffes „Euthanasie“ in der Antike, wobei beim „guten“ Tod die variable Definition des Adjektivs „gut“ eine besondere Rolle spielt. Fünf unterschiedliche Konnotationen werden hier ermittelt, wobei der „schnelle“ wie auch der „würdige“ Tod noch einmal besonders differenziert werden:

1. Der *leichte* Tod, belegt in den dichterischen Werken von Kratinos, Poseidippos und Philos
2. Der *schnelle* Tod, unterschieden in seinen Arten, nämlich
   a. den leichten und schmerzlosen schnellen Tod im Bericht Suetons über den Tod des Augustus und
   b. den schnellen Tod durch Feindeshand, beschrieben in den „Jüdischen Altertümern“ des Josephus Flavius im historischen Bericht über die Belagerung der Stadt Samaria durch die Syrer.
3. Der *rechtzeitige*, im Sinne von der *frühzeitige* Tod, nachgewiesen in der Komödie „Der Wechselbalg“ von Menandros
4. Der Tod im übervollen Lebensgenuss belegt in der Komödie „Die Fischer“ von Menandros
5. Der *würdige* Tod unterschieden in den Tod
   a. nach tugendhafter Art, wie es das stoische Idealkonzept des Todes eines Weisen aufzeigt sowie den
   b. ehrenvollen Tod im Kampf, wie es vom Spartanerkönig Kleomenes vom hellenistischen Historiker Polybios beschrieben wird.[191]

Die aktive Sterbehilfe, praktiziert durch ärztliches Personal, bildet eher die Ausnahme in der antiken Welt. Häufiger war da schon das freiwillige Ausscheiden aus dem Leben, der Suizid, der auch in der aktuellen Debatte um die Euthanasie noch eine bedeutende Rolle spielt.

Angstvermeidung und Trost bot auch die epikureische Vorstellung, dass, wenn wir existieren, der Tod nicht vorhanden, wenn aber der Tod vorhanden ist, wir nicht mehr existent sind.

> „Diese Formel, kann man auch auf die Arztrolle anwenden, da es durchaus Stimmen gab, die dem Heiler aus Gründen des Renommees eine Abweisung unheilbarer Patien-

---

190 Vgl. Zimmermann-Acklin, Markus „Euthanasie“ Freiburg / Schweiz 2002, S. 22

191 Die Beispiele sind grob skizziert dargestellt bei Benzenhöfer, Udo „Der gute Tod?“ Göttingen 2009, S. 18 ff.

> ten nahe legten. Hier sind für die Rolle des antiken Arztes strategisch-ökonomische, standesethische, aber auch religiös-moralische Aspekte von Bedeutung."[192]

3.1.1.1 Platon

Euthanasie sowohl in aktiver wie in passiver Form wurde auch bei Platon (427 – 347 v. Chr.), v.a. in seinem staatstheoretischen Werk „Politeia", beschrieben, allerdings ohne den Begriff „Euthanasie" ausdrücklich zu verwenden. Staatsutilitaristische Züge treten deutlich hervor, wenn Sokrates die Behauptung zugeschrieben wird, ein Arzt müsse todkranke Menschen nicht pflegen, weil es weder dem Arzt noch dem Staat von Nutzen sei. Glaukon, Dialogpartner von Sokrates, erwidert, dass mit dieser Aussage der Heilgott Asklepios erklärt sei. Politische Zweckrationalität steht hier schon in einem starken Konflikt mit individualethischen Perspektiven.[193]

Dass die Seele unsterblich sei, war schon die Ansicht der Pythagoreer und ebenso die Meinung Platons. Lehnten die Pythagoreer jedoch den Suizid aus religiösen Gründen ab, äußert sich Platon in seinen Werken differenziert dazu. Im „Phaidon", einem nach 387 v. Chr. entstandenen Werk, erklärt er die Selbsttötung für einen unzulässigen Akt, lässt gleichzeitig aber durch die Figur des Sokrates verkünden, dass Ausnahmen statthaft seien.

In der nach dem „Phaidon" entstandenen Schrift „Politeia" lässt er seinen Protagonisten Sokrates Argumente gegen eine Verlängerung des Lebens um jeden Preis anführen. Die Lebenserhaltung Kranker wird sogar negiert, wenn sie dem Staat schaden könne. Sokrates sieht in der Medizin in erster Linie eine Staats-Heilkunde, weniger die für die individuelle Person gedachte Medizin. Der Arzt müsse das Leben unheilbar Erkrankter nicht unter allen Umständen erhalten, er dürfe es – aus der Perspektive des Staates gesehen – sogar nicht. Er bekräftigt diese Aussage mit homerischen Schilderungen, nach denen die Söhne des Asklepios die Behandlung kränklicher und zügelloser Menschen abgelehnt hätten,

> „[...] denn ein solcher Kranker ‚nütze, so glaubten sie, durch sein Leben weder ihnen noch den andern; für solche Leute dürfe ihre Kunst nicht da sein, auch wenn sie reicher wären als Midas'."[194]

Den Suizid an sich bespricht Platon in „Politeia" nicht explizit, sondern kommt in seiner Schrift über die Gesetze, den „Nomoi", noch einmal darauf zu sprechen. Dort lässt er über den Gesetzesabschnitt die Tötung betreffend die Dialogpartner unterschiedliche Tötungsarten erläutern. Es werden die unfreiwillige Tötung, die Tötung im Affekt sowie die freiwillige Tötung besprochen. Die Selbsttötung wird als Sonderfall behandelt. Hierbei wird unterschieden, dass ein Suizid grundsätzlich

---

192 Frewer, A. / Winau, R. [Hrsg.] „Ethische Kontroversen am Ende menschlichen Lebens – Grundkurs Ethik in der Medizin Bd. 4" Erlangen / Jena 2002, S. 20

193 Vgl. ebd., S. 19

194 Benzenhöfer, Udo „Der gute Tod?" Göttingen 2009, S. 25 f.

unzulässig ist, da er auf Schlaffheit und Feigheit zurückzuführen sei. Eine Zulässigkeit wird nur anerkannt, wenn die Selbsttötung durch einen Richterspruch – wie bei Sokrates – angeordnet oder wenn ein über die Maßen qualvolles unentrinnbares Unglück oder ausweglose Schmach das Leben bedrückt.

Platon sah also eine „gerechtfertigte" Selbsttötung, wenn sie bei qualvollem unentrinnbarem Unglück vollzogen wurde, als durchaus zulässig an. Im Staatsinteresse argumentierte er in den „Nomoi" zwar gegen eine Selbsttötung, sprach sich aber bei unheilbarer Krankheit doch dafür aus.[195]

3.1.1.2 Aristoteles

Aristoteles (384 – 322 v. Chr.), der ein Schüler Platons war, sich von seinem Lehrer in einigen Gedanken aber grundlegend unterschied – man beachte nur die Ethik, die er in Gegensatz zu Platon als eigene Disziplin der Philosophie betrachtete[196] – befürwortete gleichermaßen eine Tötung, wenn sie Staatsinteressen berührte, legitimierte sogar Abtreibung und Infantizid aus diesem Anlass.[197]

In der Nikomachischen Ethik allerdings stellt er prinzipiell fest, dass der Tod das Furchtbarste ist, das den Menschen ereilen kann. Hier lehnt auch er aus Staatsgründen eine Selbsttötung ab, da sich der Staat seiner wehrhaften Bürger, also seines wichtigsten Kapitals berauben würde.[198]

Selbst Krankheit ist für Aristoteles kein ethischer Grund für eine Selbsttötung. Selbsttötung ist ein Zeichen von Feigheit, und Feigheit ist in den Überlegungen des Philosophen nicht zulässig. Somit ist der Suizid wie auch die Beihilfe, selbst durch Ärzte, unzulässig. Im Gegensatz zu seinem Lehrer Platon lehnte Aristoteles den

---

195 Vgl. ebd., S. 28

196 Das „Taschenlexikon Religion und Theologie" hrsg. von Erwin Fahlbusch in Göttingen 1983 (Digitale Bibliothek Bd. 73 Berlin 2002) beschreibt unter dem Lemma „Ethik":
„Ethik als Titel einer eigenen Disziplin geht auf Aristoteles (384 – 322) zurück. Deswegen ist die Geschichte der Ethik auch zu einem wichtigen Teil eine Geschichte der Rezeption und der Renaissancen der aristotelischen praktischen Philosophie. Für Aristoteles war Ethik die Explikation des ‚Ethischen' als das zum Ethos Gehörige. Ethos ist dabei, in ursprünglich griechischem Wortsinn, der Ort des Wohnens, sodann die dem Ort je eigentümliche Gewohnheit. Das Ethische bezeichnet und reflektiert dabei also die Sitte, den Brauch, das Herkommen. Es faßt damit alle Weisen des rechten und geziemenden Verhaltens zusammen, die von Menschen in einer gegebenen sozialen Welt gefordert sind. Das Ethische verweist dann aber auch auf die dieses Verhalten der Menschen tragenden und bestimmenden Institutionen, das Haus (Oikos), die Gemeinschaft der Stadt (Polis), den Kult der Götter, kurz: die gesamte institutionelle Lebenswelt." [TRT, Bd. 2,49 S. 877]
„In der theologischen Ethik ist die aristotelische Bestimmung des Ethischen heute auf dem Hintergrund einer steten, wenn auch wechselvollen Geschichte seiner Rezeption, in der Auffassung eines vernünftigen und autonomen Naturrechts präsent." [S. 879 f.]

197 Zu diesem Themenbereich liegt der Schwerpunkt bei der Schrift „Politika" von Aristoteles, in der die Organisation des Staates, wie bei der „Politeia" von Platon, den Vordergrund der Überlegungen bildet.

198 Vgl. Benzenhöfer, Udo „Der gute Tod?" Göttingen 2009, S. 28 f.

Suizid als Unrecht gegen die Gesellschaft ab, wollte ihn sogar unter Strafe gestellt sehen. Platon hingegen nannte zulässige Ausnahmen, die eine Selbsttötung rechtfertigen konnten. In den „Nomoi“ nennt er vier Ausnahmen, von denen zwei gebrechliche und unheilbar Erkrankte betreffen.[199]

3.1.2 Das Christliche Mittelalter

3.1.2.1 Thomas von Aquin

Die Ansichten von Aristoteles schlagen sich auch in den theologisch-philosophischen Überlegungen des Thomas von Aquin nieder. Thomas von Aquin (um 1225 – 1274), bekanntester und bis heute einflussreichster Kirchenlehrer, stützt sich bei der Formulierung seiner Theologie sehr deutlich außer auf die frühchristliche Theologie des Augustinus auch auf weite Teile der aristotelischen Philosophie. Seine Argumente gegen die Selbsttötung gelten nach wie vor in der christlichen Einstellung zum Suizid. Thomas von Aquin führt in seiner „Summa theologica“ folgende drei Argumente an:

1. Das individualethische Argument. Es besagt, dass die Eigenliebe naturgegeben und deshalb der Lebenswille ein Naturtrieb sei. Somit richte sich eine Selbsttötung gegen die eigene Liebe.

> „Sich selbst zu töten sei durchaus unerlaubt. [...] Jegliches Ding liebt sich selbst und somit die Erhaltung seines Seins; es widersteht von Natur den seinem Sein verderblichen Einflüssen. Also ist es gegen die natürliche Neigung und gegen die heilige Selbstliebe, sich selbst zu töten; und ist dies Letztere als gegen das Naturgesetz und gegen die Liebe gerichtet immer eine schwere Sünde.“[200]

2. Das sozialethische Argument. Es definiert den Menschen als Teil der Gemeinschaft. So wird durch einen Suizid gegen die Regeln und dadurch in unverantwortlicher Weise gegen eben diese Gemeinschaft verstoßen.

> „Jeder Teil gehört zum Ganzen. Der Selbstmörder also thut ein Unrecht dem Gemeinwesen an.“[201]

3. Das für Thomas wohl eindringlichste Argument ist das der Souveränität Gottes. Als Schöpfer des Lebens ist er gleichsam Eigentümer, der den Menschen Leben schenkt. Diesem Geschenk entsprechend bedeutet die Selbsttötung Sünde.

> „Das Leben ist ein Geschenk Gottes und Gottes Macht unterworfen, der da tötet und lebendig macht. Also beleidigt der Selbstmörder Gott, wie, wer den Knecht eines anderen tötet, ein Unrecht dem Herrn anthut, dem der Knecht angehört; und wie da sündigt, der

---

199 Vgl. Zimmermann-Acklin, Markus „Euthanasie“ Freiburg / Schweiz 2002, S. 25 f.

200 Thomas von Aquin „Die katholische Wahrheit – die theologische Summa“ übersetzt von Schneider, Ceslaus Maria, Bd. 7,2 2004 (Reprint der Ausg. Regensburg 1888) II-II q 64 a 5, S. 412

201 Ebd.

> ein Urteil sich anmaßt über eine Sache, über welche er nichts zu sagen hat. Gott allein gehört das Urteil über Leben und Tod an: ‚Ich werde töten und ich werde lebendig machen' (Dt. 32).“[202]

3.1.2.2 Christlich – jüdische Tradition und „ars moriendi“

Der christlich-jüdischen Tradition war der Begriff „Euthanasie“ unbekannt. Jüdische Schriften wie die Thora oder die Propheten sowie die christlichen Teile der Bibel, also das Neue Testament, kennen den Begriff „Euthanasie“ nicht. Mittelpunkt der jüdisch-christlichen Botschaft war die Solidarität mit den leidenden und dahinvegetierenden Menschen im Gegensatz zur Auffassung der antiken Welt. Zwei Grundsätze in der rabbinischen Auslegung der Thora belegen dies eindrucksvoll, nämlich, dass erstens ein Sterbender in jedem Fall wie ein Lebender anzusehen und zu behandeln ist, woraus sich zweitens ergibt, dass eine Beschleunigung des Todeseintritts einer Tötung gleichkommt, die nach jüdischem Recht gegen ein Grundgebot der Thora verstößt.

> „Jemand, der am Sterben ist, wird in jeder Beziehung wie ein Lebender betrachtet. Man soll ihm (dem Sterbenden) weder den Kiefer binden, noch seine Öffnungen zustopfen oder ein Gefäß aus Metall auf seinen Nabel legen (…). Man darf ihn nicht bewegen (…). Man darf die Augen einer sterbenden Person nicht schließen. Derjenige, der ihn (den Sterbenden) berührt und bewegt, der vergießt Blut, wie Rabbi Meir zu sagen pflegte: Dies kann mit einer schwachen Flamme verglichen werden; sobald eine Person sie berührt, erlöscht sie. So auch hier: Wer die Augen eines Sterbenden schließt, wird so angesehen, als ob er ihm seine Seele genommen hätte.“[203]

Das christliche Mittelalter kennt ebenso keinen Euthanasiegedanken, weder im antiken Sinn noch im Sinn einer „aktiven Sterbehilfe“. Der Begriff „Euthanasie“ verwaist zunächst, da er in der Praxis des christlichen Mittelalters keine Rolle spielt. Weder dem Alten Testament noch dem Neuen ist der Begriff „Euthanasie“ bekannt, weshalb er aus dem Wortschatz des mittelalterlichen Lateins verschwand. Ebenso war in der christlich geprägten Literatur zum Sterbegeleit, der „ars moriendi“, diese Bezeichnung nicht gebräuchlich.[204] Wichtig für das christliche Verständ-

---

202 Ebd.

203 aus dem (außerkanonischen) Talmudtraktat Semachot 1,1-4 in der Übersetzung von Yves Nordmann. Nordmann, Yves „Das Ende menschlichen Lebens – Aspekte jüdischer Medizinethik“ in: Körtner, Ulrich H.J. u.a. [Hrsg.] „Lebensanfang und Lebensende in den Weltreligionen“ Neukirchen-Vluyn 2006, S. 20 f.

204 Vgl.: Fuchs Richard „Das Geschäft mit dem Tod“ Düsseldorf 2001, S. 112 f.
Dass der Begriff im christlichen Mittelalter nicht gebräuchlich war, wird in den gesamten Werken zur Geschichte der Euthanasie immer wieder belegt. So z.B. bei: Zimmermann-Acklin, Markus „Euthanasie“ Freiburg/Schweiz 2002, S. 33 ff.
Schockenhoff, E. „Ethik des Lebens – ein theologischer Grundriß“ Mainz 2009, S. 491
Engelhardt, D.v. „Zur historischen Entwicklung der Ethik in der Medizin – Prinzipien, Theorien, Methoden“ in: Frewer, A. / Winau, R. [Hrsg.] „Geschichte und Theorie der Ethik in der Medizin - Grundkurs Ethik in der Medizin Bd. 1“ Erlangen / Jena: Palm und Enke 1997

nis vom Sterben war, ein geregeltes Lebensende zu gestalten, und zwar nach den Regeln kirchlichen Verständnisses. Es entstand in diesem Zusammenhang die Literaturgattung der „ars moriendi“, der Kunst des (heilsamen) Sterbens, in der vier normative Erwartungen an die Gestaltung der Todesstunde für besonders wichtig erachtet wurden:

1. Es war von Relevanz, wissend bzw. bei Bewusstsein zu sterben.
2. Der Gemeinschaftsbezug christlichen Sterbens galt als Maßstab.
3. Das Vorlesen geistlicher Texte war wichtiger Bestandteil bei der Gestaltung der Sterbestunde.
4. Der Empfang des Sakraments der Krankensalbung war unumgänglich.[205]

Der Begriff „Euthanasie“ existiert also in den Traktaten der „ars moriendi“ nicht. Das hängt sicher mit der Tatsache zusammen, dass den Christen der Tod den Sold der Sünde darstellte. Aus christlicher Perspektive konnte der Tod demnach nicht einfach „gut“ sein.[206] Das Leben war von Gott als gnadenreiches Geschenk gegeben; das erhoffte ewige Leben nach dem Sterben entsprach somit auch göttlicher Gnade.

> „Das christlich-mittelalterliche Denken sieht also in einem guten Tod eine besondere Weisheit, die der Mensch zu lernen hat und die ihm in Gnade geschenkt wird.“[207]

3.1.3 Renaissance und Barock

In dieser Epoche sind es vor allem Thomas Morus und Francis Bacon, die dem Begriff „Euthanasie“ wieder zu Bedeutung verhelfen.

3.1.3.1 Thomas Morus

Morus spricht sich in seiner Schrift „Utopia“, einem theoretischen Staatsmodell, zu diesem Thema für eine Tötung auf Verlangen, also eine so genannte „aktive Sterbehilfe“ aus.[208] Diese ist so konzipiert, dass Parallelen zur Bedeutung der Euthanasie in der Antike deutlich zum Vorschein treten.

In dem Idealstaat „Utopia“ sollten die Kranken die beste Fürsorge und Pflege erfahren, die überhaupt nur möglich sei. Dasselbe sollte auch für unheilbar Kranke gelten, vorausgesetzt, der Patient leide keine Qualen, was dann eine Beendigung des Lebens gestatten ließ. Die Freiwilligkeit der Entscheidung zur Euthanasie wird im Konzept von Morus zum Idealstaat zwar hervorgehoben, es wird jedoch auch

205 Vgl. hierzu: Zimmermann-Acklin, Markus „Euthanasie“ Freiburg/Schweiz 2002, S. 33

206 Paulus, der starken Einfluss auf die christliche Ethik hatte, sagt in Röm 6,23: „Denn der Sünde Sold ist der Tod; die Gnadengabe Gottes aber ist ewiges Leben in Christus Jesus, unserem Herrn.“

207 Frewer, Andreas / Eickhoff, Clemens [Hg.] „Euthanasie und die aktuelle Sterbehilfe-Debatte“ Frankfurt am Main 2000, S. 31

208 Vgl. Zimmermann-Acklin, Markus „Euthanasie“ Freiburg/Schweiz 2002, S. 35 ff.

beschrieben, dass ein Kranker, der sich quälen muss und leidet, von Priestern und Senatoren zur Selbsttötung aufgefordert werden soll. Morus legt jedoch strenge Bedingungen an die Grundlagen einer praktischen Euthanasie im idealen Staat „Utopia“:

1. Die Unheilbarkeit der Krankheit
2. Die Empfindung der Krankheit als Qual
3. Die Freiwilligkeit des Lebensendes
4. Die Empfehlung zum freiwilligen Lebensende durch Priester und Senat[209]

Jens Timmermann, einer der vielen Autoren, die sich mit der „Utopia“ des Thomas Morus intensiv auseinandergesetzt haben, kristallisiert vier Argumente heraus, die für die Entscheidung der „Utopier“ zum Tod eine bedeutende Rolle spielen:

1. Mangelnde Effizienz (kein tugendhaftes Leben ist mehr möglich, die Gemeinschaftspflicht kann nicht mehr erfüllt werden.)
2. Erleiden von Qualen schließt die Möglichkeit des Glücks aus. (Das spricht gegen die eudämonistisch geprägte Lebensweise der „Utopier“.)
3. Jenseitshoffnung verspricht ein besseres, qualloses Leben.
4. Klugheit und Gottgefälligkeit gelten als Grundlage der Entscheidung, weswegen sie von Priesterschaft und Senat gebilligt und bestätigt werden muss.[210]

So wie Timmermann sind sich jedoch viele in ihren Interpretationen uneins, ob Morus hier das Bild seines Idealstaats wirklich gezeichnet oder ob er in ironischer Weise der Gesellschaft den Narrenspiegel vorhalten wollte.

Während die australischen Philosophen Helga Kuhse und Peter Singer in der Beschreibung des Thomas Morus eine Wendung in der Einstellung zur Euthanasie (vor allem zur „aktiven“ Euthanasie) ausmachen, sprechen sich u.a. Udo Benzenhöfer für eine sensible Betrachtung des Morus-Textes aus.[211]

Benzenhöfer sieht in der „Utopia“ ein Gedankenspiel, das viele spielerische Momente enthält, obgleich es als ein gesellschaftskritisches Werk mit Perspektiven für die Wahrheit anzusehen ist. Die „Utopier“ waren im Sinn des Autors „Heiden“, während die Idee vom Idealstaat im Sinne von Morus mit Sicherheit ein „christlicher“ Staat gewesen sein muss. Die Pflege sollte den Kranken mit großer Hingebung angetragen werden, ohne jedes Versäumnis, die Gesundheit wieder herzustellen. Unheilbar Kranke sollten eine ebenso hingebungsvolle Sterbebegleitung erfahren. Erst bei qualvollen Leiden soll dem Kranken zugesprochen werden, dem Leben ein Ende zu setzen, respektive setzen zu lassen mit dem Hinweis, dass in sol-

---

209 Vgl. Schardien, Stefanie „Sterbehilfe als Herausforderung für die Kirchen“ Gütersloh 2007, S. 92

210 Vgl. ebd., S. 92 f. Schardien bezieht sich auf Timmermann, Jens „Das Thema Sterbehilfe in Thomas Morus’ ‚Utopia’ [Medizinische Materialien 85]“ Bochum 1993

211 Zu den folgenden Punkten vgl. Benzenhöfer, Udo „Der gute Tod?“ Göttingen 2009 Kap. IV. „Beiträge zum Thema ‚Euthanasie’ und Sterbehilfe vom 16. Jahrhundert bis zur ersten Hälfte des 19. Jahrhunderts“ 1. Thomas Morus S. 54 – 58

chem Fall ein „freiwilliger Tod“ kein widergöttlicher Akt sei. Bei den Beschreibungen von Morus übernehmen somit „utopische“ Kirche und „utopischer“ Staat gemeinsam die Federführung im Entscheidungsprozess über die autonome Lebensbeendigung des Patienten. Benzenhöfer tendiert nach seinen Ausführungen eher zu dem Schluss, dass die Ironie der „Utopia“ überwiegt, denn die Untersuchungen zur Biographie des Thomas Morus habe schon gezeigt, dass seine Zeitgenossen dieses Werk nicht als ernstzunehmendes Traktat begriffen, sondern darin vornehmlich eine „witty invention“ gesehen hätten.

Morus muss die Unmöglichkeit einer solchen Art „freiwilligen Lebensendes“ erkannt haben. Er dürfte kein Befürworter einer solchen „Euthanasie“ gewesen sein. Gegen eine ernsthafte Überzeugung der beschriebenen Euthanasiepraxis spricht in erster Linie, dass Morus überzeugter Christ im Sinne der katholischen Kirche war, wegen seiner treuen Haltung gegen König Heinrich VIII. sogar selig gesprochen wurde. Heinrich VIII. ließ Morus 1535 hinrichten, weil dieser den Suprematseid verweigert hatte, durch den der König zum Oberhaupt der Kirche von England erhoben wurde.

3.1.3.2 Francis Bacon

Erst durch den englischen Staatsmann und Philosophen Francis Bacon (1561 – 1626) wird der Terminus in der Bedeutung des angenehmen, schmerzlosen Sterbens wieder belebt. Die Grundlage für den Sterbenden biete die ärztliche Kunst im Sinne palliativmedizinischer Maßnahmen. Der Arzt sei nicht nur zur Heilung, sondern auch zur Schmerzlinderung verpflichtet, selbst – oder besonders dann – wenn keine Hoffnung auf Genesung mehr besteht.

> „Ferner halte ich es der Pflicht eines Arztes gemäß, daß er nicht nur die Gesundheit wiederherstelle, sondern daß er auch die Schmerzen und Qualen der Krankheit lindere: und daß nicht nur, wenn jene Linderung des Schmerzens als eines gefährlichen Zufalles zur Wiederherstellung der Gesundheit dienet und beiträgt; sondern auch dann, wenn ganz und gar keine Hofnung mehr vorhanden, und doch aber durch die Linderung der Qualen ein mehr sanfter und ruhiger Uebergang aus diesem zu jenem Leben verschaft werden kann.“[212]

Hier wird „Euthanasie“ in einem rein medizinischen Zusammenhang verwendet. Bacon unterscheidet allerdings zwischen einer äußerlichen „Euthanasie“ („euthanasia exterior“), die den medizinischen Bedürfnissen nachkommt, und einer inneren („euthanasia interior“), die im Sinne einer Sterbebegleitung die Vorbereitung der Seele auf den Tod zur Aufgabe hat.

> „zu unsern Zeiten aber gehört es gleichsam zur Religion der Aerzte, bei denen für verloren geachteten Kranken sitzen zu bleiben und sie zu beklagen; wo sie nach meinem Er-

212 Bacon, Francis „Über die Würde und den Fortgang der Wissenschaften“ herausgegeben von Pfingsten, Johann Hermann / Pest, bey Weingand und Köpf 1783 / Wissenschaftliche Buchgesellschaft Darmstadt 1966, S. 394

> achten thätig seyn, und wenn sie ihrer Pflicht und sogar der Menschlichkeit selbst entsprechen wollen, alle Kunst und Fleiß anwenden sollten, daß die Sterbenden leichter und sanfter aus dieser Welt gehen. Diesen Theil aber nennen wir die Untersuchung über einen äußerlichen sanften Tod zum Unterschied jenes sanften Todes, wozu die Vorbereitung der Seele erfordert wird“[213]

Hier werden die Grundlagen der palliativmedizinischen Idee genannt, die unter dem Begriff „Euthanasie“ bis ins 19. Jahrhundert Bedeutung erhielten. Medizin wird bei Bacon über den rein kurativen Charakter hinaus definiert, das Aufgabenfeld der Ärzte auf die Sterbe*begleitung* ausgeweitet.

> „F. Bacon ging es darum, menschliche Vollzüge zu optimieren und mit Hilfe der analytischen Vernunft auch zu bestimmen: Im Zusammenhang mit seinen damals neuen Ideen zur Schmerztherapie u.a. im Sterben und seiner Vorstellung einer zu schaffenden medizinischen Praxis der Lebensverlängerung forderte er unter dem Begriff ‚Euthanasie’ neben der bereits existierenden seelsorgerischen genauso eine ärztliche Hilfe zum guten Sterben. In der Sterbestunde sollte der Arzt nicht weggehen, wie es die ars moriendi forderte, sondern beim Sterbenden bleiben und ihm die letzten Stunden auch körperlich erleichtern.“[214]

Der Begriff „Euthanasie“ wird von Bacon folglich als ein medizinischer Terminus verwendet, der sich auf eine Linderung der Schmerzen im Todeskampf bezieht und dementsprechend auch eine psychologisch fundierte Begleitung einbeziehen muss.

3.1.4 Das 19. und 20. Jahrhundert

Im 19. Jahrhundert erfuhr der Begriff eine beträchtliche Wendung in seiner Bedeutung.

Zunächst einmal wurde er in reiner Bedeutung einer Sterbehilfe im Sinn der Sterbe*begleitung* benutzt. Der Begriff „Euthanasie“ wurde in den Jahrzehnten zwischen 1820 und 1850 dreizehnmal in fachliterarischen Titeln in Formen wie „De Euthanasia“ oder „De Euthanasia Medica“ verwendet. In sämtlichen dieser Schriften stand „Euthanasie“ in der Bedeutung von „Sterbebegleitung“ oder „Hilfe beim Sterben“. In deutscher Übersetzung findet sich auch häufig der Ausdruck „Todeslinderung“, überwiegend in Konversationslexika dieser Zeit.

Als eine weitere typische Form der Definition nennt Winau die Beschreibung Friedrich Puchelts:

> „Euthanasie ist das Verfahren des Arztes am Sterbebette..., alle Möglichkeiten der Erleichterung zu schaffen.“[215]

---

213 Ebd., S. 395

214 Zimmermann-Acklin, Markus „Euthanasie“ Freiburg/Schweiz 2002, S. 86

215 Winau, Rolf „Euthanasie – Wandlungen eines Begriffes“ in: Falck, Ingeborg [Hrsg.] „Sterbebegleitung älterer Menschen“ Berlin 1980, S. 10. Winau bezieht sich auf: Puchelt, Friedrich A. B. „Das System der Medizin im Umrisse dargestellt“ Bd. I Heidelberg 1826, S. 522

Ganz im Sinne Bacons definiert noch Johann Christian Reil in seinem 1816 erschienenen „Entwurf einer allgemeinen Therapie“ im Kapitel „Euthanasia oder von den Hülfen, erträglich zu sterben“ die Aufgabe des Arztes in der Sterbebegleitung.

> „Der sterbende Mensch ist für ihn ‚eine heilige Sache, für die wir Alles zu thun schuldig sind, was Vernunft und Religion gebietet, von dem wir alle unangenehmen Eindrücke, physische und moralische, abwenden müssen, soweit es uns möglich ist.' Um Euthanasie zu bewirken, müssen die Plagen der Kranken gemildert und die Seele gestählt werden, damit sie mit kraftvoller Resignation den Tod erduldet oder das Bewußtsein desselben verdunkelt.“[216]

Bereits 20 Jahre später merkte schon Christoph Wilhelm Hufeland in „Enchiridion medicum oder Anleitung zur medizinischen Praxis“ (1836) an, der Arzt müsse in jedem Fall für die Lebenserhaltung stehen, um keiner Möglichkeit des Missbrauchs Tür und Tor zu öffnen.

> „Er [der Arzt] soll und darf nichts anderes thun als Leben erhalten; ob es ein Glück oder Unglück sei, ob es Werth habe oder nicht, diess geht ihn nichts an, und masst er sich einmal an, diese Rücksicht mit in sein Geschäft aufzunehmen, so sind die Folgen unabsehbar und der Arzt wird der gefährlichste Mann im Staate; denn ist einmal diese Linie überschritten, glaubt sich der Arzt einmal berechtigt, über die Nothwendigkeit des Lebens zu entscheiden, so braucht es nur stufenweiser Progressionen, um den Unwerth und folglich die Unnöthigkeit eines Menschenlebens auch auf andere Fälle anzuwenden.“[217]

Euthanasie wurde in diesem Jahrhundert im Sinn einer Sterbebegleitung benutzt, die dem Patienten das Sterben erleichtern sollte, ohne durch medizinische Maßnahmen den Eintritt des Todes zu forcieren.

Überhaupt wurden die Grundlagen, die heute für die Palliativmedizin stehen, auch im Zusammenhang mit der Euthanasie, in der Bedeutung von „Sterbebegleitung“ gebraucht. Die Bedeutung des Arztes bei der Begleitung Sterbender gewann zunehmend an Wichtigkeit. Zwischen 1820 und 1840 sind im „Index Catalogue of the Surgeon General's Office“ (Washington D.C. 1883) medizinische Dissertationen genannt, die sich mit den Aufgaben der Ärzte im Zuge der Sterbebegleitung unter dem Stichwort „spiritual euthanasia” befassen. Dabei erfuhren die Bezeichnungen „euthanasia medica“ und „euthanasia naturalis“ eine neue Bedeutung im Sinne von spiritueller und medizinischer Betreuung, der zu einer psychologischen

---

216 Zitiert nach: Frewer, Andreas / Eickhoff, Clemens [Hg.] „Euthanasie und die aktuelle Sterbehilfe-Debatte“ Frankfurt / Main 2000, S. 33

217 Hufeland, Christoph Wilhelm „Enchiridion Medicum oder Anleitung zur medicinischen Praxis“ Berlin 1842 (6. Aufl.), S. 482
Beachte in Zusammenhang mit diesem Zitat: Zimmermann-Acklin, Markus „Euthanasie“ Freiburg / Schweiz 2002, S. 46 Anm. 110. dort wird noch darauf verwiesen: „Bereits 1806 warnte derselbe vor einer Ausweitung der damals diskutierten euthanasia medica, in: Ch. W. Hufeland, Die Verhältnisse des Arztes, in: Ders. (Hrsg.), Journal der praktischen Arzneykunde und Wundarzneykunst, Bd. XXIII, 3. Stück, Berlin 1806, 5 – 36

Betreuung zusätzlich eine Schmerztherapie zugeordnet wurde. Außerdem sollte auf eine sinnlose Medikamentalisierung verzichtet werden.[218]

Auch die Unterscheidung von „aktiver" und „passiver Euthanasie" wurde zu dieser Zeit schon berücksichtigt und ist im 19. Jahrhundert zum ersten Mal belegt. 1870 forderte der englische Lehrer und Essayist Samuel D. Williams jr. die „aktive Euthanasie", wobei zum ersten Mal ein Zusammenhang zwischen Euthanasiebegriff und der klaren Forderung nach einer Tötung auf Verlangen von hoffnungslos erkrankten und schmerzvoll leidenden Menschen formuliert wurde. 1884 wurde die geforderte Praxis der Euthanasie durch ein Editorial des „Boston Medical and Surgical Journal" abgelehnt, als Kompromiss jedoch ein Vorschlag im Hinblick auf die ärztliche Praxis unterbreitet, der als „passive Euthanasie" bezeichnet wurde. Auf „extreme" und „heroische" Mittel zur Lebensverlängerung schwer Leidender und unheilbar Erkrankter sollte verzichtet werden.219

Im Lauf des 19. Jahrhunderts änderte sich jedoch die Bedeutung des Begriffes „Euthanasie" nach und nach, weil mehr und mehr der Gesellschaftsgedanke gegenüber dem individuellen Menschen an Bedeutung gewann. Hier kamen die Vordenker, welche die Grundlagen dazu vorgaben, aus England.

Am populärsten ist bis heute Charles Darwin (1809 – 1882), der Gründer der Evolutionstheorie mit der von ihm zustimmend rezipierten Degenerationsthese, nach der unter der Annahme, dass körperliche, geistige und moralische Eigenschaften vererbbar sind, die Tatsache der Erhaltung der Schwachen zu einer Schädigung der Gesamtgesellschaft bzw. der Rasse beitrage.

Weiterhin gilt als Vorreiter Herbert Spencer (1820 – 1903), der als Gründer des Sozialdarwinismus genannt wird, wobei hier eine Überordnung der Spezieserhaltung über das Lebensrecht des einzelnen Menschen gemeint ist.

Zuletzt wird Francis Galton (1822 – 1911) als wichtiger Vordenker genannt. Er wird als Begründer der Eugenik als Wissenschaft angesehen mit z.B. seiner These, dass die oberen sozialen Schichten zwar mehr begabte Menschen hervorbrächten als die unteren, sich allerdings zahlenmäßig schwächer fortpflanzten als die letzteren, was für ihn den Ausgangspunkt seiner Degenerationstheorie darstellte.

In Deutschland wurde praktisch aus diesen Theorien auf die Rassenhygiene abgeleitet. Hierbei gelten Ernst Haeckel (1834 – 1919), Zoologe und Nobelpreisträger, Alfred Ploetz (1860 – 1940), Begründer der deutschen Rassenhygiene, Alexander Tille (1866 – 1912), sowie Wilhelm Schallmayer (1857 – 1919) und – besonders – Adolf Jost (1874 – † unbekannt) mit seiner Schrift „Das Recht auf den Tod" von 1895 als geistige Urväter.[220]

---

218 Vgl. Zimmermann-Acklin, Markus „Euthanasie" Freiburg / Schweiz 2002, S. 45 f.

219 Vgl. ebd., S. 53 Besonders zu beachten ist hier Fußnote 141: „Vgl. W.B. Fye, Active Euthanasia, 501 f; es ist offensichtlich das erste Mal, dass die Aktiv-Passiv-Unterscheidung begrifflich auftaucht."

220 Zur Entwicklung des Begriffs „Euthanasie" und seine Veränderungen im 19 Jahrhundert vgl. hierzu: Zimmermann-Acklin, Markus „Euthanasie" Freiburg / Schweiz 2002, S. 47 ff.

3.1.4.1 Adolf Jost

Adolf Jost, der 1895 im Alter von 21 Jahren die Schrift „Das Recht auf den Tod" herausbrachte, beschäftigte sich mit dem individuellen Recht auf den Tod als auch auf das Recht der Gesellschaft bei unheilbar Geisteskranken, also nicht einwilligungsfähigen Menschen, Tötungen vorzunehmen. Er definierte dieses Recht über den Wert des Lebens, der in bestimmten Fällen sogar negativ bestimmt werden kann.

> „Der Werth des menschlichen Lebens kann eben nicht bloß Null, sondern auch negativ werden, wenn die Schmerzen so groß sind, wie es in der Todeskrankheit der Fall zu sein pflegt. Der Tod selbst stellt gewissermaßen den Null-Werth dar, ist daher gegenüber einem negativen Lebenswerth noch immer das Bessere.* [...] Bei geistig Kranken geht dann die Verwaltung dieses Rechtes (auf das Leben) wieder auf den Staat zurück und es genügt die Diagnose auf Unheilbarkeit an und für sich, die Tödtung zu vollziehen. **"[221]

Durch diese Schrift ist die Begriffsbildung „Das Recht auf den Tod" als Argument für die Befürwortung der Euthanasie manifestiert und auch noch heute gebräuchlich.

Die Negation des Lebenswerts wurde u.a. in der Folge Grundlage für die weitere Diskussion um die „Euthanasie" als „Gnadentod" auch für nicht einwilligungsfähige Betroffene. Diese Formulierung wurde von Karl Binding und Alfred Hoche übernommen und dazu verwendet, das „Recht der Gesellschaft" auf die „Vernichtung lebensunwerten Lebens" noch bedeutender in die Argumentation einzubinden, als es schon Jost in seiner Schrift getan hatte.[222]

3.1.4.2 Karl Binding und Alfred Hoche

Die Theorien der Sozialdarwinisten und Eugeniker gaben die Vorlage zu dem in seinen Auswirkungen unheilvollsten Werk, nämlich der 1920 von Karl Binding (1841 – 1920) und Alfred Hoche (1865 – 1943) publizierten Schrift „Die Freigabe der Vernichtung lebensunwerten Lebens - Ihr Maß und ihre Form".

> „Das folgenschwere Bündnis von Rassenhygiene und Sozialdarwinismus mit der Medizin und den Naturwissenschaften am Ende des 19. Jahrhunderts führt zu einem grundlegenden Mentalitätswandel bei der Frage der Euthanasie."[223]

In den rechtlichen Ausführungen im ersten Teil dieser 62 Seiten umfassenden Schrift geht der anerkannte Jurist Karl Binding[224] zunächst auf den Selbstmord ein.

---

221 Jost, Adolf „Das Recht auf den Tod. Sociale Studie" Göttingen 1895 * S. 26 ** S. 32 hier zitiert nach: Benzenhöfer, Udo „Das Recht auf den Tod: Bemerkungen zu einer Schrift von Adolf Jost aus dem Jahre 1895" in: Redaktion Recht & Psychiatrie [Hrsg.] „Recht & Psychiatrie" 16. Jahrgang 1998, S. 199

222 Ebd., S. 199

223 Frewer, Andreas / Eickhoff, Clemens [Hg.] „Euthanasie und die aktuelle Sterbehilfe-Debatte" Frankfurt / Main 2000, S. 35

Er definiert den Selbstmord als eine „rechtlich unverbotene Handlung“, weil der Mensch als Souverän über sein Dasein selbst verfügt. Eine „Teilnahme am Selbstmord“, d.h. Beihilfe dazu zu leisten, sowie eine Tötung auf Verlangen sieht er dagegen als eine verbotene Handlung, weil diese „Anerkennung“ nur für den „Lebensträger“ selbst gelten darf.

Er leitet zum Thema „Euthanasie“ über, das er auch nur unter diesem Begriff verwendet wissen will, da ihm die Bezeichnung „Sterbehilfe“ zweideutig erscheint. Die „reine Euthanasie“ definiert er wie folgt:

> „Dem innerlich Kranken oder dem Verwundeten steht der Tod von der Krankheit oder der Wunde, die ihn quält, sicher und zwar alsbald bevor, so daß der Zeitunterschied zwischen dem infolge der Krankheit vorauszusehenden und dem durch das unterschobene Mittel verursachten Tode nicht in Betracht fällt.“[225]

Eine ärztliche Heilhandlung kann den Prozess des Sterbens nicht aufhalten; somit werde also eine Todesursache durch eine andere lediglich ersetzt. Für Binding liegt hier keine „Tötung im Rechtssinne“ vor und sei daher, trotz im Strafgesetz §216 nicht explizit als freigegeben erwähnt, eine unverbotene Handlung, bei der es auf die Einwilligung des Betroffenen nicht ankomme.

> „Und zwar kommt es dabei auf die Einwilligung des gequälten Kranken gar nicht an. Natürlich darf die Handlung nicht seinem Verbot zuwider vorgenommen werden, aber in sehr vielen Fällen werden momentan Bewußtlose Gegenstand dieses heilenden Eingriffes sein müssen.“[226]

Somit war nach Bindings Ansicht die „ärztliche Euthanasie“ an Todgeweihten freigegeben.

Sowohl die „Erlösung“ des Leidenden als auch die „Befreiung der Last für die Gesellschaft“ sind Motiv für die „Euthanasie“, die jedoch nach Binding nur als unverbotene Handlung akzeptiert werden darf, wenn sie vom Kranken auch als Erlösung empfunden wird. Daraus ergibt sich nach Binding die notwendige Folgerung:

> „Die volle Achtung des Lebenswillens aller, auch der kränksten und gequältesten und nutzlosesten Menschen.
>
> Nach Art des den Lebenswillen seines Opfers gewaltsam brechenden Mörders und Totschlägers kann die Rechtsordnung nie vorzugehen gestatten.
>
> Selbstverständlich kann auch gegenüber dem Geistesschwachen, der sich bei seinem Leben glücklich fühlt, von Freigabe seiner Tötung nie die Rede sein.“[227]

---

224 Vgl. Benzenhöfer, Udo „Der gute Tod?“ Göttingen 2009, S. 89: „Karl Bindig (1841- 1920) war bis zu seiner Emeritierung 1913 Professor des öffentlichen Rechts in Leipzig gewesen und galt als einer der bedeutendsten Strafrechtslehrer überhaupt.“

225 Binding, Karl „Rechtliche Ausführungen“ in: Binding, Karl / Hoche, Alfred „Die Freigabe der Vernichtung unlebenswerten Lebens. Ihr Maß und ihre Form“ Leipzig 1920, S. 17 [hier: Ausgabe Berliner Wiss.-Verlag (BWV) 2006]

226 Ebd., S. 18

227 Ebd., S. 27

Für die „Euthanasie", über deren Entscheidung und Ablauf nach Binding strikte Regeln gelten sollten, kommen unheilbar Kranke mit dem geäußerten Wunsch nach Erlösung, so genannte „unheilbar Blödsinnige" und hoffnungslos komatöse Patienten in Frage.

> „Die ‚Euthanasie' müsse auf jeden Fall schmerzlos sein, nur ein Sachverständiger dürfe sie in die Wege leiten. Da laut Binding dieser ‚ordnungsgemäße Weg' nicht immer gangbar sei, z.B. dann nicht, wenn die Qualen des Unheilbaren akut ‚unerträglich' würden, müsste man es den ‚Beteiligten' überlassen, ‚sich über die Voraussetzungen unverbotener Tötung selbst zu vergewissern' (Binding 1920, S. 38), sie müssten im Falle des Vorliegens der Voraussetzungen später straffrei gestellt werden. Dabei würde der Täter das ‚Risiko des Irrtums' tragen. Soweit Binding."[228]

Im zweiten Teil der Schrift, die „Ärztliche Bemerkungen" betitelt ist, unterstützt Alfred Hoche die bisher aufgeführten Thesen Bindings von der unterschiedlichen Wertigkeit menschlichen Lebens sowohl für die individuelle Existenz selbst als auch in Bezug auf die Gesellschaft. Hier gewichtet er die Kategorie der „Blödsinnigen", die er „geistig Tote" nennt, besonders, setzt jedoch zweierlei Maßstäbe. Er unterscheidet diejenigen, die im Verlauf ihres späteren Lebens den „geistigen Tod" erlitten haben von denen mit angeborener bzw. in frühester Kindheit erworbener Geisteskrankheit.

Zum Ende seiner Bemerkungen prophezeit er noch den praktischen Durchbruch seiner theoretischen Überlegungen.

> „Eine neue Zeit wird kommen, die von dem Standpunkte einer höheren Sittlichkeit aus aufhören wird, die Forderungen eines überspannten Humanitätsbegriffes und einer Überschätzung des Wertes der Existenz schlechthin mit schweren Opfern dauernd in die Tat umzusetzen"[229]

In der darauf folgenden Auseinandersetzung mit Bindings und Hoches Thesen wird das Thema „Euthanasie" unter diesen Gesichtspunkten sehr kontrovers diskutiert, die Ärzteschaft lehnt jedoch diese Praxis – im Besonderen in Bezug auf geistig Erkrankte – überwiegend ab. Auf dem Deutschen Ärztetag 1921 in Karlsruhe wurde ein Antrag zur „gesetzlichen Freigabe der Vernichtung lebensunwerten Lebens" fast einstimmig abgelehnt, was als Hinweis gewertet werden darf, dass die deutsche Ärzteschaft sich im Allgemeinen gegen eine solche Freigabe aussprach.[230]

3.1.4.3 Der Nationalsozialismus

Das hinderte jedoch die Nationalsozialisten später nicht, den Begriff „Euthanasie" zu missbrauchen, wobei vor allem die Schrift Bindings und Hoches eine der Grund-

228 Benzenhöfer, Udo „Der gute Tod?" Göttingen 2009, S. 92

229 Binding, Karl „Rechtliche Ausführungen" in: Binding, Karl / Hoche, Alfred „Die Freigabe der Vernichtung unlebenswerten Lebens. Ihr Maß und ihre Form Leipzig 1920, S. 58 [hier: Ausgabe Berliner Wiss.-Verlag (BWV) 2006]

230 Vgl. Benzenhöfer, Udo „Der gute Tod?" Göttingen 2009, S. 94 f.

lagen darstellte, obwohl dort der Terminus gar nicht direkt genannt wurde. Trotzdem wurden die Beschreibungen Bindings und Hoches mit dem Terminus „Euthanasie" von deren Zeitgenossen in Zusammenhang gesetzt. Viele Publikationen, die in der Folge von Bindings und Hoches Schrift veröffentlicht wurden, verwendeten in ihren Titeln das Lexem „Euthanasie".[231]

Von den Nationalsozialisten wurde dieser Begriff in der ursprünglichen Bedeutung vorgegaukelt, nämlich, dass es um einen schönen, würdigen und erlösenden Tod gehe. Schon 1933 wurde vom preußischen Justizminister Hanns Kerrl eine Definition für die Sterbehilfe formuliert, die eine Tötung auf Verlangen straffrei stellen sollte, weil sie die

> „[...] wunschgemäße Beförderung des Sterbens eines hoffnungslos Leidenden durch ein todbringendes Mittel zur Verkürzung der Qual [...]"[232]

darstelle. Die Wirklichkeit zeigte aber, dass es darum ging, durch gezielte Tötungsmaßnahmen zunächst an Kranken, vor allem an geistig Behinderten, störende Faktoren in der Vorstellung eines „gesunden Volkes" zu beseitigen. Um die „Euthanasie" propagandistisch der Öffentlichkeit als notwendig und rechtens behaupten zu können, wurden als Gründe zum einen die Kosten für die Versorgung Geisteskranker und Behinderter sowie das Mitleid mit dem Schicksal unheilbar Erkrankter aufgeführt. Hier wurde oft und gern die euphemistische Bezeichnung „Gnadentod" verwendet.

> „Der nicht veröffentlichte ‚Führererlass', von Adolf Hitler im Oktober auf den 1. September 1939 zurückdatiert, leitete den systematischen, gigantischen Massenmord unter dem beschönigenden Titel ‚Euthanasie für unheilbar Kranke' ein. Hitler schrieb:
>
> ‚Reichsleiter Bouhler und Dr. med. Karl Brandt sind unter Verantwortung beauftragt, die Befugnisse namentlich zu bestimmender Ärzte so zu erweitern, dass nach menschlichem Ermessen unheilbar Kranken bei kritischster Beurteilung ihres Krankheitszustandes der Gnadentod gewährt werden kann.'"[233]

Dass die „Euthanasie" Programm zur Tötung war, zeigen nicht zuletzt die Komposita, die für das Konzept gebraucht wurden. Als Beispiele seien nur genannt: Euthanasie*programm*, Euthanasie*maßnahmen*, Euthanasie*zentrale*, Euthanasie*anstalten*, *Erwachsenen*euthanasie und *Kinder*euthanasie. Die Verpflegung für die Insassen in Euthanasieanstalten wurde Euthanasie-*Kost* genannt und als „E-Kost" abgekürzt verwendet.[234]

Nicht nur Kranke und körperlich und geistig Behinderte wurden Opfer dieses „Euthanasieprogramms", die Tötung wurde auch auf andere unter dieser Etikettie-

---

231 Winau, Rolf „Euthanasie – Wandlungen eines Begriffes" in:Falck, Ingeborg [Hrsg.] „Sterbebegleitung älterer Menschen" Berlin 1980, S. 16

232 Payk, Theo R. „Töten aus Mitleid?" Leipzig 2004, S. 113

233 Ebd., S. 118

234 Die genannten Bezeichnungen finden sich u.a. in: Mitscherlich, Alexander / Mielke, Fred [Hrsg.] „Medizin ohne Menschlichkeit – Dokumente des Nürnberger Ärzteprozesses" Frankfurt am Main 1995

rung ausgedehnt. Bei den Nürnberger Ärzteprozessen wird das in der Urteilsbegründung zum Urteil von Karl Brandt[235] deutlich zum Ausdruck gebracht:

> „Kurz nach dem Beginn des Programmes für die Ausrottung der sogenannten Unheilbaren wurde es auf die Juden ausgedehnt und dann auf Insassen von Konzentrationslagern. Während dieses letzten Stadiums wurden Häftlinge, die vom untersuchenden Arzt für untauglich oder wertlos zur Arbeit erachtet wurden, erbarmungslos ausgesondert und in großer Zahl in die Vernichtungsstationen gesandt. [...] Das Beweismaterial ist schlüssig, daß fast vom Anfang des Programmes an nichtdeutsche Staatsangehörige für die Euthanasie ausgewählt und vernichtet wurden. [...]“[236]

Besonders verwerflich war also die Tatsache, dass die Bezeichnung „Euthanasie“ für die Tötung von Menschen benutzt wurde, die in weiten Belangen die juristischen Definitionsmerkmale für den Tatbestand des Mordes erfüllen.

Unter den täterbezogenen Mordmerkmalen ist hier der niedere Beweggrund zu beachten. Der Bundesgerichtshof hat festgelegt, dass ein Beweggrund als niedrig anzusehen ist, wenn er

> „nach allgemeiner sittlicher Wertung auf tiefster Stufe steht ... und deshalb besonders verwerflich, ja verächtlich ist.“[237]

Eine Gesamtwürdigung sei unbedingt erforderlich, denn es muss ein krasses Missverhältnis zwischen der Tötung und ihrem Anlass bestehen. Der Jurist spricht hier von der „Mittel–Zweck–Relation“. Bei der Ermordung geistig und körperlich behinderter Menschen liegt ein solches krasses Missverhältnis vor, da auch diese Menschen, wenn auch in der Versorgung und Betreuung in vollem Ausmaß auf die Gesellschaft angewiesen, trotzdem ein für ihre Ansprüche glückliches Leben führen könnten. Die als Patienten nach Hadamar beispielsweise überführten Patienten wurden zu Arbeitseinsätzen eingeteilt. So lange diese Einsätze gut bewältigt wurden, gab es keine Veranlassung, sie zu ermorden. Waren die Patienten ausgemergelt oder physisch nicht mehr in der Lage, ihr Arbeitspensum zu erfüllen, wurden sie dem „Euthanasieprogramm“ zugeführt.[238]

Im Fall einer Tötung auf Verlangen ließe sich lange über sittliche und moralische Aspekte diskutieren; diese Diskussionsgrundlage entfällt aber bei der Bewertung der Praxis während des Nationalsozialismus, weil die Tötung ohne Kenntnis

---

235 Karl Brandt war einer der Leibärzte Hitlers. Zusammen mit dem Chef seiner Kanzlei, Philipp Bouhler wurde er in einem formlosen Schreiben zurückdatiert auf den 1. September 1939 mit der Organisation und Durchführung der „Euthanasie“ betraut. Siehe Anm. 48

236 Mitscherlich, Alexander / Mielke, Fred [Hrsg.] „Medizin ohne Menschlichkeit – Dokumente des Nürnberger Ärzteprozesses“ Frankfurt am Main 1995, S. 269 f.

237 BGHSt 3, 132

238 Fallbeispiele und detaillierte Beschreibungen aus der so genannten „Euthanasie-Anstalt“ Hadamar in: Landeswohlfahrtverband Hessen [Hrsg.] „Verlegt nach Hadamar – Die Geschichte einer NS-‚Euthanasie'-Anstalt“ (Begleitband zu einer Ausstellung des Landeswohlfahrtverbandes Hessen) Kassel 1994

der Delinquenten erfolgt ist. Hieraus lässt sich ein weiteres juristisch wichtiges Mordmerkmal ableiten, nämlich das der Heimtücke. Heimtückisch tötet, wer

> „[…] die Arg- und Wehrlosigkeit des Opfers bewusst zur Tötung ausnutzt.“[239]

Als arglos wird derjenige angesehen, der sich zur Tatzeit eines Angriffs nicht versehen kann. Als wehrlos wird derjenige betrachtet, dessen natürliche Abwehrbereitschaft und -fähigkeit stark eingeschränkt oder gar nicht vorhanden ist. Der Jurist spricht hier von „reduzierter Selbstschutzfähigkeit“. Die Heimtücke zählt zu den tatbezogenen Mordmerkmalen. Auch diese Merkmale waren bei der Tötung der Opfer des so genannten Euthanasieprogramms gegeben.

Ein weiteres tatbezogenes Mordmerkmal ist die Grausamkeit der Tötung. Als grausam gilt, wer

> „[…] dem Opfer besonders starke Schmerzen oder Qualen körperlicher oder seelischer Art aus gefühlloser, unbarmherziger Gesinnung … zufügt.“[240]

Auch dieses Merkmal zeigt sich in der nationalsozialistischen „Euthanasiepraxis“ bestätigt, da die meisten Opfer den so genannten „Gnadentod“ durch das Sterben im Gas erlitten haben.

Die zu Beginn des Kapitels zitierte Dame, die sich zur Verbform „euthanasieren“ äußerte, hätte also nicht übertrieben, hätte sie in Bezug auf die „Euthanasie“ im Dritten Reich das Verb „töten“ durch „morden“ ersetzt.

„Euthanasie“ nach Definitionsmerkmalen des Mordes zu praktizieren konnte nur zur Folge haben, dass in Deutschland dieses Lexem nach dem Nationalsozialismus zum Tabu wurde.[241] Selbst der Begriff „Sterbehilfe“, der ersatzweise für „Euthanasie“ eingesetzt wurde, erfuhr durch die Bezeichnung „Vernichtung lebensunwerten Lebens“ eine negative Konnotation.

> „Das Thema Sterbehilfe tauchte nach 1945 – zumindest im deutschsprachigen Raum – für einige Zeit nicht mehr im gesellschaftlichen Diskurs auf. Die aktive Teilnahme wie auch die wegbereitende theoretische und praktische Vorarbeit vieler Helfer und Helfershelfer an den Tötungsprogrammen wurden schamhaft verschwiegen oder – soweit überhaupt juristisch verfolgt – eher nachsichtig beurteilt, das stillschweigende Einverständnis weiter Teile der Bevölkerung mit dem Verschwinden der Ballastexistenzen wurde nicht öffentlich diskutiert. Erst mit 30-jähriger Verzögerung wurden die Euthanasiegräuel nochmals publizistisch aufgegriffen und dadurch einem breiteren Publikum bekannt.“[242]

---

239 BGHSt 2, 251; 3, 183

240 BGH, NStZ 1982, 379

241 Diese Feststellung wird seit den 70er Jahren des 20. Jahrhunderts sehr häufig in der Literatur aufgeführt. Als Beispiel sei hier zitiert: Knevels, Wilhelm u.a. „Euthanasie – Hilfe beim Sterben – Hilfe zum Sterben“ in: „Evangelische Zeitstimmen 75“ Hamburg 1975, S. 44: „Als Folge dieser Vernichtungsaktion während der Zeit des Dritten Reiches wird das Euthanasiethema nach 1945 in der deutschen Öffentlichkeit zum Tabu.“

242 Payk, Theo R. „Töten aus Mitleid?“ Leipzig 2004, S. 128

3.1.5 Nach 1945

3.1.5.1 Die Auseinandersetzung mit dem Nationalsozialismus

„Euthanasie" im Sinne von schmerzfreiem, erlösendem, gnadenvollem, gutem Tod war nach dem Untergang des Dritten Reiches in der deutschen Sprache nicht gebräuchlich. Diskussionen zum Thema bezogen sich in erster Linie auf den Missbrauch durch den Nationalsozialismus.

Informationen über die „NS-Euthanasie" und deren Aufarbeitung in Deutschland waren, wenn gewollt, durch die Berichterstattung der einzelnen Ärzteprozesse zu erhalten. Ausgiebig berichtet wurde vom Nürnberger Ärzteprozess, der vom 9. Dezember 1946 bis zum 19. Juli 1947 geführt wurde. Daneben bedeutend waren auch der so genannte „Kalmenhof-Prozess" beim Landgericht Frankfurt am Main im Januar 1947 und das „Werner-Heyde-Verfahren", das vom Landgericht in Limburg erst am 14. September 1964 vorläufig eingestellt wurde.

Auch wurden Publikationen in diesem Zusammenhang veröffentlicht, über die man sich zum Thema informieren konnte. Bekannt ist die noch während des Prozesses im März 1947 veröffentlichte Dokumentation von Alexander Mitscherlich und Fred Mielke „Das Diktat der Menschenverachtung". Beide Autoren, Mitglieder der Ärztekommission, die den Prozess beobachteten, haben auch die bis heute immer wieder aufgelegte Veröffentlichung von kommentierten Dokumenten der Nürnberger Ärzteprozesse unter dem Titel „Medizin ohne Menschlichkeit" herausgegeben.

Ebenfalls der Ärztekommission angehörig war Alice Platen-Hallermund, die unter dem Titel „Die Tötung Geisteskranker in Deutschland" über die Prozesse publizierte.[243]

3.1.5.2 Die medizinische Entwicklung

Im medizinischen Bereich bedeutete die Entwicklung der Intensivmedizin in den 50er und 60er Jahren des 20. Jahrhunderts sicherlich eine Grundlage, über Euthanasie neu diskutieren zu müssen.

In den USA wurden gerade im Bereich der Notfallmedizin neue Techniken entwickelt, die bald darauf ihren Weg in den medizinischen Alltag fanden. 1957 bis 1959 wurden experimentelle und klinische Studien zur Mund-zu-Mund-Beatmung in Amerika durchgeführt, die sich als überlegene Notfallbeatmung erweisen sollte. In Deutschland setzte sich diese Methode erst 1965 durch.

Auch die elektrische Defibrillation in Verbindung mit der temporären Anwendung eines Herzschrittmachers geht auf Forschungen aus den USA zurück und bedeutete zu Beginn der 60er Jahre des 20. Jahrhunderts einen vollständigen Behand-

---

243 Vgl. Platen-Hallermund, Alice „Die Tötung Geisteskranker in Deutschland" Frankfurt am Main 1948 (5. Aufl. 2005)
Zu den Prozessen und der angegebenen Literatur wird detailliert berichtet in: Benzenhöfer, Udo „Der gute Tod?" Göttingen 2009, S. 118 ff.

lungsansatz beim Herzstillstand. Aus Baltimore stammen erste Publikationen zur externen Herzmassage als Reanimationsmaßnahme, die bereits ein Jahr später, 1961 in Deutschland angewandt und bald akzeptiert wurde.

Bereits in den 1950er Jahren wurde die apparative Langzeitbeatmung als Möglichkeit in der Medizin eingeführt und fand bereits in den 1960ern breite Akzeptanz. Die maschinelle Langzeitbeatmung wurde während der Poliomyelitisepidemie (spinale Kinderlähmung) 1952 in Kopenhagen entwickelt. Als Vorläufer gilt die 1929 eingesetzte „Eiserne Lunge".

Ebenfalls Anfang der 60er Jahre des vorigen Jahrhunderts trug die Möglichkeit der Infusion von Blutersatzmitteln zur Vervollständigung des Konzepts der Wiederbelebung bei.

Ärzte, besonders die in der Intensivmedizin tätigen, erkannten schnell, dass die neuen Möglichkeiten auch neue ethische Problemstellungen aufwarfen. Zu ethischen Fragen der Reanimation und der daraus resultierenden Lebensverlängerung wie auch zu neuen notwendigen Perspektiven der Sterbehilfe stieg die Zahl der Publikationen seit Ende der 50er Jahre des 20. Jahrhunderts. Im deutschsprachigen Raum wurde allerdings bis zu Beginn der 70er Jahre wenig für die „aktive Sterbehilfe" argumentiert, wobei akzeptiert wurde, dass unter gewissen Umständen ein Abbruch der Intensivtherapie zulässig sei bzw. eine solche Therapie erst gar nicht angefangen wurde.[244]

Anfang der 70er Jahre trat dann eine Änderung in der Diskussion um Euthanasie in Deutschland ein, in der für die Möglichkeit der so genannten „aktiven Sterbehilfe" plädiert wurde, wie es in den USA und in Großbritannien bereits in den 50er und 60er Jahren der Fall war. Allerdings musste in Deutschland zunächst ein Tabu über das Thema „Euthanasie" gebrochen werden. 1973 wurde in den Niederlanden ein Prozess geführt, der diesem „Tabubruch" Vorschub leistete.[245]

Ausgehend von einem Gerichtsurteil in Leeuwarden, in dem eine Ärztin zu einer symbolischen Strafe von einer Woche Freiheitsentzug auf Bewährung verurteilt wurde, weil sie ihrer Mutter dem Wunsch, beim Sterben zu helfen, nachgekommen war, wurde durch die Medienlandschaft in Deutschland die Debatte um Sterbehilfe mit zum Teil manipulierten Darstellungen angeheizt. Aus Umfragen durch Meinungsforschungsinstitute ist abzulesen, dass sich eine Mehrheit der Bevölkerung für eine „aktive Sterbehilfe" aussprach. Offizielle Stellen reagierten zurückhaltend, Gesetzesänderungen kamen nicht in Betracht. Auf eine Anfrage im Deutschen Bundestag, wie die „passive Sterbehilfe" juristisch zu bewerten und ob eine Änderung des geltenden Rechts zu erwägen sei, wurde vom zuständigen parlamentarischen Staatssekretär wie folgt kommentiert:

> „Ob und gegebenenfalls in welchem Umfang ein Arzt eine Behandlung fortsetzen müsse, hänge […] von der ‚Ausgestaltung des konkreten Einzelfalles ab'. Die Notwendigkeit einer Änderung der bestehenden Gesetze gebe es nicht. […] Der Staatssekretär wies

244 Vgl. Benzenhöfer, Udo „Der gute Tod?" Göttingen 2009 S. 125

245 Vgl. ebd., S. 126

> noch darauf hin, dass die Verabreichung schmerzlindernder Mittel lege artis nicht strafbar sei, dass aber die Gabe einer ‚Überdosis eines entsprechenden Medikamentes' um einen Patienten ‚durch den Tod endgültig von seinem Leiden zu befreien', als Tötungsdelikt strafbar sei.“[246]

Vom 26. bis 30. Januar 1976 befasste sich die Parlamentarische Versammlung des Europarates in Straßburg mit dem Thema „Euthanasie“ und verabschiedete eine Empfehlung „betreffend die Rechte der Kranken und Sterbenden“. Darin wurde u.a. allgemeine Übereinstimmung festgestellt, dass der Wille des Kranken zu respektieren sei. Das Recht auf Würde und persönliche Unverletzlichkeit stünden dem Patienten genauso zu wie auf Information und ordentliche Pflege. Der Arzt habe nicht das Recht, das Sterben zu beschleunigen, allerdings dürfe auch die Lebensverlängerung nicht das ausschließliche Ziel medizinischen Handelns sein. Die Mitgliedsländer des Europarates wurden aufgefordert,

> „[...] die Rechte der Kranken und Sterbenden zu stärken und nationale Enquetekommissionen einzurichten, ‚um ethische Grundsätze für die Behandlung von Sterbenden auszuarbeiten, ärztliche Richtlinien für die Anwendung von außergewöhnlichen Maßnahmen zur Verlängerung des Lebens festzulegen.“[247]

Bereits Ende des Jahres wurde die Empfehlung des Europarates in der Schweiz umgesetzt und durch die Schweizer Akademie der Medizinischen Wissenschaften „Richtlinien für die Sterbehilfe“ veröffentlicht. Diesen Schweizer „Richtlinien“ folgten im April 1979 die „Richtlinien für die Sterbehilfe“ der Bundesärztekammer BÄK, wobei diese sich an dem Schweizer Vorbild weitgehend orientieren. Die wichtigsten grundlegenden Punkte sind:

1. Der Wille des Patienten ist nach angemessener Aufklärung zu respektieren.
2. Bei bewusstlosen bzw. urteilsunfähigen Patienten sind Maßnahmen unter dem Gesichtspunkt der Behandlungsführung ohne Auftrag durchzuführen. Hinweise auf den mutmaßlichen Willen des Patienten sind zu berücksichtigen.
3. Der Arzt lindert bei Patienten mit infauster Prognose die Beschwerden, ohne zu therapeutischen Maßnahmen, die der Lebensverlängerung dienen, verpflichtet zu sein.[248]
4. Die „aktive Sterbehilfe“ bleibt verboten.

Die Legalisierung der „aktiven Sterbehilfe“ wurde immer wieder, allerdings ohne Erfolg, gefordert.

---

246 Ebd., S. 128

247 Ebd., S. 129

248 Benzenhöfer zitiert die Passage zur „passiven Sterbehilfe“ der BÄK in „Der gute Tod?“, Göttingen 2009 S. 131: „Beim Sterbenden, einem dem Tode nahen Erkrankten oder Verletzten – bei dem das Grundleiden mit infauster Prognose einen irreversiblen Verlauf genommen hat und – der kein bewusstes und umweltbezogenes Leben mit eigener Persönlichkeitsgestaltung wird führen können, lindert der Arzt die Beschwerden. Er ist aber nicht verpflichtet, alle der Lebensverlängerung dienenden therapeutischen Möglichkeiten einzusetzen.“

Bei der „passiven Sterbehilfe" wurde die Frage eingehend diskutiert, ob sie auch bei „noch nicht Sterbenden" praktiziert werden dürfte. Hierbei hatte man vor allem Patienten im „persistierenden apallischen Syndrom" vor Augen.

Gleichzeitig entstand auch die Debatte um die ärztliche Beihilfe zum Suizid, die in Deutschland allerdings nicht so stark wie beispielsweise in den USA oder in Australien geführt wurde.

In Deutschland lag der Schwerpunkt der Diskussion in den 1970er Jahren zunächst bei den Aspekten der „passiven" Euthanasie, was schon daran zu erkennen ist, dass in einer Vielzahl der Literatur zu diesem Punkt des Themas die „passive" in der Reihenfolge immer *vor* der „aktiven" Euthanasie aufgeführt und auch detaillierter besprochen wurde. Erst gegen Ende der 70er, zu Beginn der 80er Jahre des 20. Jahrhunderts, in der sich auch die technischen Möglichkeiten der Intensiv- und Notfallmedizin rasanter weiterentwickelten, verschob sich der Fokus. In der Öffentlichkeit wurden Forderungen nach der Beendigung leidvollen und unheilbar kranken Lebens deutlicher formuliert, von den Ärzten jedoch weiterhin mit Hinweis auf die Strafgesetzgebung abgelehnt.

> „Die gezielte Lebensverkürzung durch künstliche Eingriffe in die restlichen Lebensvorgänge, um das Eintreten des Todes zu beschleunigen, ist nach dem Strafgesetzbuch strafbare vorsätzliche Tötung (§216)"[249]

Im Fall des Arztes Dr. Wittig, der den expliziten Wunsch einer schwerstkranken Patientin berücksichtigte und einen Selbstmord nicht durch Rettungsmaßnahmen verhinderte, sondern den Tod abwartete, wurde der Arzt in höchster Instanz vom Bundesgerichtshof 1984 freigesprochen. In der Urteilsbegründung wurden die „Richtlinien für die Sterbehilfe" der Bundesärztekammer deutlich einbezogen.[250] Das Urteil wurde allgemein begrüßt im Gegensatz zur Begründung, die sich als „einzelfallorientiert" starker Kritik ausgesetzt sah. Für die Ärzte wurde aus diesem Urteil allerdings ersichtlich, dass durch den Bundesgerichtshof die „Richtlinien für die Sterbehilfe", welche die Bundesärztekammer 1979 herausgegeben hatte, sozusagen „abgesegnet" waren, denn eine Verpflichtung zu einer technisch maximal möglichen Lebensverlängerung bestand für die Mediziner nun nicht mehr.[251] Es wurde bei diesem Urteil auch deutlich, dass der Bundesgerichtshof zu diesem Zeitpunkt nicht bereit war, eine „Patientenverfügung" als Rechtsinstrument zu akzeptieren.

---

249 Zitiert nach Benzenhöfer: BÄK 1979, (S. 958)
§ 216 StGB besagt: „(1) Ist jemand durch das ausdrückliche und ernstliche Verlangen des Getöteten zur Tötung bestimmt worden, so ist auf Freiheitsstrafe von sechs Monaten bis zu fünf Jahren zu erkennen.
(2) Der Versuch ist strafbar."

250 Der Fall Wittig, bekannt geworden als das „Krefelder Urteil", wird genau beschrieben bei: Benzenhöfer, Udo „Der gute Tod?" Göttingen 2009, S. 174 ff.

251 Vgl. ebd., S. 177

Ebenfalls 1984 vermittelte Dr. Julius Hackethal Kaliumzyanid an eine unheilbar erkrankte Frau, bei der auch starke Schmerzmedikamente keine Linderung bewirkten. Verwandte überreichten der Patientin das Gift, das sie bei Bewusstsein einnahm und ca. 10 bis 15 Minuten später verstarb. Hackethal wurde wegen Tötung auf Verlangen angeklagt, die Eröffnung eines Hauptverfahrens wurde jedoch abgelehnt. Auch die darauf folgende Beschwerde der Staatsanwaltschaft wurde 1987 abgewiesen. Dieser Fall erregte Aufsehen, was Hackethal in der Folgezeit nutzte, sich über die Medien in der Öffentlichkeit als ein äußerst engagierter Verfechter der „aktiven“ Euthanasie zu präsentieren.[252]

In den 90er Jahren des 20. Jahrhunderts spielten zwei Gerichtsurteile eine besondere Bedeutung bei der weiteren Diskussion zur Euthanasie: Das Kemptener Urteil vom 13. September 1994 sowie das des Oberlandesgerichts Frankfurt am Main vom 15. Juli 1998.

Bei dem Kemptener Urteil wird die Frage nach der Bedeutung des mutmaßlichen Willens hervorgehoben. In diesem Fall ging es nicht um eine direkt sterbende Patientin, sondern um eine siebzigjährige Frau, die nach einer Reanimation mit der Diagnose „apallisches Syndrom“, umgangssprachlich dem „Wachkoma“, leben musste. Das Gericht hatte zu befinden, ob der durch den Sohn initiierte Abbruch der Sondenernährung in diesem Fall den Tatbestand eines versuchten Totschlags darstellt oder als ein durch „passive“ Euthanasie motiviertes Handeln rechtens sei. Arzt und Sohn der Patientin wurden vom Landgericht Kempten zu Geldstrafen verurteilt, der Bundesgerichtshof hob das Urteil jedoch wieder auf. In der Urteilsbegründung wurde darauf verwiesen, dass es sich hier nicht um eine „passive Sterbehilfe“ im Sinn der „Richtlinien für die Sterbehilfe“ der Bundesärztekammer, sondern um den Abbruch einer einzelnen lebenserhaltenden Maßnahme handele.

> „[...] ein solcher Behandlungsabbruch – so fügten die Richter mit leicht apologetischem Unterton hinzu – werde in der Literatur gelegentlich auch als ‚Sterbehilfe im weiteren Sinne‘ oder als ‚Hilfe zum Sterben‘ bezeichnet. Der Bundesgerichtshof ging nun im Gegensatz zum Landgericht Kempten davon aus, dass ‚angesichts der besonderen Umstände des hier gegebenen Grenzfalls ausnahmsweise ein zulässiges Sterbenlassen durch Abbruch einer ärztlichen Behandlung oder Maßnahme nicht von vornherein ausgeschlossen ist, sofern der Patient mit dem Abbruch mutmaßlich einverstanden ist.‘.“[253]

Auch beim Frankfurter Urteil, welches das Kemptener vier Jahre später prinzipiell unterstützte, ging es ebenfalls um eine komatöse Patientin, bei der es um die Einstellung der Sondenernährung durch die als Betreuerin bestellte Tochter der Kranken ging. Hier wurde allerdings die Einstellung nicht praktiziert, sondern sie sollte durch das Gericht erst gestattet werden. Wichtig war in diesem Fall neben dem mutmaßlichen Willen auch die Patientenverfügung, die in der aktuellen Diskussion noch immer von bedeutendem Rang ist.

---

252 Neben der zahlreichen Literatur zum Fall Julius Hackethal sei auch hier auf Benzenhöfer verwiesen: Benzenhöfer, Udo „Der gute Tod?“ Göttingen 2009, S. 177 ff.

253 Ebd., S. 185 (BGH 1995, S. 262)

„Das Oberlandesgericht wies schließlich ausdrücklich darauf hin, dass nach dem Urteil des Bundesgerichtshofes der Patientenverfügung ‚künftig ein Bedeutungszuwachs zukommen dürfte'."[254]

Die Patientenverfügung lag im Frankfurter Fall zwar nicht vor, jedoch wurde das Verfahren an das Vormundschaftsgericht zurück verwiesen, um den mutmaßlichen Patientenwillen in einer Anhörung weiter aufzuklären. Bei diesem Anhörungstermin wurde der Antrag auf Einstellung der Sondenernährung von der Tochter zurückgezogen. Wie weiterhin mit der Patientin verfahren wurde, ist nicht bekannt.

Beide Urteile hatten jedoch zur Folge, dass die BÄK die Richtlinien zur Sterbebegleitung neu überarbeitet hat. Am 11. September 1998 wurden die neuen „Grundsätze der Bundesärztekammer zur ärztlichen Sterbebegleitung" verabschiedet. Es wurde wie schon zuvor die „aktive Sterbehilfe" für unzulässig erklärt. Bezüglich der „passiven Sterbehilfe" wurde erklärt, dass

„die ärztliche Verpflichtung zur Lebenserhaltung (...) jedoch nicht unter allen Umständen (besteht). Es gibt Situationen, in denen sonst angemessene Diagnostik und Therapieverfahren nicht mehr indiziert sind, sondern Begrenzung geboten sein kann. Dann tritt palliativmedizinische Versorgung in den Vordergrund'."[255]

Die Diskussion über die Zulassung der „aktiven Sterbehilfe" ist Anfang des 21. Jahrhunderts durch die bereits erwähnte diesbezügliche Gesetzgebung in den Niederlanden und in Belgien besonders in Deutschland erneut sehr intensiv aufgeflammt.

3.2 Unterschiedliche Definitionen von Euthanasie

„Euthanasie" ist zu einem vielfältigen und somit vieldeutigen Begriff geworden. Auch in fachlichen Terminologien ist man uneins über eine klare Bedeutung. So stellte Rolf Winau zur Eröffnung eines Symposiums zum Thema „Sterbebegleitung älterer Menschen" schon 1980 zu Recht fest:

„Wer heute die Literatur auf das Verständnis des Begriffes Euthanasie hin betrachtet, der sieht sich einer verwirrenden Vielfalt gegenüber. Da werden auf der einen Seite die Vernichtungsaktionen des ‚Dritten Reiches' als Euthanasie bezeichnet, wird der Begriff grundsätzlich als unethisch qualifiziert und abgelehnt, da wird andererseits unter Euthanasie ausschließlich die ärztliche Hilfe beim Sterben begriffen, da werden Zwischenpositionen eingenommen, von aktiver und passiver Euthanasie wird gesprochen, von reiner Euthanasie im engeren und weiteren Sinne. Wegen seiner Uneindeutigkeit vermei-

---

254 Ebd., S. 189 (OLG Frankfurt 1998, S. 7) Der Begriff „Patientenverfügung" hat sich mittlerweile etabliert und den Begriff „Patiententestament" abgelöst, weil ein Testament sowohl in juristischer Terminologie als auch in der alltäglichen Verwendung einen Vorgang assoziiert, der erst nach dem Sterben geregelt wird.

255 Bundesärztekammer „Grundsätze zur ärztlichen Sterbebegleitung „ in: „Deutsches Ärzteblatt" 95 (1998), S. B 1852

det man den Begriff, man umschreibt ihn mit dem deutschen ‚Sterbehilfe', und auch dieses Symposium spricht von Sterbebegleitung, nicht von Euthanasie."[256]

Der Begriff „Euthanasie" wurde im deutschen Sprachgebiet möglichst vermieden, da immer noch Assoziationen zu der missbräuchlichen Verwendung im Nationalsozialismus aufkamen.

In Europa wurden Einzelschicksale nach amerikanischem Vorbild vor Gericht verhandelt, die eine öffentliche Auseinandersetzung mit der Euthanasiepraxis zuließen. Allerdings wurde im deutschsprachigen Raum der Terminus „Euthanasie" möglichst vermieden. Er wurde eher durch den Begriff „Sterbehilfe" ersetzt. In anderen europäischen Sprachen wie beispielsweise den Niederlanden, Italien, Spanien und Frankreich und auch außereuropäisch in den USA wurde das Lexem „Euthanasie" in der jeweiligen Landessprache verwendet, allerdings in polysemantischer Form. So wurde die Diskussion um die Tötung auf Verlangen genauso wie die Beihilfe zum Suizid, der Behandlungsabbruch oder -verzicht ebenso wie die Sorge um schwergeschädigte Neugeborene mit der Bezeichnung „Euthanasie" belegt.[257]

Die Bezeichnung „Sterbehilfe", die ersatzweise für „Euthanasie" zum Tragen kam, kann jedoch in zweierlei Hinsicht interpretiert werden:

- Zum einen als eine Hilfe, die *während* des Sterbens geleistet wird und einen besseren Ausdruck in den Wörtern „Sterbe*begleitung*" oder „Sterbe*beistand*" findet.
- Zum zweiten als eine Hilfe *zum* Sterben, d.h. Maßnahmen, die durch aktives Tun oder Unterlassen schneller den Tod zu finden helfen.

Diese zweite Art der Sterbehilfe wird im Deutschen vorwiegend mit dem Begriff „Euthanasie" bezeichnet, obwohl die ursprüngliche Bedeutung vom „schönen Tod" in der Antike eigentlich die erste Art der Hilfe meinte. Mittlerweile werden jedoch „Sterbehilfe" und „Euthanasie" synchron verwendet, für die Hilfe *beim* Sterben setzen sich mehr und mehr die Begriffe „Sterbebegleitung", „Sterbegeleit" oder „Sterbebeistand" durch. Allerdings wird mit der Bezeichnung „Euthanasie" noch immer vorwiegend die so genannte „aktive Sterbehilfe" assoziiert, obwohl damit alle Varianten der Sterbehilfe abgedeckt sein können. Die Unsicherheit, die mit der Verwendung des Begriffes einhergeht, ist schon ersichtlich aus der Tatsache, dass er zur genaueren Bestimmung mit einem Adjektiv versehen wird, bzw. versehen werden muss, um in seiner mittlerweile vielfältigen Bedeutung eindeutig verstanden zu werden. Die geläufigsten adjektivischen Beschreibungen sind:

---

256 Winau, Rolf „Euthanasie – Wandlungen eines Begriffes" in: Falck, Ingeborg [Hrsg.] „Sterbebegleitung älterer Menschen" Berlin 1980, S. 7 Die Schrift ist eine Zusammenfassung einer Arbeitstagung der Deutschen Gesellschaft für Gerontologie im November 1979 in Berlin. Hinweise zur Vielfältigkeit des Begriffs „Euthanasie" finden sich jedoch in vielen weiteren Beispielen der Literatur zu diesem Thema.

257 Vgl. Zimmermann-Acklin, Markus „Euthanasie" Freiburg/Schweiz 2002, S. 77

1. *aktive* Euthanasie
2. *passive* Euthanasie
3. *indirekte* Euthanasie

Weitere verwendete Adjektive sind: direkt, freiwillig, unfreiwillig, nicht-freiwillig. Binding und Hoche bedienten sich in ihren Ausführungen noch der Umschreibungen „reine Euthanasie", sowie „Euthanasie im engeren und im weiteren Sinne", die aber auch schon in der Literatur der 1920er Jahre zu beobachten sind.

3.2.1 Die aktive Euthanasie

Unter „aktiver Euthanasie" wird zunächst immer die Herbeiführung des Todes durch einen Arzt oder eine andere dritte Person beschrieben. Voraussetzung für die Berechtigung dieser Definition ist eine schwere Krankheit mit infauster Prognose oder eine Erkrankung, die eine Verbesserung hin zu einer Lebensqualität bei Schwerstkranken in hoffnungslosem Zustand ausschließt. Eine Tötung ohne diese Voraussetzungen entspricht dem Tatbestand eines Tötungsdeliktes außerhalb der Bedeutung von Euthanasie. Es spielt hierbei auch keine Rolle, ob ein Einverständnis des betroffenen Kranken vorliegt oder nicht, bzw. vorausgesetzt werden kann oder nicht. Ein *aktives* Tun zum Zweck der Tötung, um ein hoffnungslos krankes Leben zu beenden, wird „aktive" Euthanasie genannt. Unterschieden wird bei der „aktiven" Euthanasie, um die Umstände der Lebensbeendigung exakter beschreiben zu können, die „freiwillige", „nicht-freiwillige" und „unfreiwillige" Euthanasie.

Während die „unfreiwillige" eine Tötung gegen den Willen des Betroffenen bedeutet, bezeichnet die „nicht-freiwillige" Euthanasie die Lebensbeendigung eines Kranken, der unfähig ist, seinen Tötungswillen zu äußern.

Die „freiwillige" Euthanasie bezeichnet eine Tötung auf Verlangen, weshalb sie auch mit unterschiedlichen Synonymen zur Selbsttötung belegt ist.[258]

Die „aktive" Euthanasie wird von den offiziellen Ärzteverbänden abgelehnt, was sich vor allem in den „Richtlinien zur Sterbehilfe" der Bundesärztekammer und den „Grundsätzen der Bundesärztekammer zur ärztlichen Sterbebegleitung" ausdrückt, wobei hier in der Argumentation primär auf die Gesetzgebung hingewiesen wird.

> „Aktive Sterbehilfe ist unzulässig und mit Strafe bedroht, auch dann, wenn sie auf Verlangen des Patienten geschieht. Die Mitwirkung des Arztes bei der Selbsttötung wider-

258 Vgl. Zimmermann-Acklin, Markus „Euthanasie" Freiburg / Schweiz 2002. Hier tauchen innerhalb der Studie wiederholt die Begriffe „Ärztlich assistierter Suizid", „ärztlich begleitete Suizidhandlung", „ärztliche Suizidbeihilfe", „ärztlich begleitete Selbsttötung", „assistierte Selbsttötung" und „ärztliche Tötung auf Verlangen" im Sinne „aktiver" Euthanasie auf.

spricht dem ärztlichen Ethos und kann strafbar sein. Diese Richtlinie kann dem Arzt die eigene Verantwortung in der konkreten Situation nicht abnehmen."[259]

Diese Aussage legt den Wert des Anspruchs gegen die „aktive" Euthanasie mit weniger Gewichtung auf das ärztliche Ethos, mehr auf die in den deutschen Strafgesetzen dafür vorgesehenen Ahndungsmöglichkeiten. Selbst im „Kommentar zu den Richtlinien für die Sterbehilfe" wird allein die juristische Strafbarkeit als Untersagungsbegründung für die „aktive" Euthanasie angeführt.

„Die gezielte Lebensverkürzung durch künstliche Eingriffe in die restlichen Lebensvorgänge, um das Eintreten des Todes zu beschleunigen, ist nach dem Strafgesetzbuch strafbare vorsätzliche Tötung (§ 212 StGB).

Sie bleibt gemäß § 216 StGB strafbar, selbst wenn sie auf Verlangen des Patienten erfolgt."[260]

Ein Hinweis auf ethische oder standesbezogene moralische Begründungen gegen eine „aktive" Beteiligung bei der Beschleunigung des Todeseintritts ist auch hier nicht gegeben.

Eine Ablehnung der „aktiven" Euthanasie wird deutlicher und konsequenter in der „Deklaration des Weltärztebundes zur Euthanasie" von 1987 ausgedrückt.

„Euthanasie, d.h. die absichtliche Herbeiführung des Todes eines Patienten, selbst auf dessen Wunsch oder auf Wunsch naher Angehöriger, ist unethisch. Der Arzt sollte jedoch das Verlangen eines Patienten nach einem natürlichen Sterben im Endstadium einer tödlichen Krankheit respektieren."[261]

Zur Beihilfe zur Selbsttötung erklärte der Weltärztebund 1992:

„Ärztliche Hilfe zum Selbstmord ist wie die Euthanasie unethisch und muss von der Ärzteschaft verurteilt werden. Wenn die Hilfe des Arztes sich bewusst und absichtlich darauf richtet, einem Menschen zu ermöglichen, sein Leben selbst zu beenden, handelt der Arzt unethisch. Jedoch ist es ein Grundrecht des Patienten, die ärztliche Behandlung abzulehnen, und der Arzt handelt nicht unethisch, auch wenn die Achtung einer solchen Willensäußerung zum Tode des Patienten führt."[262]

Beide Aussagen zitierend beschloss der Weltärztebund letztlich sehr resolut im Jahr 2002:

---

259 „Grundsätze der Bundesärztekammer zur ärztlichen Sterbebegleitung" Stand: 11. September 1998 zitiert nach: www.bundesaerztekammer.de

260 „Richtlinien für die Sterbehilfe" mit „Kommentar zu den Richtlinien für die Sterbehilfe" in: „Deutsches Ärzteblatt" Heft 14, 5. April 1979 S.958. § 212 StGB behandelt den Totschlag: „(1) Wer einen Menschen tötet, ohne Mörder zu sein, wird als Totschläger mit Freiheitsstrafe nicht unter fünf Jahren bestraft. (2) In besonders schweren Fällen ist auf lebenslange Freiheitsstrafe zu erkennen."

261 „Deklaration des Weltärztebundes zur Euthanasie" verabschiedet von der 39. Generalversammlung des Weltärztebundes, Madrid, Spanien, Oktober 1987

262 „Erklärung des Weltärztebundes über die ärztliche Hilfe zum Selbstmord" verabschiedet von der 44. Generalversammlung des Weltärztebundes, Marbella, Spanien 1992

„Der Weltärztebund hat zur Kenntnis genommen, dass die aktive Sterbehilfe mit ärztlicher Hilfe in einigen Ländern legalisiert worden ist. ES WIRD BESCHLOSSEN:

Der Weltärztebund bekräftigt erneut seine feste Überzeugung, dass Euthanasie in keinster Weise mit den ethischen Grundsätzen der ärztlichen Berufsausübung zu vereinbaren ist, und

Der Weltärztebund fordert alle nationalen Ärzteorganisationen und Ärzte auf, die Mitwirkung bei der Sterbehilfe abzulehnen, auch wenn sie aufgrund nationaler Rechtsvorschriften erlaubt ist oder unter bestimmten Bedingungen nicht strafrechtlich verfolgt wird.“[263]

Es fällt in den vorangegangenen Definitionen auf, dass die mit dem Adjektiv „aktiv“ versehenen Definitionen nur im Deutschen verwendete Formen sind. Die Texte des Weltärztebundes sind aus der Originalsprache Englisch ins Deutsche übertragen worden. Dort wird „Euthanasie“, im letzten Zitat sogar der Begriff „Sterbehilfe“, immer im Sinne einer „aktiven“ Tötung gebraucht und dementsprechend abgelehnt.

Wird im Deutschen der Begriff „Euthanasie“ mittlerweile mit dem Begriff „Sterbehilfe“ auch meistens gleichgesetzt[264], ist diese Gleichsetzung jedoch nicht absolut, da immer wieder auch Unterscheidungen – je nach ideologischer Sichtweise – zu finden sind. Hier sei als Beispiel ein Zitat der Deutschen Bischofskonferenz angeführt, in welchem die Sterbehilfe im Sinne von „Sterbebegleitung“ oder „Sterbegeleit“ verwendet wird und vom Begriff der „Euthanasie“ als absichtlicher Tötung deutlich unterschieden wird.

„Euthanasie ist nicht Sterbehilfe, sondern absichtliche Tötung.“[265]

Aus dem Kontext ist häufig ersichtlich, ob „Euthanasie“ als absichtliche, also „aktive“ Tötungshandlung oder als eine andere Variante der Sterbehilfe gemeint ist. In den meisten Fällen wird auf eine durch Adjektivzusatz erklärende Ergänzung jedoch nicht zu verzichten sein.

---

263 „Entschließung des Weltärztebundes zur Euthanasie“ verabschiedet von der Generalversammlung des Weltärztebundes, Washington, 2002. Die Hervorhebung durch Großschreibung entstammt dem Original.

264 Als Beispiele für Gleichsetzungen dieser Art seien angeführt: von Lutterotti, Markus „Sterbehilfe – Gebot der Menschlichkeit?“ Düsseldorf 2002, S. 9: „In Deutschland war der Begriff der Euthanasie durch die Tötungsaktionen im Dritten Reich belastet, so dass im Recht und in den ärztlichen Verlautbarungen statt dessen der Begriff „Sterbehilfe“ eingeführt wurde. [...] Inzwischen hat es sich aber auch im deutschen Schrifttum vielfach eingebürgert, statt des Begriffs der Sterbehilfe jenen von „Euthanasie“ zu verwenden.“
Dabrock, Peter / Klinnert, Lars / Schardien, Stefanie „Menschenwürde und Lebensschutz – Herausforderungen theologischer Bioethik“ Gütersloh 2004, S. 290: „Der Begriff der Sterbehilfe reduziert sich heute weitgehend auf die ‚Hilfe zum Sterben'; die ursprünglich ebenso konnotierte ‚Hilfe im Sterben' wird dagegen heute als ‚Sterbebeistand' oder ‚Sterbebegleitung' bezeichnet.“

265 Sekretariat der DBK (Hrsg.) Die deutschen Bischöfe: Das Lebensrecht des Menschen und die Euthanasie, Bonn 1975, S. 6

„Die verschiedenen Optionen der Medikalisierung des Sterbens werden unter dem Stichwort ‚Euthanasie' in verschiedenen Gesellschaften unterschiedlich diskutiert. Sie werden aber auch innerhalb ein und derselben Gesellschaft pluralistisch gesehen. Der Begriff ‚Euthanasie' ist darüber hinaus vieldeutig und umfasst ganz unterschiedliche Handlungsprobleme, so daß man diesen Begriff – wenn überhaupt – nur verwenden kann, wenn man gleichzeitig sagt, was man näherhin darunter versteht."[266]

Dennoch scheint sich die Bezeichnung „Euthanasie" ohne attributiven Zusatz im Deutschen weiterhin als die vorrangige Beschreibung für die Tötung eines Menschen im Sinn der „aktiven Euthanasie" zu behaupten und sich somit dem Gebrauch in anderen Sprachen anzupassen. Ein sehr markantes Beispiel bietet hier die „Arbeitsgemeinschaft Rechtsanwälte im Medizinrecht e.V." in einem Aufsatz zur rechtlichen Terminologie von Thomas Gdaniec aus dem Jahr 2004.

„Wird so das Leiden und der Todeskampf des Patienten verkürzt oder der Sterbevorgang überhaupt erst eingeleitet, handelt es sich um Sterbehilfe. [...] Von aktiver Sterbehilfe wird gesprochen, wenn der Arzt oder ein Dritter aktiv im Sinne eines kausalen Handelns, und zwar ohne Einwilligung des Patienten, in den Sterbevorgang eingreift oder bei einem unheilbar Kranken den Sterbevorgang überhaupt erst einleitet und den Tod dadurch gezielt herbeiführt. [...] Damit ist aktive Sterbehilfe auch Euthanasie, also vorsätzliche Tötung eines Menschen [...]"[267]

Auffällig ist hier besonders, dass zum einen die aktive Sterbe*hilfe* – durch die Formulierung „und zwar" noch hervorgehoben – nur ohne die Einwilligung des Patienten als solche definiert wird. Zum zweiten wird die „aktive Sterbehilfe" von der „Euthanasie" hier grundsätzlich unterschieden. Das wird in diesem Fall durch die synchrone Verwendung besonders deutlich. Der Begriff „Euthanasie" wird im letzten Nebensatz als „vorsätzliche Tötung" gesondert herausgestellt, als ob „aktive Sterbehilfe" kein vorsätzliches Töten erfordere. Außerdem wird durch das Adverb „auch" eine eigentliche Unterschiedlichkeit der Begriffe „Sterbehilfe" und „Euthanasie" besonders hervorgehoben. Gerade von Juristen, die mit Definitionen und Formulierungen prinzipiell sehr akribisch verfahren müssen, ist eine solche Beschreibung wenig hilfreich. Auch bei weiteren Erklärungen wird wiederholt die Euthanasie ausschließlich im Sinn von aktiver Tötung gebraucht.

„Aktive Sterbehilfe ist im Ergebnis nichts anderes als Totschlag oder Tötung auf Verlangen (Euthanasie)."[268]

In diesem Zusammenhang macht Gdaniec auf die Begriffsproblematik in diesem Feld aufmerksam und plädiert für eine direkte Bezeichnung bei einem Tötungsakt, um den Begriff „aktive Sterbehilfe / Euthanasie" ganz aufzugeben.

---

266 Virt, Günter „Leben bis zum Ende – Zur Ethik des Sterbens und des Todes" Innsbruck / Wien 1998, S. 22

267 Gdaniec, Thomas „Todesbegriff, Palliativmedizin, Sterbebegleitung, Sterbehilfe – Die rechtliche Terminologie" in: Arbeitsgemeinschaft Rechtsanwälte im Medizinrecht e.V. [Hrsg.] „Ärztliche Behandlung an der Grenze des Lebens" Springer Verlag 2004, S. 20 f.

268 Ebd., S. 23

„[…] Voraussetzung [ist] immer ein menschliches Handeln, also ein aktives Tun, welches kausal für den Eintritt des Todes zu diesem Zeitpunkt ist bzw. sein könnte. Die begriffliche Abgrenzung von aktiver, indirekter und passiver Sterbehilfe erscheint mir daher falsch und auch unpassend zu sein. […] Der Begriff ‚Sterbehilfe' ist im allgemeinen Bewusstsein zunächst positiv besetzt. Dies ist meine Erkenntnis auf Grund von vielen Gesprächen und Befragungen. Aktive Sterbehilfe ist im Ergebnis nichts anderes als Totschlag oder Tötung auf Verlangen (Euthanasie). Warum nennt man hier also ‚das Kind nicht direkt beim Namen' und streicht den Begriff der ‚aktiven Sterbehilfe' ganz aus dem Sprachgebrauch? Es kann dann beim Begriff der Sterbehilfe für die Tatbestände verbleiben, die heute mit passiver und indirekter Sterbehilfe bezeichnet werden, die immer zulässig ist und die die positive Einstellung zu diesem Geschehen widerspiegelt."[269]

3.2.2 Die passive Euthanasie

Mit passiver Euthanasie wird der Verzicht einer lebensverlängernden Behandlung bzw. der Abbruch einer solchen Maßnahme bei infauster Prognose bezeichnet. Auch hier ist das Einverständnis des Patienten für die Definition irrelevant. Von Relevanz ist jedoch die von Kritikern angesprochene Problematik, dass z. B. Vorgänge wie das Abschalten eines Beatmungsgerätes oder das Entfernen einer Magensonde, die in der Regel der passiven Euthanasie zugerechnet werden, im eigentlichen Sinn keine passiven sondern aktive Handlungen darstellen. Durch Beispiele wie diese wird auch eine Grundlage der Definition von passiver Euthanasie, nämlich dass sie keine Lebensverkürzung sein soll, in Frage gestellt.

Dieter Birnbacher wägt in seiner Abhandlung über „Tun und Unterlassen"[270] vier unterschiedliche Definitionsvorschläge untereinander ab, wobei er jeweils die aktive der passiven Sterbehilfe gegenüberstellt.

Zum einen definiert er dabei die passive Euthanasie als Unterlassung dessen, was das Leben verlängern würde.

Zum zweiten beschreibt er sie als ein Verhindern von etwas, das den Tod des Patienten abwenden oder verzögern könnte.

Zum dritten sei passive Euthanasie, wenn etwas nicht getan oder verhindert wird, was die Krankheit des Patienten daran hindert, dessen Tod herbeizuführen.

Er favorisiert nach kurzer Überlegung der jeweiligen Vorschläge jedoch die einfache Formel, dass die passive Sterbehilfe gegeben sei, wenn sie in einem Geschehenlassen des Sterbens besteht.

---

269 Ebd.

270 Siehe: Birnbacher, Dieter „Tun und Unterlassen" Stuttgart 1995. In dieser Untersuchung wird der Frage nach dem Tun und Unterlassen aus ethischer und rechtsethischer Sicht nachgegangen. Er arbeitet darauf hin, im letzten Kapitel aktive und passive Sterbehilfe als aktuelles Anwendungsbeispiel anzuführen, nachdem er zuvor partiell immer wieder auf diesen Themenkomplex hingewiesen hat.

> „Nach diesem Definitionsvorschlag kommt es nicht darauf an, ob das Verhalten des die Sterbehilfe Leistenden aus einem Tätigwerden oder aus einem Unterlassen besteht, sondern darauf, ob der Handelnde dem Patienten etwas tut (aktive Sterbehilfe) oder etwas mit ihm geschehen läßt. (passive Sterbehilfe). ‚Aktiv' an der aktiven Sterbehilfe ist nicht, daß der die Sterbehilfe Leistende etwas tut, sondern daß er aktiv auf den Patienten einwirkt. ‚Passiv' an der passiven Sterbehilfe ist nicht, daß der die Sterbehilfe Leistende nichts tut, sondern daß er den Tod des Kranken geschehen läßt. […] Während bei der passiven Sterbehilfe der die Sterbehilfe Leistende mit dem Patienten lediglich ‚etwas geschehen läßt', muß der aktive Sterbehilfe Leistende mit dem Patienten in einen physischen Kontakt treten."[271]

Bei den Richtlinien und Grundsätzen, die von der Bundesärztekammer formuliert wurden, ist die Bezeichnung „passive" Sterbehilfe nur einmal in Zusammenhang mit der rechtlichen Beurteilung zu finden. In den „Richtlinien für die Sterbehilfe"[272] wird der Begriff „Sterbehilfe" jeweils ohne attributiven Zusatz verwendet. Er wird in drei unterschiedlichen Varianten beschrieben, wobei aus dem Kontext hervorgeht, welche Art der Euthanasie gemeint ist. Im Sinne von Sterbebegleitung wird umschrieben:

> „[…] dem Sterbenden bis zu seinem Tod zu helfen. Die Hilfe besteht in Behandlung, Beistand und Pflege. […] Der Arzt steht einem dem Tode nahen Kranken, Verletzten oder sterbenden Patienten, mit dem ein Kontakt möglich ist, auch menschlich bei. […] Der Sterbende hat einen Anspruch auf eine menschenwürdige Unterbringung und Betreuung."[273]

In der Bedeutung von „passiver" Sterbehilfe wird umschrieben:

> „[…] kann der Arzt auf weitere, technisch eventuell noch mögliche Maßnahmen verzichten. […] Verzicht auf lebensverlängernde Maßnahmen beim Todkranken. Sie umfasst die Unterlassung oder das Nichtfortsetzen von Medikation sowie von technischen Maßnahmen, zum Beispiel Beatmung, Sauerstoffzufuhr, Bluttransfusion, Hämodialyse, künstliche Ernährung."[274]

Die „aktive" Sterbehilfe wird umschrieben als

> „[…] gezielte Lebensverkürzung durch künstliche Eingriffe in die restlichen Lebensvorgänge, um das Eintreten des Todes zu beschleunigen "[275]

In den „Grundsätzen der Bundesärztekammer zur ärztlichen Sterbebegleitung" vom 7. Mai 2004 wird die „aktive" Sterbehilfe zweimal als unzulässig beschrieben, einmal davon wird sie in diesem Zusammenhang definiert:

> „Eine gezielte Lebensverkürzung durch Maßnahmen, die den Tod herbeiführen oder das Sterben beschleunigen sollen, ist als aktive Sterbehilfe unzulässig und mit Strafe bedroht."[276]

---

271 Ebd., S. 344

272 Deutsches Ärzteblatt, Heft 14, 5. April 1979, S. 957 ff.

273 Ebd., S. 957 f.

274 Ebd., S. 958

275 Ebd.

Die „passive“ Sterbehilfe wird wieder nur umschrieben mit Hinweis auf die Möglichkeiten zu palliativmedizinischer Versorgung als

> „[...] Änderung des Behandlungszieles [...] Änderung des Therapiezieles [...] Beendigung schon eingeleiteter lebenserhaltender Maßnahmen.“[277]

Eine Unterscheidung in der medizinischen Praxis scheint also nur zwischen „Sterbehilfe“ und „aktiver Sterbehilfe“ zu bestehen, wobei Sterbehilfe ohne attributiven Zusatz die „passive“ als auch die „indirekte“ Sterbehilfe meint. Es gilt bei einer solchen Differenzierung hauptsächlich die Bedeutung von zulässiger und unzulässiger Sterbehilfe in medizinisch-ethischem Sinn unterscheiden zu können.

3.2.3 Die indirekte Euthanasie

Als ebenso zulässig gilt in der medizinischen Praxis die so genannte „indirekte“ Sterbehilfe, die besagt, dass beispielsweise durch Medikation zur Leidensminderung der früher eintretende Tod des Patienten in Kauf genommen wird. In den „Richtlinien für die Sterbehilfe“ der Bundesärztekammer von 1979 ist diese Variante nicht genannt. Sie wird auch nicht in irgendeiner Form beschrieben.[278] In den „Grundsätzen der Bundesärztekammer zur ärztlichen Sterbebegleitung“ vom 7. Mai 2004 wird der Begriff „indirekt“ zwar nicht verwendet, die Möglichkeit dieser Art der Sterbehilfe aber als gegeben und zulässig beschrieben.

> „Bei Sterbenden kann die Linderung des Leidens so im Vordergrund stehen, dass eine möglicherweise dadurch bedingte unvermeidbare Lebensverkürzung hingenommen werden darf.“[279]

In der Euthanasiedebatte ist man sich uneins über die ethische Wertung der „indirekten“ Euthanasie. Während sie in der medizinischen Fachliteratur zur „passiven“, somit also zur zulässigen Form der Sterbehilfe gerechnet wird, halten Ethiker diese Form für umstritten, wenn nicht gar der „aktiven“ und somit also der unzulässigen Art zugehörig. Zimmermann-Acklin sieht in einer Schmerzlinderung, die jedoch den Tod beschleunigte, ein umstrittenes Beispiel, das

---

276 www.bundesaerztekammer.de „Grundsätze der Bundesärztekammer zur ärztlichen Sterbebegleitung“, 7. Mai 2004 mit letzter Änderung vom 28. März 2007

277 Ebd.

278 Die „indirekte“ Euthanasie wurde in den 70er Jahren noch der „passiven“ Euthanasie zugeordnet. Als ein Beispiel für mehrere sei hier angeführt: Hiersche, Hans-Dieter „Euthanasie“ München / Zürich 1975, S. 17 f.: „Während man unter passiver Euthanasie heute den Abbruch von aktiven therapeutischen Maßnahmen versteht [...] aber auch die Gabe hoher Dosen von schmerzlindernden Mitteln, bei denen etwaige Nebeneffekte beim Sterben in Kauf genommen werden müssen, bedeutet aktive Euthanasie die Verkürzung des Lebens durch Gabe eines mit Sicherheit tödlichen Medikaments, also das sogenannte ‚Einschläfern'.“

279 www.bundesaerztekammer.de „Grundsätze der Bundesärztekammer zur ärztlichen Sterbebegleitung“, 7. Mai 2004 mit letzter Änderung vom 28. März 2007

> „[…] je nach *moralischer* Einschätzung der Situation, von einigen Autoren der aktiven, von anderen der passiven Euthanasie zugeordnet [wird]. Diese Praxis zeigt deutlich, daß die Unterscheidung zwischen Töten und Sterbenlassen Anteile moralischer Urteile beinhaltet, die nicht auf deskriptive oder kausale Gegebenheiten zurückgeführt werden können. Semantisch gesehen scheint ‚töten' kein moralisch neutraler Begriff zu sein, was er allerdings im Unterschied zu ‚morden' zu sein beansprucht oder zumindest sein könnte. In der medizinischen und juristischen Praxis findet die intuitiv verankerte Unterscheidung jedenfalls weithin Anerkennung, bietet nicht selten eine wichtige moralpsychologische Stütze und stellt daher in gewisser Weise ein Tabu dar."[280]

Schon in den 1990er Jahren ergab sich mit dem Begriff der „indirekten" Euthanasie erneuter Diskussions- und Definitionsbedarf. So sieht auch Zimmermann-Acklin in einer Bemerkung zu eben zitiertem Absatz folgerichtig die Problematik.

> „Allerdings wird auch aus medizinischer Sicht eine Klärung der passiven Euthanasie als dringende Aufgabe bezeichnet"[281]

Birnbacher erklärt bei der Definition der „indirekten" Euthanasie die Zugehörigkeit zur „aktiven" Art der Sterbehilfe[282], differenziert hier aber Motivation und Wirkung.

> „Unter *deskriptiven* Gesichtspunkten ist die indirekte Sterbehilfe lediglich eine bestimmte Untergruppe der aktiven Sterbehilfe.
>
> Ob sie allerdings unter normativen Gesichtspunkten so radikal anders zu bewerten ist als die gezielte Tötung zur Leidensminderung, wie es die gegenwärtig geltenden rechtlichen und standesethischen Beurteilungen vorsehen, ist nicht von vornherein klar. Denn was die sogenannte indirekte von der aktiven Sterbehilfe (im engeren Sinne) unterscheidet, ist, wie wir oben gesehen haben, lediglich, daß bei der aktiven Sterbehilfe der Tod als Mittel der Leidensminderung *beabsichtigt* ist, während bei der indirekten Sterbehilfe der (mögliche) Tod nicht beabsichtigt, sondern *in Kauf genommen* wird."[283]

Zur Rechtfertigung des Unterschiedes bei der rechtlichen Beurteilung einer solch extrem normativen Differenzierung zieht Birnbacher die moraltheologische Lehre des Prinzips der Doppelwirkung (PDW) bei.

> „Rechtfertigen ließe sie sich allenfalls mit der moraltheologischen Lehre von der Doppelwirkung, nach der eine Handlung mit einer guten und einer schlechten Wirkung immer dann moralisch unzulässig ist, wenn der Handelnde die schlechte Wirkung oder die an sich schlechte Handlung als *Mittel* zur Erreichung der guten Wirkung beabsichtigt, sie dagegen moralisch zulässig ist, wenn sich die schlechte Wirkung als eine nicht beab-

---

280 Zimmermann-Acklin, Markus „Euthanasie" Freiburg/Schweiz 2002, S. 228 f.

281 Ebd., Anm. 24, S. 229

282 Die Arbeitsgemeinschaft der Rechtsanwälte im Medizinrecht verbinden sogar die adjektivischen Zusätze zu einem feststehenden Begriff: Arbeitsgemeinschaft Rechtsanwälte im Medizinrecht e.V. [Hrsg.] „Ärztliche Behandlung an der Grenze des Lebens" Springer Verlag 2004, S. 21: „Da es entscheidend auf die Motivation zu diesem Handeln ankommt, spricht man hier auch von der indirekten aktiven Sterbehilfe. Der BGH hat hierzu den Begriff ‚Hilfe im Sterben' geprägt."

283 Birnbacher, Dieter „Tun und Unterlassen" Stuttgart 1995, S. 345 f.

> sichtigte Nebenfolge aus der beabsichtigten guten Wirkung oder einer an sich guten Handlung ergibt."[284]

Eine einheitliche Bewertung der medizinethischen Aspekte in der Frage der „indirekten" Euthanasie ist nach wie vor höchst umstritten, weil der Begriff in extremen Ausmaßen interpretiert werden kann. In der Literatur wird er von einigen Autoren der „aktiven" von anderen wieder der „passiven" Euthanasie zugeordnet. Dieser Umstand belegt, dass das Kriterium moralischen Handelns unterschiedlich bewertet wird und somit die moralische Relevanz nicht eindeutig geklärt ist.[285]

3.2.4 Sprachliche Neuregelungen

Sämtlichen Bezeichnungen, ob „Euthanasie", „Sterbehilfe", ob mit adjektivischem Zusatz oder ohne ist gleich, dass sie zu einem exakten Gebrauch in der Praxis keine zufrieden stellenden Resultate anbieten. So wurde der Begriff „Euthanasie" teilweise vehement in Verbindung mit dem Missbrauch des Dritten Reiches abgelehnt. Als Beispiel sei ein Beitrag zur Formenkunde der Euthanasie von 1949 angeführt

> „Der Beitrag W. Hellpachs zur Formenkunde der Euthanasie (1949) hat ausführlich Grund gelegt für die späteren Erörterungen.
>
> ‚Das Wort ‚Euthanasie' ist unnötig, ja schädlich, weil die Vorstellung unterschoben werde, die Sterbelinderung sei eine Aktion sui generis, etwas grundsätzlich anderes als das Lindern von Schmerz und Qual sonst; dann aber komme man schnell von der Sterbelinderung zur Sterbebeschleunigung und vom Leichtersterben zum Raschersterben. Es werde fast nichts möglich sein, daß die Ärzte (und vielleicht noch die Juristen) unter Euthanasie die ausschließliche Sterbelinderung verstehen, während ‚der Mann auf der Straße', um dessen Allmacht in solchen Dingen wir nun einmal im anonymen Massenzeitalter nicht herumkommen, mit dem Wort den kriminellen, jedenfalls den Sinn der Sterbeherbeiführung durch Ärzte verbindet'."[286]

Auch später wurden häufig Ablehnungen der Begriffe formuliert und neue Definitionsvorschläge unterbreitet.

So lehnten Ernst Luther und ein Autorenkollektiv der ehemaligen DDR den Begriff „Euthanasie" genauso ab wie die Bezeichnung „Sterbehilfe". Als Begründung gaben sie an, dass sie aufgrund ihrer historischen Belastung durch den Nationalsozialismus nicht mehr wissenschaftlich zu verwenden und daher nicht praktikabel seien. Auch die Differenzierung von „aktiv" und „passiv" trage in keiner Weise zu klarer Bedeutung bei. Stattdessen schlagen sie als deutlichere Benennung den Begriff „Betreuung Sterbender" vor.

---

284 Ebd., S. 346

285 Vgl. Zimmermann-Acklin, Markus „Euthanasie" Freiburg/Schweiz 2002, S. 280 ff.

286 Lohmann, Thomas „Euthanasie in der Diskussion" Düsseldorf 1975, S. 20

Auch der Mediziner U.P. Haemmerli plädiert nach Auskunft Zimmermann-Acklins für einen neuen sachlichen Terminus anstelle der Bezeichnung „Euthanasie“.[287]

Nicht nur im Deutschen, auch in anderen europäischen Sprachen wurden Versuche unternommen, bestehende Bezeichnungen zu ersetzen, die eine exaktere Beschreibung garantieren sollten, da der Begriff – wie schon erwähnt – zu flexibel praktiziert wird. Diesen Versuchen war allerdings bisher ebenfalls kein Erfolg beschieden.[288]

Sogar der Europarat in Straßburg setzte sich mit dieser Begriffsbestimmung auseinander:

> „Wir schlagen die folgende Definition des Begriffs vor: ‚Euthanasie' ist eine Handlung oder Unterlassung mit der primären Absicht, den Tod eines Patienten / einer Patientin herbeizuführen, um sein / ihr Leiden zu beenden. Diese Definition bietet ein direktes Kriterium des Gewissens: Euthanasie ist ein herbeigeführter Tod im Gegensatz zu einem natürlichen Tod. [...] Wir empfehlen, jede andere Verwendung des Begriffs ‚Euthanasie' zu vermeiden, sei es in seinem etymologischen Sinn des ‚guten Todes' oder im Sinn der passiven Euthanasie, um Verwechselungen und Missverständnisse zu beenden.“[289]

Die anschwellende Folge an umschreibenden Adjektiven trug mehr zur Verwirrung denn zur Klärung der Bedeutung bei. Auch die grundsätzliche Unterscheidung von aktiv / passiv war steter Kritik ausgesetzt.

> „Die genannten Begriffe geben zu Mißverständnissen Anlaß und werden in ihrer Tragweite und Klärungsfunktion unterschiedlich bewertet. Das gilt insbesondere für die Parallelisierung von aktiv = tun, passiv = unterlassen, welche die Fehlmeinung begünstigt,

---

287 Vgl. Zimmermann-Acklin, Markus „Euthanasie“ Freiburg/Schweiz 2002, S. 96
Der Vorschlag Haemmerlis wird zitiert in Anm. 24: U.P. Haemmerli, Das Problem der Euthanasie. Versuch einer Begriffsbestimmung aus der Sicht eines Arztes, in: Schweizerische Ärztezeitung 56 (1975/15) 554-562, hier: 558; derselbe Vortrag ist veröffentlicht in: H. Saner / H. Holzbey (Hrsg.) Euthanasie. Zur Frage von Leben- und Sterbenlassen, Basel 1976, 49-68: „Der Begriff ‚Euthanasie' wird am besten völlig fallengelassen und durch eine neue, sachliche Terminologie ersetzt.“

288 Vgl. Zimmermann-Acklin, Markus „Euthanasie“ Freiburg/Schweiz 2002, S. 97

289 Blickpunkt Ethik Bd. 3 hrsg. in Zusammenarbeit mit dem Europarat (Straßburg) „Euthanasie Bd. 1 – Ethische und menschliche Aspekte“ Münster 2005, S. 19
Als Anmerkung der Übersetzerin wird hinzugefügt: „Hier handelt es sich um eine Übersetzung aus dem Englischen ins Deutsche. Der Autor des Artikels ist Franzose. Die englische und französische Sprache verwendet für die Sterbehilfe die Begriffe ‚euthanasia' bzw. ‚euthanasie'. Im Deutschen jedoch konnte sich das Wort ‚Euthanasie' nicht als Synonym für Sterbehilfe durchsetzen, da der Begriff fast nur vor dem Hintergrund der Massentötungen während des Nationalsozialismus verstanden und hauptsächlich mit dem ‚Euthanasieprogramm', der Tötung so genannten ‚lebensunwerten Lebens' in Verbindung gebracht wird.“

> der Unterschied von Töten und Sterbenlassen läge im Vorhandensein oder Fehlen eines Tuns."[290]

Der Nationale Ethikrat hat sich in seiner Stellungnahme zu dieser Thematik unter der Überschrift „Selbstbestimmung und Fürsorge am Lebensende" im Juli 2006 mit dieser Problematik auseinandergesetzt und empfiehlt, wie schon häufiger gefordert, die Unterscheidung von „aktiv / passiv / indirekt" aufzugeben. Stattdessen werden als Alternative für Handlungen, die auf das Sterben und den Eintritt des Todes Einfluss nehmen, die Bezeichnungen „Sterbebegleitung", „Therapie am Lebensende", „Sterbenlassen", „Beihilfe zur Selbsttötung" oder „Tötung auf Verlangen" vorgeschlagen.[291]

Unter dem Begriff der Sterbebegleitung ist Pflege und Betreuung sowohl in medizinischer wie auch in psychologischer Hinsicht zu verstehen, wobei der Wille des Betroffenen respektiert wird und seine Situation erträglich gestaltet sein soll.

„Therapien am Lebensende" sind medizinische bzw. palliativmedizinische Maßnahmen, die Leiden mindern sollen, selbst mit der Gefahr, den Sterbensprozess damit zu verkürzen.

> „Auf den bisher in diesem Zusammenhang verwendeten Begriff der Indirekten Sterbehilfe sollte verzichtet werden, weil der Tod des Patienten weder direkt noch indirekt das Ziel des Handelns ist."[292]

Die Bezeichnung „Sterbenlassen" ersetzt den Begriff der „passiven" Euthanasie ohne weitere Konsequenz. Er soll verwendet werden für die Unterlassung lebensverlängernder Maßnahmen wie auch für deren Abbruch, wobei ausdrücklich betont wird, dass in Zweifelsfällen die Erhaltung des Lebens Vorrang genießt.

Die „Beihilfe zur Selbsttötung" sowie die „Tötung auf Verlangen" sind bereits in der medizinischen wie auch in der juristischen Fachsprache gängige Termini. Der Nationale Ethikrat stuft die „Beihilfe zur Selbsttötung" als ethisch verwerflich ein und plädiert im Fall der „Tötung auf Verlangen" für eine Beibehaltung der Strafbarkeit.

Die vorgeschlagene sprachliche Neuregelung der Begriffe „Sterbehilfe" / „Euthanasie" wird von Medizinern, die im palliativmedizinischen Bereich oder in der Hospizpraxis tätig sind, sehr intensiv angenommen. In vielen Gesprächen wurde von Ärzten dieser Kategorie sehr vehement auf die Aufhebung der „alten" Unter-

---

290 Pöltner, Günther „Grundkurs Medizin – Ethik" Wien 2002, S. 252. Siehe hierzu auch: Klein Martin „Sterbehilfe und das Prinzip der Doppelwirkung" in: Wiener Klinische Wochenschrift (2002) 114/10-11, S. 415-421: „ ‚Sterben lassen' hat einen anderen Klang als ‚töten'. Scheinbar wird beim Sterben lassen der Natur oder dem Willen Gottes kein Hindernis in den Weg gelegt, während beim ‚Töten' der Mensch wider die Natur handelt oder Gott spielt."

291 Nationaler Ethikrat [Hrsg.] „Selbstbestimmung und Fürsorge am Lebensende" Berlin 2006, S. 53

292 Ebd., S. 54

scheidung von „aktiv / passiv / indirekt“ hingewiesen und die Neuregelungen des Nationalen Ethikrates als verbindlich akzeptiert.

3.3 Zusammenfassung zum Thema „Euthanasie“

Der Begriff „Euthanasie“ hat im Laufe der Zeit etliche unterschiedliche Bedeutungsvarianten erfahren.

War im ursprünglichen Sinn der griechischen Antike der „gute Tod“, also das schmerz- und leidensfreie Sterben, das auch die Ehre berücksichtigte, gemeint, spielte die Bezeichnung im christlichen Mittelalter keine Rolle. Dort war die Sterbe*begleitung* primäres Anliegen, woraus sich die Hospiz- und daraus die Palliatividee entwickeln konnte.

Der Suizidgedanke, wie er in der Antike Bedeutung hatte, spielte für das Christentum aus der jüdisch-christlichen Tradition und durch den Einfluss des Thomas von Aquin keine Rolle. Eine Beschleunigung des Sterbens war dem Suizid gleichgestellt und somit nicht zu verantworten. Christliches Verständnis vom Sterben bestand aus einem geregelten, gut organisierten Ablauf des Lebensendes, der „ars moriendi“. Der Begriff „Euthanasie“ war nicht existent.

Erst Thomas Morus und vor allem Francis Bacon verhalfen der Euthanasie wieder zu neuer Bedeutung.

Bacon berücksichtigte bei seinen Überlegungen bereits palliativmedizinische Aspekte bei den Aufgaben des Arztes während des Sterbeprozesses.

Änderungen durch den Gesellschaftsgedanken erfuhr die Bedeutung der Euthanasie durch das Aufkommen der Eugenik und der Rassenhygiene gegen Ende des 19. und zu Anfang des 20. Jahrhunderts. Adolf Jost mit seiner Schrift „Das Recht auf den Tod“ sowie Karl Binding und Alfred Hoche wurden durch die Publikation „Die Freigabe zur Vernichtung unwerten Lebens“ zu den Wegbereitern für den Missbrauch des Begriffes „Euthanasie“ durch die Nationalsozialisten.

Dieser Missbrauch ist auch Grund für die Tabuisierung nach dem Zusammenbruch des Dritten Reichs. „Euthanasie“ wird im deutschen Sprachraum durch „Sterbehilfe“ ersetzt, was einen Umgang mit Tod und Sterben jedoch nicht vereinfacht.

Auch durch den rasanten medizinischen Fortschritt, durch Beatmungstechniken, Reanimationsmöglichkeiten u. ä. m. wird ebenfalls eine neue Diskussion zum Thema „Euthanasie“ dringend notwendig.

In den 70er Jahren des 20. Jahrhunderts kam eine Diskussion um die so genannte „aktive Sterbehilfe“ auf, wenn auch in der Literatur die „passive“ noch primär behandelt wurde.

Wegen des nationalsozialistischen Missbrauchs wird zwar nach wie vor die Bezeichnung „Euthanasie“ gerne vermieden, die Entwicklung im Umgang damit in den Niederlanden und in Belgien lassen jedoch eine Veränderung in der Praxis erfahren.

Durch die Intensivierung der Palliativmedizin und der Hospizidee hat sich die Unterscheidung von der Hilfe *zum* Sterben und der Hilfe *im* Sterben herauskristallisiert.

Zur genauen Bezeichnung der Art von Sterbehilfe wurde durch die Attribute „aktiv", „passiv" und „indirekt" eine Unterscheidung angestrebt, eine befriedigende Lösung wurde dadurch jedoch nicht geschaffen. Besondere Problematik erwies sich durch die Unterscheidung von „aktiv" und „passiv", was sich nach und nach in der Lesart „Tun" und „Unterlassen" durchsetzte.

> „Probleme bezüglich der sogenannten ‚passiven Euthanasie' bestehen zunächst im keineswegs einheitlichen Sprachgebrauch und in den nicht zu verkennenden Grauzonen, die sich sowohl aus dem schwer überprüfbaren Vorsatz des Willens als auch aus Vorgehensweisen in extrem schwierigen Situationen ergeben. [...] Es sei nicht einsichtig, warum Sterbenlassen ethisch akzeptabel sei, Töten hingegen nicht. [...] Zwischen Töten und Sterbenlassen gebe es keinen moralischen Unterschied an sich. [...] Tun und Lassen werden – nicht nur im alltäglichen Sprachgebrauch – oft zusammen genannt. Darin zeigt sich vermutlich auch die Erfahrung, dass eine schuldhafte Tat meist lange vorher durch Unterlassungen beginnt und dass wir vermutlich mehr durch Unterlassen als durch Tun schuldig werden."[293]

Die Unsicherheit bei der Benutzung des Begriffes „Euthanasie" hat den Nationalen Ethikrat veranlasst, die adjektivische Einteilung zu verwerfen, wobei eine Sicherheit im Umgang mit den Bezeichnungen „Euthanasie" und „Sterbehilfe" dadurch noch lange nicht gewährleistet ist.

Wichtig bleibt, dass im Zusammenhang mit „Euthanasie" der Tod eines Menschen eine Erleichterung, eine Erlösung, in jedem Fall einen positiven Aspekt auszudrücken in der Lage sein sollte,

> „[…] weil wir als gesichert voraussetzen, daß es bei Euthanasie der Tod selbst ist, der dem Sterbenden zugute kommen muß, nicht nur die Weise des Sterbens.
>
> Stellen wir also nachdrücklich fest, daß wir, wenn wir über Euthanasie sprechen, über den Tod als ein gutes und glückliches Ereignis für denjenigen reden, der stirbt. Diese Festlegung folgt der Etymologie, deckt sich aber nicht ganz mit dem gegenwärtigen Gebrauch, der eher durch die Bedingung repräsentiert würde, daß der Tod *kein Übel*, als daß er *ein Gut* sein sollte."[294]

---

293 Virt, Günter „Leben bis zum Ende – Zur Ethik des Sterbens und des Todes" Innsbruck / Wien 1998, S. 34 f.

294 Foot, Philippa „Euthanasie" in: Leist, Anton [Hrsg.] „Um Leben und Tod" Frankfurt am Main 1990, S. 285 f.

4 Würde und Lebensqualität

Die Begriffe „Würde" und „Lebensqualität", die in besonderer Weise am Ende des Lebens eine bewusste Rolle spielen sollten, werden von Medizinern auch häufig in diesem Zusammenhang verwendet. Bei genauerem Nachfragen stellte sich jedoch bis vor kurzem noch schnell heraus, dass keine genauen Definitionen genannt werden konnten. Der Begriff der „Würde" wurde gerne mit dem der „Lebensqualität" gleichgesetzt und, wie bei öffentlichen Diskussionen zu diesem Thema sehr oft beobachtet, auf Nachfrage in der Bedeutung von „Schmerzfreiheit" umschrieben. Sowohl bei Vortragsveranstaltungen als auch bei Podiumsdiskussionen wurde von Medizinern auf Nachfrage stets allein mit dem Begriff „Schmerzfreiheit" für die Lebensqualität argumentiert; Lebensqualität ersetzte in mündlichen Erklärungen bei allen Erläuterungen den Begriff der Würde.

4.1 Würde

4.1.1 Würde in Bezug auf den Sterbeprozess

In der Öffentlichkeit verbindet man oft den Aufenthalt von Kranken mit infauster Prognose mit dem unangenehmen Anblick von Patienten auf Intensivstationen, der häufig mit einer für den Laien nicht zu überschauenden Anzahl von Schläuchen und Apparaten gefüllt ist. Dieser Anblick verleitet zu der Bewertung, dass ein Sterben in solcher Situation „unwürdig" sei. Medizinische Vorrichtungen wie Schläuche und Apparate dienen jedoch in erster Linie dazu, dem Patienten, auch wenn keine Heilungsaussichten mehr bestehen, die Schmerzen zu nehmen und möglichst große Schmerzfreiheit zu gewährleisten. Obgleich beispielsweise Beatmungsgeräte sowie Perfusoren und Infusomaten (Geräte, die zur kontinuierlichen Zuleitung von Medikamenten über Venenkatheder verwendet werden) zur Linderung der Schmerzen eingesetzt werden und somit eigentlich für Schmerzfreiheit in der Praxis stehen, werden diese medizinischen Hilfsmittel als Symbole für so genanntes „unwürdiges" Sterben betrachtet. Zu beachten ist, dass hierbei die subjektive Sicht des Beobachters, der beim Sterbeprozess nicht Protagonist ist, als solcher aber in vielen Beschreibungen gesehen wird, berücksichtigt wird. Vielmehr sollte in erster Linie auf die Situation des Sterbenden selbst geblickt werden.

> „Ich habe nur selten Würde beim Sterben erlebt. Gewiß, die Überlebenden reden gern davon, wer aber genauer hinschaue, bemerke – so Nuland unter Berufung auf das Zeugnis eines jungen Mannes, der seinen an Aids verstorbenen Freund bis zum Tod begleitete –, daß Würde für den Sterbenden belanglos und nur für die Überlebenden, die nicht schlecht von sich denken möchten (schließlich hätten sie ja alles getan, in ihren Bemü hungen um die dignitas hominis im Zeichen des Todes), bedeutungsvoll sei."[295]

Unwürdig fühlt sich ein Patient in einer für ihn unerträglichen Situation. Diese zu beurteilen liegt ausschließlich in seiner eigenen Kompetenz. Unerträglichkeit wird zum subjektiven Wert, der allein für den Betroffenen Gültigkeit besitzt. Wenn Angehörige, Pflegepersonal oder Ärzte eine Situation des Patienten für unerträglich oder unwürdig erklären, bezieht sich diese Unerträglichkeit meistens auf ihr eigenes, subjektives Empfinden, das nicht mit dem des Patienten übereinstimmen muss.[296]

Ist die Bezeichnung „unwürdig" in diesem Fall mit dem Begriff „unmenschlich" gleichzusetzen? In der Literatur wird der Begriff der Würde – in Zusammenhang mit der Definition des Personbegriffs – primär auf die embryonale Phase des Lebens, aktuell in Verbindung mit der Stammzellenforschung, im juristischen oder moralischen Sinn mit der Bedeutung für den Lebensschutz aufgefasst, seltener im Blick auf das Sterben. Besonders durch die Debatten zur Bioethik, hier mit Schwerpunkt auf die derzeit aktuelle Stammzellen-Diskussion, wird dem Terminus „Würde" in Bezug auf menschliches Leben besondere Aufmerksamkeit geschenkt.

4.1.2 Würde und Euthanasie

Was den Bezug zu Tod und Sterben betrifft, findet sich nach kurzen Beschreibungen zu Lebensqualität und Schmerzfreiheit immer ein schneller Weg zur Argumentation Pro und Contra „Euthanasie" im Sinn einer aktiven Sterbehilfe. Im Zusammenhang mit der Euthanasie-Debatte wird der Begriff der Würde, oft auch in adjektivischer Formulierung (vom *menschenwürdigen* Sterben, vom *würdigen* Tod), häufig benutzt, ohne mit einem erklärten Sinn, mit Inhalt gefüllt zu werden.

Cicely Saunders, die sich für die Hospizbewegung und Palliativmedizin besonders engagiert hat,[297] stellt schon in ihrer Schrift zur Betreuung und medizinischen Behandlung todkranker Menschen fest, dass sich der Begriff der Würde in Zusammenhang mit dem Sterben als wenig hilfreich erweist. In ihrem Kapitel „In Würde sterben" bezieht sie sich jedoch auf die Diskussion um Euthanasie, d.h. auf die Frage, ob eine aktive Sterbehilfe zuzulassen sei oder nicht. Vom Gebrauch dieses Terminus rät sie allerdings ab.

> „Vanderpool und andere kamen zu dem Schluß, daß der Ausdruck « In Würde sterben » zwar äußerst populär ist, aber auf so unterschiedliche Weise interpretiert werden kann, daß man ihn besser vermeiden sollte."[298]

---

295 Jens, Walter / Küng, Hans „Menschenwürdig sterben – Ein Plädoyer für Selbstverantwortung" München 1995 S. 116.
Die Autoren beziehen sich in dieser Textpassage auf: Nuland, S.B. „How we die" New York 1993 deutsch: „Wie wir sterben – Ein Ende in Würde?" München 1994 S. 28

296 Vgl. Husebø, S. / Klaschik, E. „Palliativmedizin" Berlin, Heidelberg 2000, S. 89

297 Beachte hier Kapitel 2 dieser Arbeit zur Geschichte der Hospize und der Palliativmedizin

298 Saunders, Cicely / Baines, Mary „Leben mit dem Sterben" Bern, Göttingen, Toronto 1991, S. 6. Die Autoren beziehen sich hier auf eine Arbeit Vanderpools von 1978:

Kritisch im Umgang mit dem Begriff der Würde erweist sich eine Mehrdeutigkeit, die jeweils eine Form von Euthanasie zur Grundlage hat.

> „1. Daß das Individuum prinzipiell die Freiheit haben sollte, selbst über den Zeitpunkt des Todes zu bestimmen, folglich also auch das Recht haben sollte, dabei von der Medizin entsprechende Hilfestellung zu bekommen, es sei denn, sein Recht stünde in Konflikt mit den Interessen der Allgemeinheit.“[299]

Hier steht, durch die Freiheit des Patienten begründet, die aktive Sterbehilfe im Vordergrund.

> „2. Daß ein Arzt – die Einwilligung des Patienten vorausgesetzt – die Freiheit haben sollte, das Leben des Patienten zu beenden, und zwar besonders in solchen Fällen (falls es sie überhaupt gibt), in denen es medizinisch unmöglich ist, den Schmerz zu kontrollieren.“[300]

Bei dieser Aussage sind sich die Autorinnen einig, dass es sich um ein Anstreben der aktiven Euthanasie in nur einem begrenzten Maß handelt.

> „3. Daß (a) ein todkranker Patient nicht belastenden Handlungen unterworfen werden sollte, die ihn ohnehin nicht wieder gesund machen können; und daß (b) ein Arzt Medikamente zur Schmerzkontrolle auch unter dem Risiko einsetzen sollte, daß sie das Leben des Patienten verkürzen könnten.“[301]

Konsequent kommen Saunders und Baines zu dem Schluss, der schon 1975 vom Church Information Office veröffentlicht wurde:

Vanderpool, Harold Y. „The ethics of terminal care" J. Am. Med. Assoc. 239, 850

299 Saunders, Cicely / Baines, Mary „Leben mit dem Sterben“ Bern, Göttingen, Toronto 1991, S. 6 f.

300 Ebd., S. 7

301 Ebd., vgl. zu diesem Thema auch Gian Domenico Borasio „Wie, wo und wann dürfen wir sterben?“ in: Vossenkuhl, Wilhelm [Hrsg.] „Ecce Homo! Menschenbild – Menschenbilder“ Stuttgart 2009, S. 109: „Das Konstrukt der so genannten ‚indirekten' Sterbehilfe [...] ist zudem nach den neuesten wissenschaftlichen Untersuchungen bei korrekter Medikamentengabe auf wenige Ausnahmefälle beschränkt. [...] Hierzu gibt es sehr gute wissenschaftliche Daten, die 2003 von Nigel Sykes und Andrew Thorns zusammengefasst worden sind. Die Autoren haben eine Metaanalyse von 17 verschiedenen, publizierten Studien durchgeführt, die eine Gesamtheit von über 3.000 verstorbenen Patienten umfassten. Es gab bei jeder einzelnen Studie wie auch bei der Gesamtheit der Studien keinen Hinweis auf eine Lebensverkürzung durch zum Teil sehr hohe Dosierungen von Opioiden (zum Beispiel Morphin) oder Sedativa (zum Beispiel Benzodiazepine) in der letzten Lebensphase. In einer Studie gab es sogar Hinweise auf eine Lebensverlängerung durch eine medizinisch indizierte Sedierung am Lebensende. Das ist auch unsere Erfahrung in der palliativmedizinischen Praxis. Es ist nachvollziehbar, dass ein Mensch, der, aus welchen Gründen auch immer, sehr stark leidet und durch entsprechende Medikamente eine Linderung erfährt, im Zweifelsfall eher etwas länger lebt und nicht kürzer.“

> „Ein Ausdruck, der so unterschiedliche Interpretationen zuläßt, ist für eine ernsthafte Diskussion im Kontext dieser komplexen Thematik ungeeignet."[302]

Mittlerweile sind in der Literatur zur Palliativmedizin immer häufiger genauere Beschreibungen für die „Würde beim Sterben" zu beobachten. An oberster Stelle findet sich weiterhin die medizinische Maßnahme, ein höchstmögliches Niveau an Schmerzfreiheit zu erreichen.

Der Sterbebeistand in Form von Kommunikation und menschlicher Zuwendung hat auch bei der Definition vom „würdigen Sterben" - nicht zuletzt durch die Entwicklung von Hospizbewegung und Palliativmedizin - in den letzten Jahren nach und nach breiteren Raum gefunden.

4.1.3 Probleme der Definition des Begriffs „Würde"

Was aber der Begriff der „Würde" eigentlich bedeutet, darüber ist keine exakte Auskunft zu erhalten. Es handelt sich wie bei anderen bisher besprochenen Bezeichnungen wie Tod, Sterben (wann endet das Sterben, wann beginnt der Tod?), Euthanasie, Sterbehilfe u.a. um interpretierbare und dadurch relativ ungenaue Benennungen.

Gerade in Bezug auf neue biologische und medizinische Entwicklungen stellt sich immer häufiger und dringender die Frage nach einer exakteren Beschreibung des Begriffes „Menschenwürde". Der Begriff selbst suggeriert zunächst Klarheit in Bezug auf die Grenze der Schutzwürdigkeit menschlichen Lebens. Bei genauer Sicht ist jedoch festzustellen, dass der Begriff inflationär gehandhabt wird und offensichtlich nicht konkret genug ist, in Zweifelsfällen zu moralischen Fragen wirklichkeitsnahe Antworten anbieten zu können.[303] Die Problematik des Begriffes wird direkter angesprochen von Sylvia Brathuhn, die sich mehr mit dem Lebensende auseinandersetzt als Holderegger, der sich in oben zitierter Literatur eher auf das Problem der Bioethik zum Lebensbeginn bezieht.

Beachtet man den Begriff der „Menschenwürde" angefangen beim Gebrauch in Art. 1 unseres Grundgesetzes bis hin zu seinen vielfältigen Verwendungen sowohl im populären medialen als auch im wissenschaftlichen Bereich jedweder Fakultät, so ist festzustellen, dass er durch diesen häufigen Gebrauch einen Konturenverlust erleidet. Dieser Konturenverlust eröffnet viele Möglichkeiten, diesen Terminus differenten Lebens- und Weltanschauungen anpassen zu wollen. Auf der anderen Seite birgt eine zu häufige Verwendung die Gefahr, dem Begriff einen Konsens über

---

302 Saunders, Cicely / Baines, Mary „Leben mit dem Sterben" Bern, Göttingen, Toronto 1991, S. 7. Bei dieser Textstelle wird verwiesen auf: Church Information Office (1975) „On dying well – an Anglican contribution to the debate on euthanasia"

303 Vgl. Holderegger, Adrian „Grundlagen der Moral und der Anspruch des Lebens – Themen der Lebensethik" Freiburg i. Br., Freiburg /Schweiz / Wien 1995, S. 139

den essentiellen Gehalt dieses Wortes von vornherein abzusprechen.[304] Einen Ansatz, dieser Problematik entgegenzuwirken, bietet die Unterscheidung von kontingenter und inhärenter Menschenwürde.

„Es gibt drei Formen der kontingenten Menschenwürde

1. die ästhetische Würde (Beisp.: Berge oder Kathedralen werden als würdevoll bezeichnet)
2. die soziale Würde (Beisp.: richterliche Würde oder Würde des Bischofs)
3. die expressive Würde (Beisp.: Eine Person verhält sich würdevoll oder eine Person bringt in ihrem Verhalten eine Würde zum Ausdruck

die von der inhärenten Menschenwürde differenziert werden.
Die Gemeinsamkeiten dieser drei Formen bestehen darin,

a. dass in allen drei Formen die Würde ungleich verteilt ist, d.h. nur einige Menschen besitzen sie in unterschiedlichem Maß,
b. dass die Würde in allen drei Formen transitorisch ist, d.h. man kann sie sich im Verlauf des Lebens aneignen, wieder verlieren und wieder aneignen und
c. dass der Respekt der Hochschätzung hier zugeordnet ist.

Der Unterschied zur inhärenten Würde liegt darin,

a. dass sie allen Menschen zukommt,
b. dass sie weder verloren noch angeeignet werden kann und
c. dass der Respekt der moralischen Rücksicht hier zugeordnet wird.“[305]

Grimms Wörterbuch erkennt vier unterschiedliche Bedeutungen des Begriffs „Würde“.

Zunächst wird er als Bezeichnung für den Stand, das Amt oder den Rang einer Person und für das damit verbundene Ansehen verwendet. Ebenso wird eine frühe Bedeutung im Sinne von „Verdienst“ nachgewiesen. Von seinem eigentlichen Gehalt, nämlich „Wert“ / „wert sein“ setzt sich „Würde“ ab.

„im vorstellungsbereich des wert seins, der werthaftigkeit und werthaltigkeit tritt *würde* in deutliche konkurrenz zum worte *wert* selber, wenn auch nicht so ausgeprägt, wie entsprechendes für das verhältnis der adjektiva *würdig* und *wert* gilt.“[306]

Der personale Wert erhält hier eine besondere Bedeutung.

„*würde* benennt hier vor allem personale werte, und zwar die im wesen einer person selbst begründete oder bestimmten menschlichen eigenschaften leistungen eignende vortrefflichkeit, nicht aber [...] aus der umwelt zugesprochene äuszere ehre und geltung.“[307]

---

304 Brathuhn, Sylvia „Lernen, mit dem Tod zu leben“ Osnabrück 1999, S. 85

305 Bundesamt für Umwelt, Wald und Landschaft (BUWAL) [Hrsg.] „Was heißt Würde der Kreatur?“ Schriftenreihe Umwelt Nr. 294 „Ethik“, Bern 1997

306 Grimm, Jakob u. Wilhelm „Deutsches Wörterbuch“ Bd. 30 = Bd. 14 Abt. 2. (Wilb – Ysop) Nachdruck der Erstausgabe 1960, München 1984, Sp. 2073

307 Ebd., Sp. 2073

Zu guter Letzt wird „Würde" als persönlich auf den Menschen bezogener Wert seit dem 18. Jahrhundert identifiziert.

> „*würde* als wesen und gehalt wie als maszstab und innere norm des seins und handelns. [...] persönlich bezogen als jenes sein und jener habitus geistig und sittlich autonomer wesen [...] im sprachgebrauch der aufklärung und ihres menschenbildes *würde des menschen, der menschheit* u. ä., auf die menschheit als gattung bezogen, zunächst als bezeichnung des hohen ranges und wertes, die dem menschen als vernunftbegabtem wesen in der stufenordnung der geschöpfe zukommen."[308]

Es wird auch auf die „dignitas hominis" des Pico della Mirandola[309] verwiesen. Der lateinische Ausdruck „dignitas" wird in der aktuellen Literatur oft verwendet, wenn auf die Menschenwürde in Zusammenhang mit bio- oder medizinethischen Themen Bezug genommen wird.

4.1.4 Historischer Abriss des Würdebegriffes

4.1.4.1 Die Antike

Der Begriff der Würde in der Bedeutung der römischen „dignitas" besteht im antiken Griechenland nicht. Die Wörter „time" („τῑμή"), „axia" („ἀξία") und „axioma" („ἀξιόμα") waren Ausdruck für moralische Verdienste und Leistungen.[310]

Im antiken Rom bezog sich Würde auf die politische und soziale Stellung; „dignitas" ist hier eher mit „Prestige" denn mit „Ehre" zu übersetzen.

Nach Ansicht Ciceros (106 – 43 v. Chr.), der zum einen dem Menschen aufgrund seines erworbenen sozialen Ranges Würde zuspricht, liegt andererseits aber auch eine grundsätzliche Würde vor, weil der Mensch durch die Fähigkeit zur Willensbildung, des Denkens und der Teilhabe an der Möglichkeit der Vernunft eine herausragende Stellung im Kosmos innehat. Hiermit äußert Cicero zum ersten Mal „Würde" als ein dem Menschen zutreffendes Wesensmerkmal. „Menschenwürde" bedeutet demnach zwar Anspruch, stärker aber auch sittlich verpflichtende Aufga-

---

308 Ebd., Sp. 2077

309 Ein Schlüsselwerk der Epoche der Renaissance, in der sich mit dem Begriff der Menschenwürde auseinandergesetzt wird, ist „De Dignitate Hominis" („Über die Würde des Menschen"), eine berühmte Rede von Giovanni Pico della Mirandola von 1487. Pleschberger, Sabine „Nur nicht zur Last fallen" Freiburg i. Br. 2005, S. 23: „Demnach unterscheidet sich der Mensch von den übrigen Lebewesen dadurch, dass er nicht an ein vorher bestimmtes Gesetz gebunden ist, sondern die Art und Weise seiner Existenz in freier und bewusster Wahl bestimmen kann. [...] Pico della Mirandolas Verständnis von Würde gründete daher auf der Freiheit des Menschen. [...] Da die für das christliche Menschenwürdeverständnis konstitutive Gottesebenbildlichkeit von ihm eher als Ziel des freien Menschen betrachtet wurde, gelten Pico della Mirandolas Ausführungen als wichtiger Schritt in Richtung eines neuzeitlichen Würdeverständnisses."

310 Zur Geschichte des Würdebegriffes beachte: Pleschberger, Sabine „Nur nicht zur Last fallen" Freiburg i. Br. 2005, S. 20 ff.

be. Dadurch bleibt Cicero der „Dignitas-Idee“ verhaftet, der Übergang von einer politischen zu einer inneren Würde wurde – wenngleich nur ansatzweise – jedoch bei Cicero vollzogen.[311]

Auch im grimmschen Wörterbuch wird auf die Differenz zwischen individueller Würde und der Würde der Menschheit hingewiesen, wobei die Bezeichnung im Lauf der Zeit doch eher zur persönlichen Variante tendiert.

> „in der vorstellung einer der gattung wie dem individuum zugesprochenen *würde* tritt von anfang an ein moment hervor, das den jungen gebrauch des wortes in den verschiedensten zusammenhängen immer spezifischer bestimmt: *würde* als eigenschaft und innerer besitz ist zugleich verbindliche norm des handelns, und in dieser eigenschaft voraussetzung der persönlichen selbstachtung, des selbstgefühls, der persönlichkeit überhaupt“[312]

4.1.4.2 Das Christentum

Das Christentum nimmt selbstverständlich bei den Fragen zur Würde des Menschen schon in früher Zeit seinen Einfluss. In erster Linie spielt die Gottesebenbildlichkeit eine entscheidende Rolle, was immer wiederkehrend in den Überlegungen zum Begriff der Würde zu finden ist. Die Gottesebenbildlichkeit ist allerdings bereits bei Cicero, also schon in vorchristlicher Zeit, zu beobachten.

> „Die Seele des Menschen wurde von Gott gezeugt. [...] Der Mensch hat eine Sohnesverwandtschaft mit Gott. Mit ihm hat er die Tugend gemein. Tugend ist aber nichts anderes als die vollkommene und zur höchsten Stufe gebrachte Natur. Der Mensch hat also eine Ähnlichkeit mit Gott.“[313]

Ebenso wird in Ovids (43 v. Chr. – 17 n. Chr.) Schöpfungsgeschichte die Gottesebenbildlichkeit genannt, weil Prometheus den Menschen aus Erde und Wasser schuf, und zwar nach dem Bild der Götter.[314]

Der Begriff „dignitas“ findet sich beim Kirchenlehrer Augustinus (357 – 430) im Sinn von Menschenwürde bereits in der allegorischen Bedeutung, dass das Gewand, das der Vater seinem wiedergekehrten verlorenen Sohn anlegt, als die Erneuerung der Würde zu betrachten ist, die Adam durch den Sündenfall verloren hat.

Auch Papst Leo der Große (440 – 461), der immer wieder auf die „dignitas“ zu sprechen kam, sieht schon in der Gottesebenbildlichkeit die wichtigste Grundlage der Menschenwürde. Sogar das die Würde betreffende Opfergebet im Ritus der katholischen Messfeier stammt wahrscheinlich von diesem Papst.

---

311 Vgl. ebd., S. 21

312 Grimm, Jakob u. Wilhelm „Deutsches Wörterbuch“ Bd. 30 = Bd. 14 Abt. 2. (Wilb – Ysop) Nachdruck der Erstausgabe 1960, München 1984, Sp. 2079

313 Cicero (leg. 1,24) hier zitiert nach: Pöschl, Viktor „Der Begriff der Würde im antiken Rom und später“ [Sitzungsberichte der Heidelberger Akademie der Wissenschaften/Jahrgang 1989/Bericht 3] Heidelberg 1989 S.42

314 Vgl. ebd.

> „Durch die Erschaffung des Menschen wurde ihm Würde verliehen, durch den Sündenfall wurde sie verloren, durch die Menschwerdung Christi wiederhergestellt, und noch heute heißt es im Opfergebet der Messe: ‚Gott, der du die Würde der menschlichen Substanz begründet hast' (*Deus qui humanae substantiae dignitatem mirabiliter condidisti*)"[315]

Christliche Denker des Mittelalters wie Anselm von Canterbury (um 1033-1109), Bernard von Clairvaux (um 1090–1153), Albertus Magnus (um 1200–1280) und Bonaventura (1221– 1275) sehen ebenfalls die Gottesebenbildlichkeit als primäre Grundlage der Menschenwürde.

Dabei spielt sowohl die Erschaffung des Menschen nach Gottes Ebenbild eine ebenso bedeutende Rolle, wie die Menschwerdung Gottes im christlichen Glauben.

Willensfreiheit und Vernunft, die u.a. den Menschen als intellektuelles Wesen auszeichnen, heben den Menschen in der Natur hervor und gehören somit zu den Attributen, die eine Würde als besondere Wertbedeutung begründen.

> „Die Würde war verpflichtende Gabe Gottes und sollte den Menschen an seine Abhängigkeit von Gott im gleichen Augenblick erinnern, wo er sich eben dank dieser Würde über alle anderen Wesen gestellt sah."[316]

4.1.4.3 Der Begriff „Person" und Bedeutung von Würde

Bei dem Aspekt, dass der Mensch über alle anderen Wesen gestellt sei, gewinnt der Begriff der Person für die Überlegungen zur menschlichen Würde an Bedeutung. Auch hierüber gibt es sehr unterschiedliche Auffassungen, nicht nur, wie die Bezeichnung „Person" definiert sein und dementsprechend ihr gegenüber gehandelt werden sollte.

Vom lateinischen Wort „persona" mit der Bedeutung „Maske" herstammend, wurde der Begriff in der Antike der Schauspielersprache zugeordnet. Mit „personare" (durchtönen) deutete man auf das Sprechen durch die in der Antike übliche

---

315 Brunner, Otto [Hrsg.] „Geschichtliche Grundbegriffe – historisches Lexikon zur politisch-sozialen Sprache in Deutschland" Bd. 7 Stuttgart 2004, S. 644 f. Vgl. auch: Pöschl, Viktor „Der Begriff der Würde im antiken Rom und später" [Sitzungsberichte der Heidelberger Akademie der Wissenschaften, Jahrgang 1989, Bericht 3] Heidelberg 1989 S. 48: „Das Gebet der Messe ging auf ein altes Weihnachtsgebet zurück, das sich in verschiedenen Sakramentarien findet, so in der ältesten Gebetssammlung der Westkirche, dem Sacramentarium Leonianum, das im 18. Jahrhundert so genannt wurde, weil man glaubte, es sei von Papst Leo d. Gr. (440-461) verfaßt worden. Lietzmann datierte es auf Grund äußerer Indizien in die erste Hälfte des 6. Jh. Das schließt nicht aus, daß es ältere Gebete enthält; ich halte es für wahrscheinlich, daß das Gebet der Messe wirklich auf Leo zurückgeht, denn bei ihm finden wir immer wieder den Begriff der dignitas, und zwar gerade im Zusammenhang mit dem Weihnachtsfest, das die Menschwerdung Christi feiert. In seinen Predigten, insbesondere den Weihnachtspredigten, bietet Leo die frühesten christlichen Belege von dignitas im Sinne von Menschenwürde auf der lateinischen Seite […]"

316 Brunner, Otto [Hrsg.] „Geschichtliche Grundbegriffe – historisches Lexikon zur politisch-sozialen Sprache in Deutschland" Bd. 7 Stuttgart 2004, S. 648

Schauspielermaske. In übertragenem Sinn entwickelten sich weitergehende Bedeutungen wie „Maske des Schauspielers" oder „Rolle, die durch die Maske dargestellt wird." Somit bezeichnete der ursprüngliche Begriff „persona" die Rollenidentität des Menschen.[317]

Tertullian (um 150 – um 230), der als Vater des Kirchenlateins gilt, wird als Urheber der trinitarischen Formulierung von „drei Personen, eine Substanz" („tres personae – una substantia") angesehen und hat somit den Begriff der Person in die christliche Dogmatik eingeführt. Im Lauf der Zeit wurde, durch den Gedanken berücksichtigt, dass Christus Gott *und* Mensch war, die Vernunftbegabung und Selbstverantwortlichkeit in die Beschreibung des Personenbegriffs integriert.

Boethius (um 478 – um 525), spätantiker christlicher Philosoph entwickelte im 6. Jahrhundert eine klassische Definition:

> „Wenn sich Person nur bei Substanzen findet, und zwar nur bei vernunftbegabten, wenn außerdem alle Substanz eine Natur ist, wenn schließlich Person nicht in Allgemeinbegriffen, sondern nur in Einzelwesen enthalten ist, dann ist die Definition der Person gefunden: Person ist die individuelle Substanz einer rationalen Natur."[318]

Diese Definition bezeichnet die Person

> „[…] als vernunftbegabtes Individuum, als Individualität, der eine besondere Würde zu eigen ist, und ist der ursprünglichen und übertragenen Bedeutung der Person im Sinne von ‚Rolle' gewissermaßen entgegengesetzt. Der Begriff beinhaltet nun nicht mehr die Bedeutung der Rollenidentität, sondern die Einmaligkeit des Individuums."[319]

Thomas von Aquin folgte der Definition des Boethius und verband den Begriff der Würde mit dem der Person bedingungslos.

Attribute wie Freiheit, Selbstbewusstsein, Selbstbestimmung fanden im Lauf der Zeit Eingang in die Bestimmung des Personenbegriffs.

Als Wegbereiter eines neuen Verständnisses für die Menschenwürde gilt Blaise Pascal (1623 - 1662), der als ein Verfechter tiefer christlicher Ethik angesehen wird. Trotz dieses Ansehens war er es, welcher der Würdeidee aus ihrer religiös-metaphysischen Verankerung herauszulösen half, indem er die Würde einzig im Denken des Menschen verankerte.

Pascals Zeitgenosse, der deutsche Naturrechtsphilosoph Samuel Pufendorf (1632 – 1694) führte den zentralen Begriff des Denkens mit Mirandolas zentralem Begriff der Freiheit zum Verständnis der Menschenwürde zusammen.

4.1.4.3.1 Der besondere Einfluss Immanuel Kants

Herausragend ist jedoch der Einfluss Immanuel Kants (1724 – 1804), der die Bedeutung der Würde an die menschliche Vernunft bindet. Vernunft, von Kant als die

317 Vgl. hierzu das Kapitel „Der Personenbegriff" in: Brathuhn, Sylvia „Lernen, mit dem Tod zu leben" Osnabrück 1999, S. 70 ff.

318 Ritter, Joachim [Hrsg.] „Historisches Wörterbuch der Philosophie (HWPh) Bd. 7, Basel 1989, S. 291

319 Brathuhn, Sylvia „Lernen, mit dem Tod zu leben" Osnabrück 1999, S. 72

Fähigkeit zu moralischer Selbstbestimmung charakterisiert, ermöglicht autonomes Handeln und stellt sich somit als sittlich gebundene Freiheit dar. Diese Freiheit ist nach Kant ein Recht, dass dem Menschen allein aufgrund seiner Geburt zusteht und bedeutet die Fähigkeit, dass der Mensch sich in der Lage befindet, sein moralisches Handeln selbst zu bestimmen.

> „In der Selbstgesetzgebung des autonomen Willens ist somit für Kant die Würde des Menschen verankert.“[320]

Immanuel Kant, auf den sich auch in der aktuellen Diskussion um die Würde des Menschen am Lebensende häufig bezogen wird, definiert die Person über die Fähigkeit, sich seines Ichs bewusst sein zu können.

> „Daß der Mensch in seiner Vorstellung das Ich haben kann, erhebt ihn unendlich über alle andere auf Erden lebende Wesen. Dadurch ist er eine Person und, vermöge der Einheit des Bewußtseins, bei allen Veränderungen, die ihm zustoßen mögen, eine und dieselbe Person, d. i. ein von Sachen, dergleichen die vernunftlosen Tiere sind, mit denen man nach Belieben schalten und walten kann, durch Rang und Würde ganz unterschiedenes Wesen.“[321]

Unter ethischem Aspekt ist die Person bei Kant definiert als

> „[...] dasjenige Subjekt, dessen Handlungen einer Zurechnung fähig sind. Die moralische Persönlichkeit ist also nichts anderes, als die Freiheit eines vernünftigen Wesens unter moralischen Gesetzen (die psychologische aber bloß das Vermögen, sich seiner selbst in den verschiedenen Zuständen, der Identität seines Daseins bewußt zu werden), woraus dann folgt, daß eine Person keinen anderen Gesetzen als denen, die sie (entweder allein oder wenigstens zugleich mit anderen) sich selbst gibt, unterworfen ist.“[322]

Hier wird der Begriff der Freiheit in Zusammenhang mit dem Personenbegriff gebracht. Eingeschränkt sowohl als die „Freiheit eines vernünftigen Wesens“ als auch „unter moralischen Gesetzen“ bedeutet Personsein für Kant Zweck-an-sich-selbst-Sein, in Gegensatz zu Sachen, die nur Mittel sind und somit ihr relativer Wert dem absoluten Wert des Menschen gegenübersteht.

> „Die Wesen, deren Dasein zwar nicht auf unserm Willen, sondern der Natur beruht, haben dennoch, wenn sie vernunftlose Wesen sind, nur einen relativen Wert, als Mittel, und heißen daher Sachen, dagegen vernünftige Wesen Person genannt werden, weil ihre Natur sie schon als Zwecke an sich selbst, d. i. als etwas, das nicht bloß als Mittel gebraucht werden darf, auszeichnet, mithin so fern alle Willkür einschränkt (und ein Gegenstand der Achtung ist).“[323]

---

320 Pleschberger, Sabine „Nur nicht zur Last fallen“ Freiburg i. Br. 2005, S. 24

321 Kant, Immanuel Schriften zur Anthropologie, Geschichtsphilosophie Politik und Pädagogik“ Werke in 6 Bänden hrsg. von Weischedel, Wilhelm Darmstadt 1998, Bd. 6, S. 407

322 Kant, Immanuel „Grundlegung zur Metaphysik der Sitten“ Werksausgabe Bd. 8 hrsg. von Weischedel, Wilhelm Wiesbaden 1977, S. 329

323 Kant, Immanuel „Grundlegung zur Metaphysik der Sitten“ Werksausgabe Bd. 7 hrsg. von Weischedel, Wilhelm Wiesbaden 1977, S. 60

Dieser Kernpunkt kantscher Sittenlehre hat sich in der Beurteilung zum Umgang mit Sterbenden und bei der Definition eines „würdigen Todes“, womit ja immer ein „würdiges Sterben“ als Bestandteil des Lebens gemeint ist, durchgesetzt und bis heute in der Praxis der Palliativmedizin und Hospizarbeit erhalten.

> „Es ist diese Selbstzwecklichkeit der Person, welche die eigentliche Würde konstituiert. Würde hat die Person in ihrer bloßen Existenz unabhängig davon, in welcher Lebenssituation sie sich befindet [...] Auch der Sterbende in seiner veränderten Lage ist sich Selbstzweck, sein Dasein hat unbedingten Wert.“[324]

Es wird hier die ethische Forderung Kants ersichtlich, die im praktischen Imperativ formuliert auch auf den Sterbenden (selbstverständlich, denn er ist ja ein Lebender) anzuwenden ist, nämlich so zu handeln,

> „[...] daß du die Menschheit sowohl in deiner Person, als in der Person eines jeden andern jederzeit zugleich als Zweck, niemals bloß als Mittel brauchst.“[325]

4.1.4.4 Die Entwicklung bis heute

Über den Begriff der Person und der personalen Würde wurde selbstverständlich auch nach Kant weiterhin viel diskutiert, bestimmt und bis heute nichts Definitives entschieden, weil diese Begriffe einer steten Entwicklung unterliegen.

Eine Zäsur, wie in vielen anderen ethischen Fragen auch, schuf hier der Nationalsozialismus,

> „[...] wo von einem universalen Menschenwürdekonzept Abstand genommen wurde, und Würde an definierte Kriterien und Leistungsmerkmale geknüpft und mit konkreten Rechten verbunden wurde.“[326]

Primärer Anlass nach dem Zweiten Weltkrieg für die Diskussion über die Menschenwürde war vor allem die Bestimmung, wie sie in Artikel 1 der Deutschen Verfassung (und auch in anderen Verfassungen) sowie auf der Europäischen Ebene benutzt wird bzw. angewandt werden sollte.[327]

In Bezug auf die bio- und medizinethische Diskussion wurden im Lauf der letzten Zeit etliche Versuche unternommen, den Begriff der Person und der Würde detaillierter zu beschreiben. Besonderes Aufsehen erregte der australische Philosoph Peter Singer mit seiner Bestimmung des Personenbegriffs.[328] Er verstand unter Person ein autonomes, selbstbewusstes und zu rationaler Handlung fähiges We-

---

324 Brathuhn, Sylvia „Lernen, mit dem Tod zu leben“ Osnabrück 1999, S. 75

325 Kant, Immanuel „Grundlegung zur Metaphysik der Sitten“ Werksausgabe Bd. 7 hrsg. von Weischedel, Wilhelm Wiesbaden 1977, S. 61

326 Pleschberger, Sabine „Nur nicht zur Last fallen“ Freiburg i. Br. 2005, S. 25

327 Im Kommentar zum Grundgesetz wird die Menschenwürde als „oberster Wert“ bezeichnet. „Mit der Menschenwürde ist der soziale Wert- und Achtungsanspruch gemeint, der dem Menschen wegen seines Menschseins zukommt.“ Siehe: „Grundgesetz für die Bundesrepublik Deutschland“ kommentiert von Jarras, Hans / Peroth, Bodo München 1995, S.38

328 Vgl. hierzu: Singer, Peter „Praktische Ethik“ Stuttgart 1994

sen. Diese Formulierung verhindert jedoch schon im Ansatz die Möglichkeit, Embryonen, Kleinkinder, geistig Schwerbehinderte, irreversibel Komatöse und in häufigen Situationen auch Sterbende als Personen anzuerkennen, denen eine konkrete Würde aufgrund ihres grundsätzlichen Menschseins zusteht.

> „Ein medizinisches und pflegerisches Handeln, das sich diesem Personbegriff zuwendet, steht in Gefahr, dem Menschen, bei dem die spezifischen Signaturen menschlichen Lebens ausgefallen sind, eine der Würde dieses Menschen entsprechende Behandlung und Pflege abzusprechen."[329]

Einigkeit besteht beim Begriff der Würde mittlerweile, dass er für alle Menschen gilt. Beim Umgang mit Sterbenden hat sich grundsätzlich die Ansicht zur Menschenwürde Immanuel Kants bis heute in der Praxis der Palliativmedizin und Hospizarbeit etabliert.

4.1.5 Was bedeutet „menschenwürdiges Sterben"?

Was bedeutet nun „menschenwürdiges Sterben", ein „Sterben in Würde"?

Zunächst ist zu berücksichtigen, dass kranke Menschen sich in einer besonderen Lage befinden. Der Kranke bedarf besonderer Fürsorge, dass ihm die Grundrechte, die natürlich kranken wie gesunden Menschen zukommen, gewährleistet sind. Der Gesunde ist gegebenenfalls eher in der Lage, sich für diese Grundrechte einzusetzen, weil der Erkrankte leichter der Gefährdung erliegen kann, Objekt fremden Handelns zu werden oder zu sein.[330] Das gilt in besonderem Maße für den Kranken mit infauster Prognose.

Bei der Bedeutung der Bezeichnung „Sterben in Würde" / „würdevolles Sterben" ist zunächst die Perspektive zu berücksichtigen.

Zum einen wird der Begriff von den Verfechtern menschlicher Existenz, die das Leben des Menschen als eine Art Heiligkeit ansehen, den so genannten Right-to-life-Verfechtern, die unbedingte Erhaltung des Lebens als Würde verstanden. Zum anderen gibt es die Argumentation, dass die Würde über die Autonomie und Selbstbestimmung zu definieren sei, so die Einstellung der so genannten Pro-choice-Vertreter.[331]

> „Neben den Befürwortern der Suizidhilfe und den Euthanasiegegnern sind die Förderer von Palliativheimen an die Öffentlichkeit getreten, die diesen geflügelten Ausdruck [den Begriff der „Würde im Sterben"] auf ihr Glanzpapier bringen."[332]

---

329 Brathuhn, Sylvia „Lernen, mit dem Tod zu leben" Osnabrück 1999, S. 78

330 Vgl. Fiebig, Udo „Freiheit für Patient und Arzt" Stuttgart 1985, S. 7

331 Vgl. Wettstein, Harri „Sterben in Würde" in: Kampits, Peter / Weiberg, Anja [Hrsg.] „Angewandte Ethik – Akten des 21. Internationalen Wittgenstein-Symposiums vom 16. bis 22. August 1998 in Kirchberg am Wechsel (Österreich)" Wien 1999 S. 333

332 Ebd. Der Einschub in […] wurde von mir erklärend eingefügt.

Diese Differenzen zeigen die Schwierigkeiten, die bereits erwähnt wurden und sich auch in der Praxis als wenig hilfreich erweisen.

> „Die Vereinnahmung eines Begriffs, der auf etwas typisch Menschliches, ja das Positive im Menschen überhaupt zu verweisen scheint, trägt zur Klärung der Sterbehilfedebatte, bei der es um ganz konkrete Sterbehilfemaßnahmen sowie um das Problem neuer Gesetzte geht, nichts bei.“[333]

Als wichtiges Prinzip sollte bei der Bedeutung der Würde bedacht werden, dass Würde im sozialen Verhalten die Relation zwischen einem zu schützenden Schwächeren zu einem Beistand verpflichteten Stärkeren einbezieht.[334]

Aus Sicht der Medizin ist bei einem „würdevollen Sterben“ in Betracht zu ziehen, dass das eigene Idealbild des individuellen Menschen möglichst lange erhalten bleibt, dass der Kranke nicht die Haltung verlieren soll, sondern sich als Person erkennbar darzustellen vermag. Er sollte auch an Entscheidungen, die ihn als Protagonisten der Phase am Lebensende betreffen, teilhaben. Auch religiöse Aspekte sind unbedingt zu beachten.

> „Der Tod des gläubigen Menschen, der den väterlichen Willen Gottes liebt, bezieht seine Würde sowohl aus der Anerkennung der Endlichkeit geschöpflicher Existenz wie aus der Gewißheit eines zukünftigen und dauerhaften Lebens. Das Sterben vollzieht sich in Demut, Frieden und Hoffnung, nicht in Auflehnung und Verzweiflung.“[335]

Laut Umfragen und Untersuchungen[336] sind für ein würdevolles Sterben drei Grundsätzlichkeiten wichtig: Der Ort, der Zeitpunkt und die Umstände.

Im Idealfall wäre, wie Umfragen bei alten Menschen ergeben haben, ein Sterben zu Hause im Kreis vertrauter Menschen der richtige Ort für ein menschenwürdiges Sterben. Die letzte Phase des Lebens hat sich jedoch mehr und mehr in Institutionen verlagert. Bedingt durch soziale Veränderungen und ein Verdrängen der Todesproblematik aus dem Alltag wechselte der Ort des Sterbens vom gewohnten Zuhause der Familie in Institutionen wie Krankenhaus oder Seniorenheim. Nur ca. 10% der Menschen sterben in gewünschter Umgebung, obwohl 90% diesen Wunsch äußern.[337]

Der Zeitpunkt wird von den befragten Senioren unterschiedlich angegeben: Zum einen sei der richtige Zeitpunkt jetzt im Alter gekommen, eine weitere Gruppe

---

333 Ebd.

334 Vgl. ebd., S. 334: „Da Würde aus dem Respekt und dem Umgang mit dem Schwächeren entsteht, bezeichnet ‚Würde' somit gleichzeitig eine Tugend, die diese Beziehung aufrecht erhält und pflegt. […] Es genügt durchaus, die Verletzlichkeit des Kranken […] zu würdigen.“

335 Hartmann, Fritz „Grenzen ärztlichen Vermögens am Lebensende“ in: Becker, Ulrich / Feldmann, Klaus / Johannsen, Friedrich [Hrsg.] „Sterben und Tod in Europa“ Neukirchen-Vluyn 1998, S. 40

336 Vgl. Pleschberger, Sabine „Nur nicht zur Last fallen“ Freiburg i. Br. 2005, S. 141 – S. 157

337 Vgl. Kruse, Torsten „Aufgabe und Möglichkeit der Medizin“ in: Wagner, Harald [Hrsg.] „Ars Moriendi – Erwägungen zur Kunst des Sterbens“ Freiburg u.a.: Herder 1989, S. 109

macht den Zeitpunkt vor dem Eintreten einer Pflegebedürftigkeit fest, die dritte Gruppe verbindet ein Sterben in Würde mit keinem bestimmten Zeitpunkt.

Die Umstände werden bei Sabine Pleschberger mit vier unterschiedlichen Antwortgruppen angegeben, nämlich das ein Sterben in Würde bedeute, dass man

- anderen nicht zur Last fallen darf,
- dass die Lebensqualität gewahrt bleiben soll,
- dass das Sterben ohne Schmerzen verläuft und
- der eigene Willen berücksichtigt wird.

In der Literatur finden sich allerdings noch andere Umstände, die bei der Definition eines würdevollen Sterbens berücksichtigt sein wollen.

4.1.5.1 Angst

Ein ganz besonderer Umstand, der beim Sterbeprozess berücksichtigt werden muss, ist die Bedeutung der Angst für den Betroffenen. Aus der Literatur und auch aus Gesprächen mit Ärzten, Pflegepersonal, Palliativ- und Hospizangestellten lässt sich ein reichhaltiger Katalog über die Vielzahl der Ängste zusammenstellen, mit denen ein Patient mit infauster Prognose konfrontiert wird bzw. werden kann.

Neben der grundsätzlichen Angst davor ausgelöscht zu werden, also der Vernichtung des eigenen Körpers in Verbindung mit dem Unbekannten des Todes, steht dabei an oberer Stelle die Angst vor Schmerzen, die, wie schon erwähnt, auch bei der Definition eines würdevollen Sterbens von Medizinern stets zuerst berücksichtigt wird.[338] Das Recht auf Schmerzfreiheit bzw. -linderung hat sich als Be-

---

338 Im Kommentar zu den Richtlinien der Bundesärztekammer für die Sterbehilfe heißt es: „Sterbehilfe ist die Beschränkung auf eine Linderung von Beschwerden bei gleichzeitigem Verzicht auf lebensverlängernde Maßnahmen beim Todkranken." Deutsches Ärzteblatt Heft 14 Apr. 1979 S. 958. Als einige Beispiele von vielen siehe auch:

Ewig, Santiago „Ethik des Heilens und ärztliches Ethos" in: Zentrum für Europäische Integrationsforschung (ZEI) [Hg.] „Biomedizin und Menschenwürde" [Discussion Paper C 97 (2001)], S. 19 „[…] Wie wir gesehen haben, spielt es nämlich für das ärztliche Tun primär gar keine Rolle, ob eine Heilung möglich ist. Der elementare Antrieb ärztlichen Tuns ist Hilfeleistung. Diese umfaßt neben der Sicherung der Vitalfunktionen vor allem die Linderung von Schmerzen und die Unterstützung der physischen und psychischen Gesundheit. Der Arzt führt primär keinen Kampf gegen Krankheit und Tod, sondern er führt einen Kampf für den kranken Menschen." (Hervorhebung im Original)

Gdaniec, Thomas „Todesbegriff, Palliativmedizin, Sterbebegleitung, Sterbehilfe – Die rechtliche Terminologie" in: Arbeitsgemeinschaft Rechtsanwälte im Medizinrecht e.V. [Hrsg.] „Ärztliche Behandlung an der Grenze des Lebens" Springer Verlag 2004, S. 19: „In allen Fällen sollte gelten, dem kranken Menschen, den mit den zur Verfügung stehenden medizinischen Mitteln keine Heilung mehr erwarten kann, durch eine adäquate Schmerztherapie bis zu seinem letzten Atemzug quälende Begleiterscheinungen und Leiden zu ersparen. Dazu dient die Palliativmedizin; das ist ihre eigentliche Aufgabe. Pallium ist lateinisch und heißt „Mantel". Man kann sagen, die Palliativmedizin umhüllt den unheilbar Kranken und stützt ihn damit. […]"

standteil der Menschenwürde etabliert, wenn auch Schmerztherapie und Palliativmedizin dem Anspruch noch nicht in vollem Umfang gerecht werden können.[339] Die Schmerzlinderung gehört auch zu den Grundsätzen der Hospizidee. So hat Cicely Saunders schon in ihrem Betreuungskonzept darauf hingewiesen:

> „Die Verlängerung des Lebens an sich sollte nicht das ausschließliche Ziel medizinischer Praxis sein; sie sollte sich in gleichem Maße auf die Linderung von Schmerz und Leid richten."[340]

Ähnlich gravierend gestaltet sich die Angst vor sozialer Isolation, was nicht nur einen Abbruch bestehender Verbindungen im privaten Leben bedeutet, sondern sich vor allem als eine Angst vor grundsätzlicher Einsamkeit beim Sterben darstellt. Diese Angst hat insofern bedeutenden grundlegenden Charakter, da sie die Möglichkeit mangelnder bzw. fehlender Kommunikation einschließt. Mangelnde Kommunikation erweckt in der Folge wiederum die Besorgnis für den Sterbenden, sein Leben nicht bewusst abschließen zu können:

> „[...] Eine mangelhafte Aufklärung betrügt den Patienten um die Möglichkeit, die verbleibende Zeit sinn- und wertvoll zu nutzen und das Leben bewusst abzuschließen. Nichts ist kläglicher als der inkurable Patient, der die Wahrheit kennt, auch wenn sie ihm nicht offiziell gesagt wird, und der es verzweifelt nötig hätte, mit jemandem über seine Notsituation sprechen zu können. Ungenügende Aufklärung und Unwahrheit kann Diebstahl am Leben sein."[341]

Des Weiteren wird oft die Angst genannt, anderen zur Last zu fallen. Diese Angst wiederum hängt auch mit großen Bedenken zusammen, anderen Personen – z.B. Ärzten und Pflegern im Krankenhaus – willenlos ausgeliefert zu sein. Diese Be-

---

Zulehner, Paul M. / Becker, Paul / Virt, Günter „Sterben und sterben lassen" Düsseldorf 1991, S. 43: „Große Fortschritte werden in jüngster Zeit in der palliativen Medizin erreicht: Die Möglichkeit, schmerzfrei und zugleich bewusst das Sterben durchstehen zu können, ist größer geworden."

Atzinger, Anton „Der Tod, den ich will, hat mein Gesicht (Oktavio Paz) – Menschenwürdiges Sterben aus ärztlicher Sicht" in: Baumgartner, Konrad (Hrsg.) „Für ein Sterben in Würde" München 1997 S. 22: „Schmerzlinderung bedeutet eine ganz pragmatische Hilfe zur Bewahrung der persönlichen Würde"

339 Vgl. Birnbacher, Dieter „Menschenwürde – abwägbar oder unabwägbar?" in: Breuninger, Renate [Hg.] „Leben – Tod – Menschenwürde – Positionen zur gegenwärtigen Bioethik" (Bausteine zur Philosophie Bd. 19) Ulm 2002, S. 67

340 Saunders, Cicely / Baines, Mary „Leben mit dem Sterben" Bern, Göttingen, Toronto 1991, S. 4 Saunders / Baines beziehen sich hier auf:Council of Europe (1976) Recommandation 779 on the Rights of the sick an dying. 27th Ordinary Session, January

Vgl. als Beispiel auch: Mischke, Marianne „Der Umgang mit dem Tod" Berlin 1996 die Grundlagen der Hospizidee S. 259: „Der kranke Mensch soll möglichst ohne Schmerzen leben können, umsorgt von Familie, Freunden und Betreuern"

341 Atzinger, Anton „Der Tod, den ich will, hat mein Gesicht (Oktavio Paz) – Menschenwürdiges Sterben aus ärztlicher Sicht" in: Baumgartner, Konrad (Hrsg.) „Für ein Sterben in Würde" München 1997 S. 26. Vgl. hierzu auch das Kapitel „Kommunikation" dieser Studie.

fürchtung greift hinüber in die Besorgnis, bei einem Ausgeliefertsein gesetzmäßigen Abläufen ohne Einfluss gegenüber zu stehen.

Hinzu treten Ängste vor mit dem Sterben verbundenen Beeinträchtigungen. So ist der Sterbende gezwungen, seinen Lebensrhythmus fremden Gewohnheiten anzupassen, während er das Bewusstsein besitzt, dass „das Leben draußen“ weitergeht.

Häufig wird von Patienten festgestellt, dass die Außenwelt sich zurückzieht, der Kontakt zu Freunden und Kollegen abnimmt, vereinzelt sogar ein Rückzug der Zuwendung des medizinisch-pflegerischen Personals bemerkt wird.

Hinzu kommt noch die Abhängigkeit, z.B. körperpflegerische Maßnahmen oder den Toilettengang nicht mehr allein und ohne Hilfe tätigen zu können. Die Angst, im Schamgefühl beeinträchtigt zu werden, spielt bei den Ängsten Sterbender eine sehr dominierende Rolle.

Nicht zuletzt steht die Angst vor der Apparate-Medizin, die wie bereits erwähnt, schon durch den Anblick als würdelos empfunden werden kann. Diese Angst geht einher mit der Sorge vor einer Verlängerung des Sterbeprozesses.

Weniger schwer, deshalb aber nicht ohne Bedeutung wiegen die Bedenken, Geschäfte unerledigt lassen zu müssen sowie die Angst vor den Folgen des eigenen Todes für die Angehörigen.

Als Summe aller dieser Bedenken steht die Angst vor dem Verlust der persönlichen Würde. Diesen Ängsten den Nährboden zu entziehen bedeutet, dem Sterbenden seine persönliche Würde zu einem großen Teil gewähren zu können.

4.1.5.2 Die Berücksichtigung des Würdebegriffs in der Sterbebegleitung

Das wiederum bedeutet, dass es ein grundlegend wichtiger Faktor ist, das Sterben als einen zu gestaltenden Teil des Lebens zu respektieren und in diesem Sinn den Sterbenden als Menschen und Person anzuerkennen und ernst zu nehmen. Deshalb ist eine Kommunikation mit dem Patienten für das medizinische Personal von besonderer Relevanz.

> „Es ist das Wesen der Identität, der Ichheit, der Selbigkeit eines Menschen, daß wir sie nur indirekt miterleben und erfahren können. Am Verhalten und Sprechen, an Mitteilungen und Fragen können wir sie erahnen, uns ihnen annähern.“[342]

Um diese Annäherung zu intensivieren besteht auch Bedarf am Gespräch mit Angehörigen und Freunden des Sterbenden.

> „Erst die Anerkennung des Gegenübers als dem Anderen nimmt dessen Würde ernst. Der Arzt hat es aber immer mit dem einen Anderen zu tun, einem bestimmten Kranken,

342 Hartmann, Fritz „Grenzen ärztlichen Vermögens am Lebensende“ in: Becker, Ulrich / Feldmann, Klaus / Johannsen, Friedrich [Hrsg.] „Sterben und Tod in Europa“ Neukirchen-Vluyn 1998, S. 39

Sterbenden, Toten. Seine Achtung kann sich also immer nur auf die Würde dieses Einen beziehen. Kennt er aber diese Person so gut, daß er deren Würde umfassend beachten kann? Deshalb die Bedeutung des Gesprächs mit den Angehörigen eines Sterbenden, von denen angenommen werden kann, daß sie mehr wissen als der Arzt wissen kann.“[343]

Gonzalo Herranz, spanischer Pathologe und Bioethiker der Universität von Navarra in Pamplona, hält den Begriff der Würde in diesem Zusammenhang, wie von anderen schon erwähnt, für ungünstig.

„Was das Wort Würde meint, ist begrifflich deswegen schwer zu fassen, weil es eine undefinierbare, einfache Qualität meint. Deren intuitive Erfassung kann nur durch Hinweis auf Beispiele oder durch Paraphrasen erleichtert werden.“[344]

Herranz, der den hippokratischen Begriff der Gerechtigkeit für die Beschreibung der ärztlichen Aufgabe bevorzugt, führt fünf Gebote auf, die diese Gerechtigkeit des Arztes gegenüber dem Kranken und Sterbenden veranschaulichen.

1. Wahrheitsgemäße Antworten auf Fragen des unheilbar Kranken und Sterbenden geben. Dazu gehören auch die Fähigkeiten, Wünsche zu verstehen und Bitten nach Möglichkeit zu erfüllen. Ebenso ist geboten, Nicht-Wissen-Wollen zu respektieren.
2. Den Tod akzeptieren. Das bedeutet für den Arzt, dass er den Tod nicht mehr als Niederlage begreift. In der Palliativmedizin hat sich in dieser Hinsicht medizinischen Denkens in den letzten Jahren bereits ein Wandel vollzogen, der sich im gesamten Bereich humanmedizinischer Praxis allmählich Durchbruch verschafft.
3. Das dritte Gebot entspricht der Angst vor der Einsamkeit. Mied der Arzt in früherer Zeit den sterbenden Patienten,[345] so ist Begleitung und Anwesenheit heute Pflicht des Mediziners.

343 Ebd.

344 zitiert ebd. S. 40 f.

345 Vgl. hierzu: Winau, R. Der hippokratische Eid und die Probleme der Ethik in der modernen Medizin in: Frewer, A. / Winau, R. [Hrsg.] „Geschichte und Theorie der Ethik in der Medizin - Grundkurs Ethik in der Medizin“ Bd. 1 Erlangen / Jena: Palm und Enke 1997, S. 20 f.: „Lange Zeit gehörte die Behandlung unheilbar Kranker nicht zu den ärztlichen Pflichten. Im alten Ägypten etwa erscheint in den Lehrbüchern immer wieder nach der Beschreibung der Krankheit der Satz ‚Eine Krankheit, die man nicht behandeln kann’. Aber auch im Griechenland der hippokratischen und nachhippokratischen Zeit war der Arzt von der Behandlung Todkranker freigestellt. Er gab die Diagnose einer unheilbaren Erkrankung, dann zog sich der Arzt zurück. [...] Niemand hat dies als unethisch empfunden, ehe das Christentum andere Maßstäbe setzte. [...] Halten wir also fest: Ärztliches Verhalten, das wir als unethisch qualifizieren würden, wurde zu anderen Zeiten durchaus als mit den Gesetzen ärztlicher Ethik in Einklang stehend gesehen. Eine überzeitliche Ethik in der Medizin gibt es also nicht, und wir müssen von der Vorstellung Abschied nehmen, im hippokratischen Eid sei ein für alle Mal alles festgeschrieben.“

4. Die Körperpflege zeugt von enormer Wichtigkeit, weil sie die möglichst lange Erhaltung des Selbstbildnisses für den Kranken selbst und für andere darstellt. Dieses Gebot teilt Herranz in zwei Kategorien auf: Zum einen sichert ein gepflegtes Äußeres vor Schamgefühlen vor sich selbst und anderen, zum zweiten dienen schmerzlindernde und Angst lösende Medikamente einer würdigen Haltung des Sterbenden.

   > „Das Gebot wird dem ästhetischen Gehalt menschlicher Würde gerecht. Wir werden aufmerksam auf die Sorgen von Sterbenden, ob sie gepflegt, ordentlich oder vernachlässigt aussehen werden, wenn sie im Sterben ihrer selbst nicht mehr bewußt oder mächtig, wenn sie tot sind: Ein Jemand – ein Etwas?“[346]

5. Als fünftes Gebot nennt Herranz den geistigen und geistlichen Beistand, betont hierbei aber die Grenzen der Kompetenzen des Arztes.

   > „Das fünfte Gebot zeigt dem Arzt schnell die Grenzen seines Vermögens und damit seiner Zuständigkeit; geistiger und geistlicher Beistand. Leicht unterlaufen dem Arzt unbewußt Abwehr und Absage. Die sittliche Haltung erfordert hier Geduld, Zuhören, Respekt vor den Überzeugungen des Sterbenden, besonders, wenn er diese nicht teilen kann. Aber der Arzt kann sie aus dem Zusammenhang gemeinsamer Kulturgeschichte verstehen und würdigen.“[347]

Aus den bisherigen Ausführungen zur Würde des Sterbens wird ersichtlich, dass das Leben des Menschen nicht unwürdig sein kann, weil die Würde jedem Menschen von vornherein zugesprochen wird, weder verloren noch angeeignet werden kann. Würdelos kann auch das Sterben nicht sein. Es können nur die Umstände, wie das Sterben vom Umfeld gestaltet wird, zu einem Verlust an Würde führen.

Obwohl keine einheitliche Definition der Würde existiert, der Begriff sogar in extrem unterschiedlichen Argumentationen resultiert, ist doch in der Grundeinstellung zur Würde des Sterbens selbst eine einhellige Meinung vorhanden. Dabei werden fünf moralische zur Menschenwürde gehörende Rechte zu Grunde gelegt, die in vielen Beschreibungen variiert vorkommen.

1. das Recht, von Würdeverletzungen im Sinne der Verächtlichmachung und Demütigung verschont zu bleiben
2. das Recht auf ein Minimum an Handlungs- und Entscheidungsfreiheit
3. das Recht auf Hilfe in unverschuldeten Notlagen
4. das Recht auf ein Minimum an Lebensqualität im Sinne von Leidensfreiheit

---

346 Hartmann, Fritz „Grenzen ärztlichen Vermögens am Lebensende“ in: Becker, Ulrich / Feldmann, Klaus / Johannsen, Friedrich [Hrsg.] „Sterben und Tod in Europa“ Neukirchen-Vluyn 1998, S. 41

347 Ebd.

5. das Recht, nicht ohne Einwilligung und in schwerwiegender Weise zu fremden Zwecken instrumentalisiert zu werden[348]

In der Literatur werden die Grundlagen eines würdevollen Sterbens in zahlreichen Varianten wiederholt formuliert. Die wichtigsten Beschreibungen sind u.a. bei Kostrzewa und Kutzner übersichtlich zusammengefasst.[349] Neben vier Kernbedürfnissen Sterbender, nämlich

1. das Bedürfnis, nicht isoliert zu sein in der Sterbephase
2. das Bedürfnis nach Schmerzfreiheit
3. das Bedürfnis nach Regelung der letzten Dinge
4. das Bedürfnis nach dem Stellen der Sinnfrage

werden prinzipielle Bedingungen der Sterbebegleitung beschrieben:

- ein bedingungsloses und vorbehaltloses nahe sein beim Sterbenden
- eine prozesshafte Begegnung zwischen Begleiter und Begleitetem
- eine die Individualität des Sterbenden akzeptierende Grundhaltung
- eine für die Menschenwürde des Sterbenden eintretende Orientierung
- eine echte, positive, schätzende, solidarische und einfühlende Zugewandtheit gegenüber dem Sterbenden

Als Prämissen der Sterbebegleitung werden aufgeführt:

- Der Sterbende bestimmt das Tempo des Prozesses „Sterben".
- Der Sterbende bestimmt das Maß an Offenheit der Kommunikation.
- Der Sterbende bestimmt den Begleiter.[350]

Ähnliche Darstellungen sind in der Literatur in einfacher, sehr detaillierter oder auch umständlicher Beschreibung äußerst häufig anzutreffen.

Sehr stark reduziert in Bezug auf die Würde der Kreatur sei hier die „Minimalkonzeption der Menschenwürde" zitiert:

> „Würde besitzen bedeutet den Anspruch, nicht erniedrigt zu werden, was bedeutet, von anderen in bestimmter Weise behandelt zu werden bzw. in bestimmter Weise leben zu dürfen."[351]

---

348 Vgl. Birnbacher, Dieter „Menschenwürde – abwägbar oder unabwägbar?" in: Breuninger, Renate [Hg.] „Leben – Tod – Menschenwürde – Positionen zur gegenwärtigen Bioethik" (Bausteine zur Philosophie Bd. 19) Ulm 2002, S. 67

349 Vgl. Kostrzewa, Stephan / Kutzner, Marion „Was wir noch tun können! – Basale Stimulation in der Sterbebegleitung" Bern 2009, S. 47

350 Vgl. ebd.

351 Bundesamt für Umwelt, Wald und Landschaft (BUWAL) [Hrsg.] „Was heißt Würde der Kreatur?" Schriftenreihe Umwelt Nr. 294 „Ethik", Bern 1997, S. 25
Zum Begriff der Erniedrigung wird S. 25 f. erläuternd ausgeführt: „Der Begriff der Erniedrigung lässt sich durch den Begriff der Selbstachtung erläutern. Jemand ist erniedrigt, wenn er sich in Umständen befindet, in denen er sich nicht selbst achten kann. Diese Umstände können durch andere Personen herbeigeführt worden oder sie können strukturell bedingt

Besonders wichtig neben dem rein fachmedizinischen Aspekt der Schmerzbehandlung steht die Kommunikation mit dem Sterbenden. Sie sollte von Ärzten und Pflegepersonal, durch Schulungen vermittelt, sensibel geführt werden. Mit dem Durchbruch der Palliativmedizin und der erweiterten Akzeptanz des Hospizwesens hat sich auf diesem Gebiet eine Änderung entwickelt, die innerhalb des gesamten Medizinwesens dem Tabu von Tod und Sterben begonnen hat Einhalt zu gebieten. Der Tod wird von der Medizin nicht mehr in dem extremen Maß als Niederlage empfunden, wie es noch vor relativ kurzer Zeit der Fall war.

4.2 Lebensqualität

Der Begriff „Lebensqualität" wird in Zusammenhang mit der Palliativmedizin bereits in der grundsätzlichen Beschreibung deren Aufgabe genannt. Schon in der Satzung der Deutschen Gesellschaft für Palliativmedizin wird die Lebensqualität in der Definition als Zielsetzung formuliert.

> „Durch eine ganzheitliche Behandlung soll Leiden umfassend gelindert werden, um dem Patienten und seinen Angehörigen bei der Krankheitsbewältigung zu helfen und ihm eine Verbesserung der Lebensqualität zu ermöglichen."[352]

Auch bei Vortrags- und Diskussionsveranstaltungen zum Thema Sterbehilfe / Sterbebegleitung ist von Medizinern, insbesondere von Palliativmedizinern immer wieder auf die besondere Bedeutung der Lebensqualität des Patienten hingewiesen

---

sein. [...] Eine Person achtet sich selbst, wenn sie dem, was sie tut, einen bestimmten Wert zusprechen kann. Die wird dementsprechend erniedrigt, wenn sie Dinge tun oder in einer Weise leben muss, die sie selber als wertlos oder gar als völlig inakzeptabel ansieht. Eine Person wird aber auch dann erniedrigt, wenn ihr von anderen jeder Wert abgesprochen, das heißt, wenn sie von anderen, wie dies beispielsweise beim Foltern der Fall ist, als wertloses Wesen behandelt wird."

352 Satzung der Deutschen Gesellschaft für Palliativmedizin e.V. (DGP) Art. 2 „Definition und Zielsetzung der Palliativmedizin"
Auch in vielen Beschreibungen in der Fachliteratur wird – hauptsächlich in den Einführungen und Geleitworten – auf eine Definition der Palliativmedizin verwiesen, wobei in den meisten Fällen der Aspekt der Lebensqualität einen wichtigen Platz einnimmt. Als Beispiele seien hier nur kurz zitiert:
Bausewein, Claudia / Roller, Susanne / Voltz, Raymond [Hrsg.] „Leitfaden Palliativ Care" München 2010 im Vorwort (zur 1. Aufl.), ohne Seitenzahlangabe: „[...] eine Anregung sein, gerade in Anbetracht einer begrenzten Lebenszeit, die Betreuung der Betroffenen zu verbessern und das Hauptaugenmerk auf Lebensqualität und nicht auf Lebensquantität zu legen."
Aulbert, Eberhard / Zech, Detlev „Lehrbuch der Palliativmedizin" New York 1997, S. IX: „Hilfe bei der Gewinnung beziehungsweise Erhaltung von Lebensqualität [anbieten]"
Weissenberger-Leduc, Monique „Handbuch der Palliativpflege" Wien 2008, S. 1: „Eine palliative Therapie kann für den Patienten existentiell eine der Heilung vergleichbare Lebensqualität bedeuten."

worden. Der Deutsche Hospiz- und Palliativverband nennt drei Schwerpunkte der Hospizarbeit, wobei neben der psycho-sozialen Begleitung und dem spirituellen Beistand als dritter die Verbesserung der Lebensqualität gesetzt ist.

> „Am Ende seines Lebens soll ein Mensch nicht unter unerträglichen Schmerzen leiden müssen. Ganzheitliche Leidenslinderung durch die modernen Verfahren der Palliativmedizin hat damit höchste Priorität für würdig gelebte letzte Tage. Palliative Versorgung ist daher Bestandteil einer umfassend verstandenen Hospizarbeit. Die Verbesserung der Lebensqualität erfolgt somit durch das multidisziplinäre Zusammenwirken von Pflegekräften, Ärzten, Sozialarbeitern, Theologen und Hospizhelfern."[353]

In dieser Beschreibung wird auch das zunächst vorgestellte Bild der Medizin für Lebensqualität aufgezeigt, nämlich, dass Lebensqualität mit der (möglichst optimalen) Schmerzfreiheit in etwa gleichgesetzt wurde. Durch die Weiterentwicklung der Palliativmedizin und die öffentlich stärker auftretenden Hospizdienste wurde der Begriff der Lebensqualität jedoch einer genaueren Betrachtung in Bezug auf die Sterbebegleitung unterzogen.

4.2.1 Historischer Abriss des Begriffs „Lebensqualität"

Obgleich der Begriff „Lebensqualität" eine positiv konnotierte Bezeichnung assoziiert, und, solange es bewusstes Leben gibt, der Mensch sich um einen möglichst hohen Standard an Qualität seines Lebens Gedanken gemacht und gekümmert haben muss, ist doch dieser spezielle Begriff relativ neu in den Sprachgebrauch gekommen.

In der Antike herrschte im Sinn von Lebensqualität der Begriff „Glück" in Funktion eines Archilexems mit den Bedeutungen von Lebenssinn, Lebensglück und Lebenserfüllung vor.

> „Eine zentrale Bedeutung des Begriffes von Lebensqualität besagt offensichtlich auch so etwas wie Lebenssinn, Lebensglück, Lebenserfüllung. Und dies ist ein Grundbegriff der klassischen Ethik (vgl. die ‚Nikomachische Ethik (1. Buch) Aristoteles ebenso wie Kants ‚Kritik der praktischen Vernunft' (Zweites Buch, 2. Hauptstück)."[354]

Im Mittelalter wurde die Lebensqualität unter dem Fokus der Gottseligkeit gesehen. Was wir tun und was uns gelingt oder misslingt, das liegt in Gottes Hand. Das irdische Leben ist die Vorbereitung auf den Tod, der das eigentliche, nämlich das ewige Leben mit einem Optimum an Lebensqualität bringt. Diese Gottseligkeit als Ziel ist für jeden als ein in die Transzendenz verlagerter Glücksbegriff erreichbar.[355]

---

353 www.hospiz.net

354 Lütterfels, Wilhelm „Philosophische Aspekte der medizinischen Lebensqualität" in: Tüchler, Heinz / Lutz, Dieter [Hrsg.] „Lebensqualität und Krankheit – Auf dem Weg zu einem medizinischen Kriterium Lebensqualität" Köln 1991, S. 162

355 Vgl. Viefhues, Herbert „Zur Mentalitätsgeschichte der ‚Lebensqualität'" in: Schölmerich, Paul / Thews, Gerhard [Hrsg.] „'Lebensqualität' als Bewertungskriterium in der Medizin" Stuttgart / New York 1990, S. 15

In Humanismus und Renaissance änderte sich der Blickwinkel auf die Lebensqualität. Die Bedeutung der Gottseligkeit wandelte sich zu irdischer Glückseligkeit. Glück und Erfüllung des Lebens spielten – wie bereits in der antiken Anschauung – wieder eine Rolle. Der Mensch gestaltete und organisierte sein Leben wieder mehr nach irdischen denn nach göttlichen Maßregeln und nach selbst gesteckten Zielen. Aus der Gottseligkeit entwickelte sich eine Glückseligkeit, die irdische anstatt himmlische Güter erstrebte.[356]

Im 18. Jahrhundert bedeutete das Glück bzw. das Streben danach weiterhin für die menschliche Gesellschaft eine wichtige Basis der Lebensqualität. Zu Beginn des 18. Jahrhunderts formulierte Francis Hutcheson das größte Glück der größten Anzahl der Menschen als Ziel ethischen Handelns. So wird die amerikanische Unabhängigkeitserklärung vom 4. Juli 1776 mit den „allen Menschen eingeborenen unveräußerlichen Rechten" eröffnet. Diese Rechte der Menschen sind „das Leben, die Freiheit und das Streben nach Glück." Die von Thomas Jefferson so genannte „pursuit of happiness" etablierte sich so als Grundrecht neben Leben und Freiheit.[357]

Viefhues definiert die weitere Entwicklung auf Deutschland bezogen als den „deutschen Sonderweg des Transzendentalismus".

> „Das Glück eben nicht als optimale Befriedigung der Bedürfnisse, mit dem Maßstab des kalkulierbaren ‚Erfolges', sondern das Glück der Pflichterfüllung, als ‚austerity Vision' gegen den Eudämonismus des Reichtums: Man kann noch so arm sein, man ist aber als gebildeter Staatsdiener stolz darauf, daß wirtschaftliche Gesichtspunkte keine Rolle spielen. Das Glück liegt in der Teilhabe an der neu-humanistischen Bildung, den universalen Vernunftformen und dem Bewußtsein der erfüllten Pflicht."[358]

Daraus schließt Viefhues, dass es bis in das 20. Jahrhundert hinein vier Grundlagen für das Glück im Sinne von Lebensqualität gibt.

Als erstrebenswert galt bis in das 20. Jahrhundert hinein eine Verbindung von Wohlstand und Frömmigkeit, die aus der kleinbürgerlich-pietistischen Tradition stammt. Aus neuhumanistischer Sicht galt die aristokratisch gebildete Formel vom rechten Leben als empfehlenswert. Ebenso zählten die vom Staat vermittelte Wohlfahrt zur Erreichung des Glücks als auch das demokratisch garantierte Streben nach individuellem diesseitigem Glück zu den Grundlagen zufrieden stellender Lebensqualität.[359] Daraus entwickelten sich zwei Dimensionen der Lebensqualität in modernen Gesellschaften: Die erste nennt Viefhues die „funktionale Dimension", die einer aktiven Teilhabe an der Sozialwelt entspricht, bedingt durch ein befriedigendes Ausfüllen der angebotenen Rollen. Zum zweiten nennt er die durch Selbstgestaltung der Eigenwelt definierte „empathische Dimension".[360]

---

356 Vgl. ebd., S. 17
357 Vgl. ebd., S. 17 f.
358 Ebd., S. 18
359 Vgl. ebd. S. 19
360 Vgl. ebd. S. 20

4.2.1.1 Der Eingang des Begriffs „Lebensqualität“ ins Deutsche

„Quality of life“ wurde aus dem Englischen ins Deutsche mit „Qualität des Lebens“ übersetzt, als politisches Schlagwort übernommen und sprachökonomisch zum Kompositum „Lebensqualität“ gestaltet. Die aus dem Jahr 1784 angegebene Prägung des englischen Begriffs wird als eher zufällig entstandene Formulierung angesehen, die ohne weltanschaulich-politischen Hintergrund gemeint gewesen sein dürfte.[361]

Der amerikanische Fernsehkommentator Eric Sevareid benutzte den Begriff 1956 in einem Radiokommentar in einem Beitrag zur Präsidentschaftswahl zwischen dem späteren UNO-Botschafter Adlai Stevenson und Dwight D. Eisenhower. Sowohl Stevenson als auch die folgenden Präsidentschaftskandidaten fanden Gefallen an diesem Ausdruck und popularisierten ihn durch häufigen Gebrauch.

Ins Deutsche drang der Begriff erst zu Beginn der 70er Jahre des 20. Jahrhunderts. Noch in der Ausgabe der Zeitschrift „Der Spiegel“ vom 5. Januar 1970 wurde der Wirtschaftswissenschaftler Robert Heilbronner recht hilflos aus dem Englischen („the bettering of the quality of life“) ins Deutsche („Qualitätsverbesserung des Lebens“) übersetzt, doch verwendete bereits ein gutes Jahr später Willi Brandt die Formulierung „Qualität des Lebens“ in einer Rede vor dem Politischen Club der Evangelischen Akademie Tutzing am 13. Juli 1971.

War die Übersetzung in diesem Fall aus dem Englischen ins Deutsche noch wörtlich, so ist bereits 1972 die Wortbildung des komplexen Begriffs „Lebensqualität“ im Dortmunder Wahlprogramm der SPD zu beobachten und fand von da an Einzug in die Sprache der Politik.

> „Der entscheidende Schritt zum Durchbruch des Schlagwortes dürfte aber die Aufnahme in Willi Brandts Regierungserklärung vom 18.1.1973 gewesen sein […]: ‚Lebensqualität ist mehr als Lebensstandard. Sie ist Bereicherung unseres Lebens über Einkommen und Konsum hinaus.‘“[362]

In Wörterbüchern zur deutschen Sprache finden sich vor 1970 keine Einträge zum Lemma „Lebensqualität“.

4.2.2 Die Bedeutung der Lebensqualität für die Medizin

Ebenfalls Anfang der 70er Jahre entwickelt sich die Lebensqualität auch zu einem Thema, das Eingang in die Medizin findet.

---

361 Vgl. Kann, Hans-Joachim „‚Qualität des Lebens‘ / ‚Lebensqualität‘“ in: Gesellschaft für deutsche Sprache (GfdS) [Hrsg.] „Muttersprache“ Wiesbaden, 85. Jahrgang 1975 S. 50 ff. Kann bezieht sich bei der Erwähnung von „quality of life“ auf das „Oxford English Dictionary“ von 1971, das er nach einer NDR-Sendung (Hermann, Ingo „Alle wollen mehr Lebensqualität“) vom 26. Dezember 1973 und 7. Juli 1974 zitiert.

362 Kann, Hans-Joachim „‚Qualität des Lebens‘ / ‚Lebensqualität‘“ in: Gesellschaft für deutsche Sprache (GfdS) [Hrsg.] „Muttersprache“ Wiesbaden, 85. Jahrgang 1975, S. 52

> „Anfang der siebziger Jahre ist eine Beschäftigung mit dem Thema der Qualität des Lebens auch in der Medizin festzumachen. Die schrittweise gewachsene Akzeptanz des Ausdrucks Lebensqualität in gesellschaftspolitischen Zusammenhängen ermöglichte die Übernahme dieses wohlfahrtskritischen terminus technicus auch in der medizinischen Forschung“[363]

In entsprechender Anmerkung verweist Arntz auf die Häufigkeit der Anwendung des Begriffs „Lebensqualität“ in der fachterminologischen Literatur:

> „J. Bernhard, Lebensqualität in onkologischen Therapiestudien: Konzepte, Methodik und Anwendung am Beispiel des Kleinzelligen Bronchiuskarzinoms, Bern 1992, 15, dokumentiert die Frequenz des Stichwortes Lebensqualität in der Medizin. Während von 1966 – 1970 (4 Titel) und von 1970 – 1974 (33 Titel) nur eine geringe Häufigkeit zu konstatieren ist, läßt sich im Zeitraum von 1975 – 1988 (3.500 – 4.000 Titel) eine exponentielle Zunahme der Lebensqualitätsverweise feststellen. Die MEDLINE-Datenbank, die seit 1966 ca. 3.700 verschiedene internationale Zeitschriften sichtet, verzeichnet bis zum Ende des Jahres 1994, eigenen Nachforschungen folgend, 14.049 Einträge unter dem Stichwort ‚Quality of Life', das seit 25 Jahren als eigene Kategorie im Index Medicus geführt wird. Von 1995 bis Ende Januar 1996 ist ein weiterer Anstieg um 2.281 Titel festzustellen.“[364]

In erster Linie wird Lebensqualität, ganz im Sinn der ärztlichen Aufgabe und dem Auftrag eines Krankenhauses, mit der Wiederherstellung der Gesundheit als Grundlage für ein zufrieden stellendes Leben in (möglichst) allen Bereichen alltäglichen Lebens erklärt. So heißt es in der Ottawa-Charta der Weltgesundheitsorganisation von 1986:

> „Ein guter Gesundheitszustand ist eine wesentliche Bedingung für soziale, ökonomische und persönliche Entwicklung und ein entscheidender Bestandteil der Lebensqualität.“[365]

Hierbei wird Gesundheit nicht nur durch das Abgrenzen von Krankheit gesehen, sondern die Definition der WHO von 1947 berücksichtigt, dass

> „[…] Gesundheit als ein Zustand vollständigen körperlichen, geistigen und sozialen Wohlbefindens und nicht nur das Freisein von Krankheit und Gebrechen zu verstehen“[366]

---

363 Arntz, Klaus „Unbegrenzte Lebensqualität? – Bioethische Herausforderungen der Moraltheologie“ [Studien der Moraltheologie Bd. 2] Münster 1996, S. 80

364 Ebd., Anm. 1

365 Heuer, Birgit/Schön, Renate „Lebensqualität und Krankheitsverständnis“ Berlin 2004, S. 88 Die erste internationale Konferenz der Weltgesundheitsorganisation (WHO) zur Gesundheitsförderung fand 1986 im kanadischen Ottawa statt. Dort wurde die Charta verabschiedet, die für das Ziel „Gesundheit für alle bis zum Jahr 2000“ wirbt. Siehe hierzu: WHO Regionalbüro für Europa „Gesundheit für alle: Forschungsprioritäten“ Europäische Schriftenreihe „Gesundheit für alle“ Nr. 3, Kopenhagen 1989

366 Arntz, Klaus „Unbegrenzte Lebensqualität? – Bioethische Herausforderungen der Moraltheologie“ [Studien der Moraltheologie Bd. 2] Münster 1996, S. 86. In Anm. 18 verweist er auf die Quelle: „Das Originalzitat findet sich bei der World Health Organisation, the con-

ist. Damit ist noch keine Definition für die Lebensqualität gefunden, schon gar keine, die auch die letzte Phase des Lebens berücksichtigt. Eine einheitliche Definition kann es sowieso nicht geben, weil der Begriff zum einen neben der Medizin von anderen Wissenschaften aus deren Perspektive benutzt, zum anderen innerhalb der medizinischen Fakultäten unterschiedlich ausgelegt wird. Die Medizin bedient sich einer Einschränkung, indem sie die Lebensqualität aus ihrer Sicht zunächst als „gesundheitsbezogene Lebensqualität" formuliert. Somit distanziert sie sich von anderen Wissenschaftsbereichen, in denen der Begriff eine andere Intention besitzen kann. Im Mittelpunkt der medizinischen Bedeutung stehen die Möglichkeiten nach Einfluss auf das Erleben und Verhalten der Patienten durch die Erkrankung und deren Behandlung. Wie schon bei anderen Begriffen in der Medizin beobachtet, so erfährt auch der Begriff der „gesundheitsbezogenen Lebensqualität" keine einheitliche Definition.[367] Unterschiedliche Definitionen gesundheitsbezogener Lebensqualität sind zahlreich bekannt. In der Debatte um gesundheitsbezogene Lebensqualität sind sich die Mediziner weitgehend einig, dass es sich bei Lebensqualität grundsätzlich um emotionale, funktionale, soziale und physische Aspekte menschlicher Existenz handelt, dass es um die subjektive Bedeutung aktueller Lebensumstände für den einzelnen Kranken geht und dass körperlich-seelisches Wohlbefinden eine Rolle spielt, die mit Lebenszufriedenheit identisch ist.[368] Alle Definitionen haben letztlich die gleichen Aspekte einbezogen:

- die subjektive Sichtweise des Patienten
- die Einschätzung der Befindlichkeit
- die Bewertung objektiver und subjektiver Bedingungen in den verschiedenen Lebensbereichen (einschließlich der medizinischen Behandlung)
- die ganzheitliche Betrachtung der Person.

Hier ist jedoch in erster Linie die Lebensqualität in Bezug auf das Verhältnis Krankheit / Gesundheit angesprochen, nur bedingt diejenige, welche die letzte Lebensphase, nämlich das Sterben berücksichtigt. Schon durch das angewandte Adjektiv „gesundheitsbezogen" wird deutlich, dass es sich beim Gebrauch des Begriffs „Lebensqualität" im medizinischen Sinn in erster Linie auf die kurative Seite der Medizin (man beachte das Kompositum „*Heil*kunst", das beschreibt, dass die Kunst des Mediziners beim *Heilen* liegt), weniger auf die palliative Aufgabe bezieht.

Unterschiedliche Meinungen herrschen in jedem Fall bei Medizinern in der Frage, wie Lebensqualität zu ermitteln ist. In der Literatur finden sich in vielen Be-

---

stitution of the World Health Organisation, in: WHOChron 1 (1947) 29: « Health is a state of complete physical, mental and social well-being and not merely the absence of disease of infirmity. »" [Anm. 18 / S. 86]

367 Heuer, Birgit / Schön, Renate „Lebensqualität und Krankheitsverständnis" Berlin 2004, S. 71 f.

368 Definitionsbeispiele finden sich ebd. S. 72 f.

schreibungen zu diesem Thema Bemühungen, ob, und wenn, wie Lebensqualität zu messen ist.[369]

4.2.3 „Lebensqualität" in palliativmedizinischer Sicht

Für die letzte Phase des Lebens ergibt sich die Notwendigkeit einer anderen Anwendung für den Begriff „Lebensqualität". Gemeint ist hier eine für den sterbenden Menschen angebrachte Qualität, sein Leben beschließen und die restliche Zeit seines Daseins so verbringen zu können, dass er eine den Umständen entsprechende Zufriedenheit erfährt. Wichtig ist die Ermittlung des noch Lebenswerten für den sterbenden Menschen und seine Situation danach zu gestalten.

> „Nagel brachte auf dem internationalen Krebskongreß 1990 die Forderung nach Lebensqualität auf den Punkt, wenn er sagte, es gehe weniger darum, den Patienten unbedingt am Leben, als vielmehr ihn im Leben zu halten. Spätestens an der Grenze von Leben und Tod stößt die Bewertung der Lebensqualität auf die Frage nach dem (noch) Lebenswerten: Schlechte Lebensqualität und Leid sind nicht einfach ‚Unwerte'."[370]

Bei einem Seminar zur Lebensqualitätsforschung am 3. Juni 1989 referierte u.a. Monika Bullinger über Erhebungsmethoden zur Messung von Lebensqualität. Dabei nannte sie auch Definitionen, die im Krankenhaus häufig vorkommen, wenn es um die Lebensqualität in „kurativer" Bedeutung der Medizin geht.

> „Die erste Definition hört man in der Klinik recht häufig: ‚Die LQ ist dann hoch, wenn eine Person unter der Behandlung die geringstmöglichen Beeinträchtigungen und Behinderungen erfährt.' [...]
>
> Die nächste Definition besagt: ‚Die LQ ist dann hoch, wenn eine Person ihren sozialen Rollen entsprechend funktioniert und daraus Befriedigung zieht.' [...]

---

369 Für diesen Bereich hat sich speziell der Begriff „Lebensqualitätsforschung" durchgesetzt. Als Beispiele seien hier aus einer sehr reichhaltigen Literaturauswahl genannt:
Schölmerich, Paul / Thews, Gerhard [Hrsg.] „'Lebensqualität' als Bewertungskriterium in der Medizin" Stuttgart / New York 1990
Tüchler, Heinz / Lutz, Dieter [Hrsg.] „Lebensqualität und Krankheit – auf dem Weg zu einem medizinischen Kriterium Lebensqualität" Köln 1991
Bellebaum, Alfred / Barheier, Klaus [Hrsg.] „Lebensqualität – ein Konzept für Praxis und Forschung" Opladen 1994
Arntz, Klaus „Unbegrenzte Lebensqualität? – Bioethische Herausforderungen der Moraltheologie" [Studien der Moraltheologie Bd. 2] Münster 1996

370 Hepp, Hermann „An der Grenze von Leben und Tod: Lebensqualität – Sterbehilfe" in: ders. [Hrsg.] „Hilfe zum Sterben? – Hilfe beim Sterben!" Düsseldorf 1992, S. 142
Gerhard A. Nagel ist Onkologe und hielt beim Internationalen Krebskongress 1990 die Eröffnungsrede.

> Die letzte Definition […] besagt: ‚LQ ist im Prinzip nicht meßbar. Denn man kann nur dann von LQ sprechen, wenn Hoffnungen und Erwartungen einer Person in ihrer Erfahrung erfüllt werden.'" [371]

Wenn sich diese Definitionen auch auf die Erwartung eines Gesundungsprozesses beziehen, so ist doch ein charakteristisches Merkmal erkennbar, das auch für die palliativmedizinische Sicht Gültigkeit beanspruchen darf. Es wird der Individualität der kranken Person im Besonderen Rechnung getragen.

Auf eine notwendige Unterscheidung von „allgemeiner" und „individueller" Lebensqualität wies bei derselben Veranstaltung ebenfalls Wilhelm Lütterfels hin, der das Problem aus philosophischem Blickwinkel betrachtete.[372] Er differenzierte zwischen den objektiven und subjektiven Eigenschaften der Lebensqualität. Danach zählen zu den objektiven Eigenschaften:

soziale Indikatoren

- Gesundheit
- finanzielle Unabhängigkeit
- sinnvolle Arbeit
- Konsum- bzw. Lebensstandard
- geglückte soziale Beziehungen
- Freizeit
- politische Freiheit
- optimale Lebensumwelt

Die subjektiven Eigenschaften sind nach Lütterfels diejenigen,

> „[…] die eben in dem bewertenden Bewußtsein, im Glauben oder Meinen darüber bestehen, wie die einzelnen Personen ihre Lebensqualität selbst einschätzen."[373]

Das Verhältnis zwischen objektiver und subjektiver Beurteilung kann nach Einschätzung Lütterfelds sehr unterschiedlich gestaltet sein. So nennt er das „Unzufriedenheitsparadox", bei dem objektive Werte der Lebensqualität optimal den subjektiven, die auf Unzufriedenheit deuten, gegenüberstehen und die Selbstbeurteilung einer Person insgesamt negativ bewerten lassen.

Gegenteilig besteht das „Zufriedenheitsparadox", bei dem die Eigenbeurteilung positiv ausfällt, obwohl die objektiven Werte negativ beurteilt werden. Auf die Medizin übertragen entspricht diese Bewertungssituation einem „Krankheitsparadox", bei dem trotz geringer Lebensqualität nach medizinischer Beurteilung eine besser als zu erwartende Selbsteinschätzung vorliegt.

---

371 Bullinger, Monika „Erhebungsmethoden" in: Tüchler, Heinz / Lutz, Dieter [Hrsg.] „Lebensqualität und Krankheit – Auf dem Weg zu einem medizinischen Kriterium Lebensqualität" Köln 1991, S. 85

372 Lütterfels, Wilhelm „Philosophische Aspekte der medizinischen Lebensqualität" in: Tüchler, Heinz / Lutz, Dieter [Hrsg.] „Lebensqualität und Krankheit – Auf dem Weg zu einem medizinischen Kriterium Lebensqualität" Köln 1991, S. 162– 187. Hier besonders S. 169 ff.

373 Ebd., S. 174

Auch hier kann man gegenteilig vom „Gesundheitsparadox“ sprechen, wenn die Lebensqualität bei objektiv positiver Gesundheit negativ eingeschätzt wird.

Hier wird deutlich, wie individuell Lebensqualität sich in der Praxis auswirken kann. Zu einem Gesamtbild spielen noch viele Faktoren eine wichtige Rolle. Grundsätzlich ist es jedoch möglich, einem Sterbenden die Grundlagen einer Lebensqualität, d.h. einen Rahmen möglichst hoher Zufriedenheit zukommen zu lassen. Die Einstellung zur eigenen Krankheit spielt eine enorme Rolle bei der Beurteilung über das individuelle Empfinden des Patienten und seine Akzeptanz von Lebensqualität.

> „Natürlich hängt die Lebensqualität eines kranken Menschen ganz entschieden davon ab, ob der Prozeß der Bewältigung der Krankheit glückt und der kranke Mensch über ausreichende ‚Sinn-Ressourcen' verfügt, um mit der einschneidenden Verminderung seiner Lebensqualität durch Krankheit und Therapiefolgen fertig zu werden. Der Sinn von Krankheit und Leid, der Sinn der Therapiefolgen sowie der definitiv begrenzten Lebensspanne, nicht zuletzt der Sinn des Sterbens bzw. der Sinn, der in der Notwendigkeit liegt, all dies ertragen zu müssen, dieser Sinn ist offensichtlich eine ganz entschieden anthropologische Kategorie und in gewisser Weise eine meta-medizinische Größe, die dennoch wesentlich zur Lebensqualität eines kranken Menschen dazugehört.“[374]

4.3 Zusammenfassung zum Thema „Würde und Lebensqualität“

Die Begriffe „Würde“ und „Lebensqualität“ spielen in der Medizin eine besondere Rolle. Wird in der Literatur auch zunächst auf die Phase zu Beginn des Lebens Bezug genommen, beispielsweise in Zusammenhang mit der Stammzellendiskussion, so hat sich doch durch die weitere Entwicklung und den öffentlichkeitswirksameren Einfluss von Palliativmedizin und Hospizbewegung allmählich auch in der letzten Lebensphase ein weiterer Fokus im medizinischen Bereich herauskristallisiert.

Beide Begriffe werden in ähnlicher Konnotation verwendet, nämlich dass kranke Menschen mit infauster Prognose und Sterbende im Rahmen der Menschenwürde einen möglichst hohen Grad an Lebensqualität noch sollen erfahren dürfen.

Bei beiden Begriffen wird häufig in der Literatur in kurzem Argumentationsbogen der Bezug zu einer Diskussion über aktive contra passive Sterbehilfe, in letzter Zeit auch öfter über indirekte Sterbehilfe gesucht. Der Würdebegriff wird hierbei noch vorrangig verwendet, jedoch findet sich das Argument der Lebensqualität immer öfter in diesem Zusammenhang.

Während die Würde ein schon in der Antike diskutierter Terminus ist, wird die Bezeichnung „Lebensqualität“ erst seit dem 18. Jahrhundert benutzt, im 20. Jahrhundert sogar erst populär.

---

374 Ebd., S. 179 f.

Schwierigkeiten bei Versuchen, eine genaue Definition zu finden, scheitern zum einen daran, dass jedes Leben und somit auch jedes Sterben individuell unterschiedlich und dadurch bedingt die Standards von „Würde“ und „Lebensqualität“ differenziert gesehen und empfunden werden.

Darüber hinaus ergibt sich bei dem Begriff „Lebensqualität“ das Problem entweder formal und leer zu sein oder aber in einer hohen Anzahl von Bedeutungen unklare Konturen zu erhalten. Wenn der Begriff dadurch auch nicht obsolet geworden ist, so bezieht er sich doch in erster Linie auf individuelle Begebenheiten. Die Definition von „Lebensqualität“ ist so mannigfaltig, wie das Leben selbst und deshalb grundsätzlich an unterschiedliche Ausgangslagen gebunden.[375]

Ähnlicher Gefahr unterliegt auch der Begriff „Würde“. In der Praxis von Palliativmedizin und Hospizwesen hat sich aber durchgesetzt, durch individuelle Behandlung und Berücksichtigung persönlicher Situationen eine möglichst hohe Zufriedenheit für den Sterbenden zu schaffen, um ihm Lebensqualität zu ermöglichen und ihn im kantschen Sinn nicht als Mittel zu missbrauchen, sondern seinem Dasein und Sterben mit Achtung zu begegnen.

---

375 Vgl. Lütterfels, Wilhelm „Philosophische Aspekte der medizinischen Lebensqualität“ in: Tüchler, Heinz / Lutz, Dieter [Hrsg.] „Lebensqualität und Krankheit – Auf dem Weg zu einem medizinischen Kriterium Lebensqualität“ Köln 1991, S. 165

5 Kommunikation mit Sterbenden

Wichtige Grundlage der Beziehung zwischen Arzt und Patient ist in erster Linie das Vertrauen. Das betrifft diese Beziehung vom ersten Moment an und ist kein Privileg, das erst in besonderen, vor allem besonders ernsten Situationen zur Wirkung gelangt. Die Ausgangsposition für das Gespräch zwischen Arzt und Patient ist in üblicher Weise, dass sich der Patient an den Arzt mit der Bitte um Hilfe wendet. Aus den Gesprächen zur Eröffnung der „Arzt-Patienten-Beziehung" folgen Gespräche über Diagnostik, Besprechungen zum Therapieverlauf ggf. Überweisungen an Fachärzte, bei denen sich dieser Verlauf von Beginn an wiederholt.

5.1 Die Asymmetrie in der Arzt-Patient-Beziehung

Die Interaktion in der Arzt-Patienten-Beziehung verläuft in der Regel asymmetrisch, was daran liegt, dass der Arzt als der im Verhältnis „Überlegene" angesehen wird. Patienten, die den Arzt konsultieren, suchen Hilfe. Der Hilflose ist gegenüber demjenigen, dem er sich der Hilfe anvertraut, zunächst in der schwächeren Position. Der gefühlten Hilflosigkeit steht für den Patienten eine gefühlte Allmacht des Arztes gegenüber. Das Wissen, das der Mediziner besitzt, um heilen zu können, empfindet der Patient für sich selbst als Orientierungslosigkeit, die einem Verhältnis von Macht (des Arztes) gegen Ohnmacht (des Patienten) entspricht.[376]

Symmetrisch ist eine Kommunikation dann, wenn sowohl beim Adressaten als auch beim Sender über vergleichbare Informationen und über vergleichbare Chancen verfügt wird, ein Gespräch zu bestimmen. In der asymmetrischen Kommunikation sind der Informationsstand und die Chancen, die Initiative im Gespräch zu übernehmen, zwischen den Akteuren ungleich verteilt. Der Patient mit Beschwerden, Ahnungen und Schmerzen empfindet Ängste, die oft aus einem laienhaften Mangel an Wissen resultieren. Der Arzt, der sich ein Bild über die Beschwerden, Ahnungen und Schmerzen macht, um gezielt etwas dagegen unternehmen zu können, steht allein schon durch sein Wissen im Vorteil. Zum einen weiß er, mit welcher Methode eine Diagnose zu erstellen ist, zum anderen weiß er, auf welche Art und Weise mit dieser Diagnose umzugehen und wie im weiteren Verlauf zu verfah-

376 Vgl. Schütte Christian „Personzentrierte Kommunikation mit Sterbenden in der Hospizarbeit" Köln 2002, S. 40, wobei sich Schütte hier auf Alexander Quasebarth („Arzt-Patienten-Kommunikation in der medizinischen Ausbildung" Münster 1997) bezieht: „Für diese Form der Interaktion kann grundsätzlich festgehalten werden, dass sie in der Regel asymmetrisch verläuft. Es ist eine Beziehung, die auf den Gegensatzpaaren Macht / Ohnmacht, Wissen / Orientierungslosigkeit und Allmacht / Hilflosigkeit basiert. Quasebarth hebt die Arztdominanz im Vergleich zur Patientenpassivität im Verlauf einer Kommunikation hervor."
In der weiteren Literatur wird vor allem der Vorteil des Expertenwissens als ausschlaggebend für die Asymmetrie hervorgehoben.

ren ist. Somit steht der Arzt als eine Expertenmacht dem Patienten als Laien bevorteilt gegenüber.

Als Hilfesuchender steht der Patient außerdem in einer schwächeren Position dem Arzt gegenüber, weil der Patient den Arzt zur Heilung, der Arzt aber nicht den Patienten als Helfenden benötigt. Diese quasi hierarchische Unterscheidung trägt ebenso zu einem asymmetrischen Verhältnis in der Arzt-Patienten-Beziehung bei.

Häufig ist für die Asymmetrie beim Arzt-Patienten-Gespräch signifikant, dass der Arzt den quantitativ höheren Anteil in das Gespräch einbringt. So stellt Linus Geisler bei seinen Beobachtungen zum asymmetrischen Gespräch fest, dass nur der Arzt spricht. Der Patient komme trotz vieler Fragen ob eines kritischen Befundes nicht zu Wort.

> „Eine symmetrische Arzt-Patient-Beziehung, die oft als idealtypisch angesehen wird, existiert realiter nur ausnahmsweise. Die Analyse von Visitengesprächen lässt häufig eine überraschend starke Asymmetrie erkennen. Diese kommt schon rein numerisch im Überwiegen der Gesprächsanteile des Arztes (bis zu 80%) im Vergleich zu denen der Patienten zum Ausdruck.“[377]

Dieses Verhältnis zeigt sich sowohl in der Literatur als auch in umgangssprachlicher Praxis, wenn stets von der Arzt-Patienten-Beziehung und dem Arzt-Patienten-Gespräch, selten jedoch von der Patienten-Arzt-Beziehung bzw. vom Patienten-Arzt-Gespräch die Rede ist. Änderungen finden sich erst in der Literatur, die sich wider ein paternalistisches Verhältnis wendet oder sehr direkt aus der Perspektive des Patienten zum Thema Stellung bezieht.[378]

Bei der Eröffnung der Diagnose einer unheilbaren Krankheit besteht dieses asymmetrische Verhältnis ebenfalls. Es beruht besonders auf dem Wissensvorsprung des Arztes, ähnlich wie es sich bei dem Verhältnis von Lehrer zu Schüler oder von Eltern zum Kind verhält. Um eine Annäherung der Gesprächsebenen zu finden, müsste die Asymmetrie durch den Arzt abgebaut werden, damit eine Tendenz zur Symmetrie hin erreicht werden kann. Dadurch wäre eine annähernd „faire“ Gesprächssituation geschaffen, die eventuell zu einem befriedigenden Verhältnis zwischen den Gesprächspartnern führen könnte.

---

377 Geisler, Linus „Arzt-Patient-Beziehung im Wandel – Stärkung des dialogischen Prinzips“ Beitrag im Abschlussbericht der Enquête-Kommission „Recht und Ethik der modernen Medizin“ 14.05.2002, S. 216 – 220URL: http://www.linus-geisler.de/art2002/0514enquete-dialogisches.html
Auch Quasebarth, der mehrere Untersuchungen zu Arzt-Patienten-Gesprächen aufführt, bestätigt diese Beobachtungen. Vgl.: Quasebarth, Alexander „Arzt-Patienten-Kommunikation in der medizinischen Ausbildung“ Münster 1997, S. 18 ff.

378 Ein markantes Beispiel findet sich bei: Steger, Florian „Das Erbe des Hippokrates – Medizinethische Konflikte und ihre Wurzeln“ Göttingen 2008 S. 67 ff. In Kapitel 6 „Patient-Arzt-Verhältnis“ wechselt er von der Bezeichnung „Patient-Arzt-Verhältnis“ zu „Arzt-Patient-Verhältnis“ in dem Moment, in dem er von der Beschreibung der jetzt notwendigen Wandlung zum gleichberechtigten Verhältnis übergeht zum historischen Blickpunkt dieser Beziehung in der Antike, in der das paternalistische Modell aktuell war.

Da ungleiche Wissensverteilung ein zentrales Merkmal der Arzt-Patienten-Beziehung ist, bilden Information und Aufklärung des Patienten durch den Arzt ein wesentliches Ziel der Kommunikation zur Verringerung der Asymmetrie. Dieses asymmetrische Verhältnis existiert beim Arzt-Patienten-Verhältnis in einer palliativmedizinischen Situation nicht mehr in solch intensiver Qualität, weil auch der Arzt kein direktes Wissen vom Tod und vom eigentlichen Sterben besitzt.[379] Die Asymmetrie wirkt sich hier insofern aus, dass der Arzt in der Regel zeitlich als „Erster" weiß, wie es um den Zustand des Patienten steht. In der Regel wissen die konsultierten Ärzte aus erlerntem Wissen und ihrer Berufserfahrung, was zu tun ist. Hilft dieses Wissen nicht mehr weiter und die kurativen Möglichkeiten sind erschöpft, befindet sich auch der Arzt in einer neuen, ihm auferlegten Situation, die sein Fachwissen überschreitet. Er wird aus dem gegebenen asymmetrischen Verhältnis herausgebracht, in dem er sich bislang während der Arzt-Patienten-Beziehung befand und muss sich in der Beziehung zu seinem Patienten neu orientieren.

5.2 Kommunikationssituationen mit sterbenden Menschen

Schwerpunkte in der Kommunikation mit Sterbenden stellen für den Arzt zwei besondere Situationen dar:

1. Die Eröffnung der Diagnose für den unheilbar Erkrankten, die so genannte „Wahrheit am Krankenbett"
2. Die Kommunikation während der Sterbebegleitung, die durch die Diagnoseeröffnung eingeleitet wurde

Hierbei ist wieder die besondere Bedeutung der Palliativmedizin und Hospizbetreuung hervorzuheben, weil Ärzte aufgrund der schon vom Inhalt als schwierig vorgegebenen Situation bei der Eröffnung der Diagnose einer Krankheit mit infauster Prognose Probleme haben. Während des Studiums und der Berufsausübung erhalten sie wenig Gelegenheit, sich auf solche Gesprächssituationen vorbereiten zu können. Die Wichtigkeit der Präparation auf solche Gespräche setzte sich erst mit dem stärker bedeutenden Stellenwert der Betreuung Sterbenskranker nach und nach durch.

Der Sterbebegleitung selbst bleiben Ärzte gerne fern und überlassen diese Aufgabe eher dem Pflegepersonal, das dieser Anforderung jedoch ebenso hilflos gegenübersteht. Noch Ende der 1990er Jahre finden sich zahlreiche Indizien in der Literatur, die diese Zustände beschreiben. Bezogen auf die Kommunikation ist die Lage beispielsweise bei Sylvia Brathuhn besonders treffend beschrieben:

---

379 Vgl. Kampits, Peter „Das dialogische Prinzip in der Arzt – Patient - Beziehung" Passau 1996, S. 13

> „Das Krankenhauspersonal hat nicht nur aufgrund der funktionalen und organisatorischen Hindernisse keinen Platz für den Tod, sondern in der Konfrontation mit dem Sterbenden entsteht auch die Angst vor dem eigenen Tod. Im Klinikalltag entwickeln sich als Reaktion auf diese Begegnung entsprechende Abwehrmechanismen, die dem Personal bei der Bewältigung dieser Furcht helfen. [...] Gelingt es ihm [dem Arzt], den Patienten zu heilen, kann er seine Ängste weiterhin im ‚Unbewußten' halten. Verliert er jedoch den Kampf, d.h. der Patient hat sich der technischen Verfügbarkeit entzogen, dann wird der Arzt, der nach *Nuland* zu einem ‚selbstgefälligen Berufsstand' gehört, zu Strategien greifen, die ihm eine Distanz zum Geschehen ermöglichen. In diesem Zusammenhang spricht *Schweidtmann* von einer sich entwickelnden asymmetrischen Kommunikation, die den Patienten in unzumutbarer Weise zusätzliche emotionale Leiden aufbürden würde. Ausdruck einer solchen Asymmetrie ist beispielsweise die Flucht in formelhafte Fachtermini, hektischer Aktionismus (vor allem der operierenden Ärzte) und das Meiden intensiver Kontakte zum Patienten.
> Das Krankenpflegepersonal hingegen kann nicht auf diese Art der Distanzierung zurückgreifen, da ihre Aufgabe die tägliche Pflegearbeit am Patienten ist"[380]

Im praktischen Alltag hat sich die Einstellung der Ärzte zur Sterbebegleitung jedoch inzwischen verbessert. Das liegt u.a. auch an dem Einfluss, den mittlerweile die Palliativmedizin durch eine veränderte Einstellung zu Sterben und Tod im Gesamtkomplex der Medizin gewonnen hat. Wenn auch in vielen Fachbereichen der Tod noch als gewaltige Niederlage empfunden wird, so hat sich doch eine Veränderung insoweit vollzogen, als die allgemeine Bereitschaft zur Auseinandersetzung mit diesem Tabu-Thema innerhalb der Medizin größer geworden ist. Noch 1971 schrieb Kübler-Ross in ihren „Interviews mit Sterbenden":

> „Gleich zu Beginn meiner Beschäftigung mit todkranken Patienten fiel mir das dringende Bedürfnis der Ärzte auf, die Anwesenheit von Kranken im Endstadium auf ihrer Station zu leugnen."[381]

Das hängt unter anderem auch mit den Fortschritten zusammen, die durch die Medizin erreicht worden sind. Beispielsweise ist die Diagnose Krebs nicht mehr mit einem Todesurteil gleichzusetzen, da sich sowohl die Diagnosemöglichkeiten wei-

---

380 Brathuhn, Sylvia „Lernen mit dem Tod zu leben. Menschenwürdiges Sterben – Möglichkeiten der Sterbebegleitung – Hospizbewegung" Osnabrück 1999, S. 56 f.
Als weitere Beispiele aus der Vielzahl seien hier nur noch angeführt:
Knupp, Bernhard / Stille, Wolfgang „Sterben und Tod in der Medizin" Stuttgart 1996, S. 88: „Helfen und Begleiten in Fällen, in denen Genesung nicht möglich ist, gehören nicht mehr zum Auftrag des Intensivmediziners. Sie werden dann gern Vertretern anderer Berufssparten überlassen, der Arzt wendet sich hoffnungsvolleren Fällen zu. Der alte Spruch ‚Wenn der Priester kommt, geht der Arzt' hat – erweitert um ‚die Schwester bleibt' – weiterhin seine Gültigkeit."
Körtner, Ulrich H.J. „Der unbewältigte Tod" Passau 1997, S. 35: „Noch immer gibt es Ärzte, welche die Zimmer von Sterbenden meiden, weil sie sich in ihrer Nähe als Verlierer fühlen. Doch damit tritt bereits vor dem biologischen Tod der soziale Tod ein."

381 Kübler-Ross, Elisabeth „Interviews mit Sterbenden" München 1971 [Vollständige Taschenbuchausgabe 2001], S. 327

terentwickelt und dadurch die Aussichten auf Heilung bei Früherkennung verbessert haben. Das erleichtert Ärzten, die Diagnose den Patienten mitzuteilen, ohne damit zwangsläufig eine infauste Prognose verbinden zu müssen.[382] Zu beachten ist allerdings, dass die Diagnose „Krebs“ bis heute einen Sonderstatus innehat. Darauf wird in der Literatur häufig hingewiesen. In der allgemeinen Anerkennung steht die Krankheit „Krebs“ noch als Metapher für das Böse, das Finale, während andere zum Tod führende Krankheiten wie z.B. die des Herz-Kreislaufsystems, die in der Todesursachenstatistik nach wie vor obenan stehen, nicht mit gleicher Qualität an Bedrohung assoziiert werden. Der größte Anteil von Patienten, die in Palliativ- und Hospizeinrichtungen betreut werden, sind gleichwohl an Krebs Erkrankte.

So wird heute schon in den Grundsätzen zur Sterbebegleitung der Bundesärztekammer postuliert, dass es die Aufgabe des Arztes ist, dem Sterbenden nicht nur die Schmerzen zu lindern, sondern ihm bis zum Tod beizustehen. In jedem Fall ist es ärztliche Pflicht, für eine Basisbetreuung zu sorgen, zu der neben dem körperlichen Wohlbefinden und einer menschenwürdigen Unterbringung auch der Zuwendung eine primäre Bedeutung eingeräumt wird.[383]

Fortbildungsangebote, die mittlerweile häufiger in Anspruch genommen werden, weichen im Bereich der Palliativmedizin vom rein medizinischen Schwerpunkt ab, indem der ganzheitlichen Behandlung und Betreuung größere Relevanz beigemessen wird. Im palliativmedizinischen Basiskurs für Ärzte, der von der Deutschen Gesellschaft für Palliativmedizin erarbeitet wurde, stehen bei 40 Unterrichtseinheiten à 45 Minuten 20 Einheiten, die die Behandlung von Schmerzen und anderen belastenden Syndromen sowie zwei Einheiten, welche die Grundlagen der Palliativmedizin betreffen, 18 Einheiten gegenüber, die sich mit psychosozialen Aspekten (6 Einheiten), ethischen und rechtlichen Fragen (4 Einheiten), Teamarbeit und Selbstreflexion (2 Einheiten) sowie der Kommunikation befassen.[384]

Nicht unerwähnt bleiben darf in diesem Zusammenhang ein Standardwerk, das von Prof. Dr. med. Eberhard Klaschik gemeinsam mit Dr. med. Stein Husebø her-

---

382 Vgl. Schweidtmann, Werner „Menschliche Nähe am Krankenbett“ Stuttgart 1991, S. 66 f.

383 Vgl. Grundsätze der Bundesärztekammer zur ärztlichen Sterbebegleitung vom 7. Mai 2004

384 Deutsche Gesellschaft für Palliativmedizin e.V. (DGP) „Palliativmedizin: Basiskurs für Ärzte – Kursprogramm“ Als Zielsetzung wird dort u.a. festgelegt: „Den Teilnehmenden soll verdeutlicht werden, dass ärztliche Behandlung mehr umfasst als Diagnosestellung und Heilung. Der Erkrankte soll in seiner Ganzheitlichkeit wahrgenommen, betreut und behandelt werden. Neben der Berücksichtigung körperlicher Symptome und Einschränkungen schwerkranker Menschen sind in der Palliativmedizin psychosoziale, spirituelle und ethische Aspekte sowie die Integration der Angehörigen von hoher Bedeutung. [... Es soll den Teilnehmern] bewusst werden, dass die Qualität ihrer ärztlichen Arbeit nicht allein durch wissensbezogene Qualifizierung verbessert wird, sondern gleichermaßen durch eine erweiterte Kompetenz zu kommunizieren, in einem Team zu arbeiten und ethische Fragestellungen zu berücksichtigen.“ S. 3

ausgegeben wurde.[385] In dem 400 Seiten umfassenden Buch sind 60 Seiten (das entspricht 15% des Inhalts) dem Thema Kommunikation gewidmet. In diesem Fall wird ausschließlich die direkte Gesprächssituation zwischen Arzt und Patient, nicht auch die Interaktion innerhalb des Ärzte- und Pflegeteams behandelt.

Ansonsten wird in der Literatur zur Palliativmedizin unter dem Stichwort „Kommunikation" fast immer – häufig sogar mit größerer Geltung – die Kommunikation im palliativmedizinischen und interdisziplinären Team einbezogen.

Auch der „Leitfaden Palliativ Care"[386], mittlerweile ein Standardwerk für diese medizinische Disziplin, behandelt auf über 50 Seiten das Thema Kommunikation, das hier in 7 Punkten aufgeteilt vorliegt:

1. Kommunikation als Grundlage des Miteinander und Füreinander (5 Seiten)
2. Regeln zur Gesprächsführung (9 Seiten)
3. Typische Gesprächssituationen (11 Seiten)
4. Das Gespräch mit Patient und Angehörigen (9 Seiten)
5. Die Rolle des Arztes in der Kommunikation (7 Seiten)
6. Kommunikation im multidisziplinären Team (4 Seiten)
7. Nonverbale Kommunikation (7 Seiten)

Aus Gesprächen mit Pflegepersonal und Pflegeschulungspersonal sowie aus Veranstaltungen zu Themen der Palliativmedizin und Hospizarbeit wurde zwar deutlich, dass die Schulung von Gesprächstechniken in der Ausbildung des Pflegepersonals mehr Berücksichtigung findet als beim Medizinstudium, jedoch stellte sich auch hier erst mit dem Aufkommen der Palliativmedizin ein Wandel ein. Beispielsweise konnte die Aussage Blumenthals-Barbys

> „Soweit bekannt, ist die Ausbildung von Krankenschwestern wesentlich berufsbezogener als die der Mediziner. Das findet in der Behandlung von Fragen zu Sterben, Tod und Trauer in der Berufsausbildung seinen Ausdruck."[387]

bei Krankenschwestern und -pflegern in dieser vorbehaltlosen Formulierung keine Bestätigung finden. Zwar ist das Gespräch mit dem Patienten in der Ausbildung von Pflegepersonal im Lehrplan vorgesehen, beim Medizinstudium spielt dieser Aspekt aber nahezu gar keine Rolle. Das gilt insbesondere für die Kommunikation mit Sterbenden.

Neben zahlreichen anderen Hinweisen auf diesen Makel findet sich u.a. schon 1978 eine deutliche Mahnung der Deutschen Bischofskonferenz:

> „In der Ausbildung der Gesundheitsberufe, besonders bei den Ärzten, sind die hier gestellten Fragen (Sterbebegleitung, Wahrheit am Krankenbett, Euthanasie) noch nicht in den ordentlichen Lehrplan integriert. […] werden sie [die Ärzte] in der Regel in diesen

---

385 Husebø, Stein, Klaschik, Eberhard „Palliativmedizin" Berlin 2000. Das in acht Unterpunkte eingeteilte Kapitel „Kommunikation" s. S. 107 - 165

386 Bausewein, Claudia / Roller, Susanne / Voltz, Raymond (Hrsg.) „Leitfaden Palliativ Care" München 2010, S. 81 – 132

387 Blumenthal-Barby, Kay „Tausend Türen hat der Tod" Berlin 1997, S. 41

Fragen noch weniger unterrichtet und geschult als die Krankenschwestern und Krankenpfleger. In deren Ausbildung wurden diese anthropologischen Grundfragen lange Zeit ebenfalls nur am Rande und in wenigen Stunden gelehrt. Sie haben vielerorts [...] mehr und mehr an Gewicht gewonnen. Dennoch ist in den bestehenden Ausbildungsplänen für die Gesundheitsberufe in Bezug auf diese Fragen weiterhin ein deutliches Defizit festzustellen."[388]

Noch gegen Ende der 1990er Jahre waren in der Literatur zur Aus-, Fort- und Weiterbildung des Pflegepersonals häufig Kritiken zu finden, die eine Beachtung des Schwerpunkts Kommunikation in der Krankenpflege – trotz besseren Standards als im Medizinstudium – als zu mangelhaft ansahen.[389]

Was die Kommunikation in Bezug auf den Aspekt „Tod und Sterben" betrifft, sind durch die Entwicklung der Palliativmedizin und ihrer mittlerweile erreichten Ak-

---

388 Deutsche Bischofskonferenz [Hrsg.] „Menschenwürdig sterben und christlich sterben" 20. Nov. 1978, S. 5

389 Auch hier seien von vielen Beispielen drei hervorgehoben:
Bischoff-Wanner, Claudia „Pflegedidaktik – Kommunikation mit Patienten" Stuttgart 1997, S. 1: „Kommunikative Kompetenz gehört zu den Schlüsselqualifikationen in pflegenden Berufen. Die Fähigkeit zu kommunizieren, also zwischenmenschliche Beziehungen befriedigend zu gestalten, trägt wesentlich zur Heilung und zum Wohlbefinden des Patienten bei. Ein offener und vertrauensvoller Kommunikationsstil mit Patienten bestimmt aber auch den beruflichen Erfolg und die Berufszufriedenheit der Pflegenden in einem hohen Maße mit. Trotzdem wird Kommunikation in der Krankenpflegeausbildung immer noch recht stiefmütterlich behandelt. Eigentlich ein integraler Teil der gesamten Ausbildung, der gleichwertig neben den pflegerisch-fachlichen und den medizinisch-technischen Anteilen der Ausbildung stehen sollte, wird Kommunikation an das Nebenfach Psychologie delegiert und hier von nebenamtlichen Dozentinnen unterrichtet. Letzteres wäre dann nicht problematisch, wenn kommunikative Übungsanteile in alle, vor allem in alle pflegerischen Fächer eingebaut und von Lehrerinnen und Lehrern für Pflegeberufe unterrichtet würden. Da dies nicht so ist, steht Kommunikation oft beziehungslos neben anderen Fächern und kann nicht genügend in den pflegerischen Alltag übersetzt werden."
Brathuhn, Sylvia „Lernen mit dem Tod zu leben" Osnabrück 1999, S. 55 f.: „Das medizinische Personal verfügt zwar über eine höchst qualifizierte Ausbildung, die Behandlung und Pflege von Sterbenden sowie eine adäquate Sterbebegleitung ist jedoch nicht zwingend vorgesehen. [...] Seit 1972 sei zwar im Rahmen des Medizinstudiums die medizinische Psychologie eingeführt, aber hier sei die Thematik ‚Sterben, Tod und Trauer' als ein Themenbereich von 100 unter der Vorgabe von 50 Pflichtstunden aufgeführt. Dies reiche jedoch bei weitem nicht aus, um den Anforderungen, die in einer Sterbesituation an Träger der helfenden Berufe gestellt werden, nachzukommen."
Noch 2002 stellte Geisler fest: „Ein wesentlicher Grund für die kommunikative Inkompetenz vieler Ärzte ist eine defizitäre Ausbildung mit zunehmender Tendenz. Eine aktuelle Studie der Universität Göttingen an 700 Studenten zeigt, dass es analog zur Zunahme an "biologischem Wissen" im Verlauf des Studiums zu einem Verlust an kommunikativer und psychosozialer Kompetenz kommt. Dieser Mangel wird häufig von den Studierenden selbst erkannt und beklagt. [Geisler, Linus „ Arzt-Patient-Beziehung im Wandel - Stärkung des dialogischen Prinzips" Beitrag im Abschlussbericht der Enquête - Kommission "Recht und Ethik der modernen Medizin" vom 14.05.2002, S. 216-220]

zeptanz die Möglichkeiten gestiegen, auch hier spezielle Aus- und Weiterbildungen verstärkt anzubieten.

Die Situation hat sich zwischenzeitlich deutlich verbessert. Allein durch die erhöhte Anzahl von Gesellschaften und Verbänden, die sich der Pflege Schwerstkranker und Sterbender annimmt, hat sich in der Fortbildungslandschaft ein stark erweitertes Angebot entwickelt. Nicht nur palliativmedizinische Einrichtungen bieten für medizinisches Personal Weiterbildungen, die den Komplex „Kommunikation" intensiv behandeln, auch andere medizinische Zweige, die mit dem Bereich des Sterbens ständig in Berührung kommen, haben ihre Angebote diesbezüglich verstärkt.[390] Ebenso wurden Zusatz-Weiterbildungen für Ärzte von der Gesellschaft für Palliativmedizin und der Bundesärztekammer in Zusammenarbeit mit anderen medizinischen Gesellschaften in den letzten Jahren verstärkt angeboten. Diese Angebote wurden auch von Jahr zu Jahr bis heute verstärkt von Medizinern genutzt.[391]

In der klinischen Praxis verhält es sich in der Regel so, dass dem Arzt die Aufgabe zufällt, einem zum Tode erkrankten Patienten die Mitteilung zu überbringen. Auch während der Sterbebegleitung wird der Arzt häufig Gespräche mit dem Patienten führen (müssen), jedoch wird aufgrund des Tagesablaufs dem Pflegepersonal der überwiegende Kontakt zuteil werden.

I. Die Wahrheit am Krankenbett

Die Aufklärung des Patienten sowie die Eröffnung der Diagnose, insbesondere einer infausten Prognose, ist ausschließliche Aufgabe des Arztes. Diese Situation lässt vor allem bei der Vermittlung einer Nachricht mit einer todbringenden Prognose Fragen und Zweifel aufkommen. Soll man einem Patienten mit infauster Prognose die Diagnose mitteilen oder nicht? Wie viel Wahrheit verträgt der Mensch? Was ist für den Patienten zu verkraften und wo beginnen die Grenzen seiner Belastungsfähigkeit?

Seit Mediziner in der Lage sind, inkurable Erkrankungen zu diagnostizieren und einen tödlichen Ausgang zu prognostizieren, stellen sich diese Fragen. Und genau wie bei anderen, das Sterben betreffenden Aspekten gehen die Meinungen in extreme Richtungen auseinander. Gegen die Offenbarung einer infausten Prognose

---

390 Als prägnantes Beispiel sei hier die Deutsche Krebshilfe e.V. genannt, die über die Dr.-Mildred-Scheel-Akademie ein großes Fort- und Weiterbildungsprogramm für Ärzte und Pflegepersonal – auch im Bereich Kommunikation mit Krebskranken und in palliativen Situationen – anbieten.
Ebenso bietet die Gesellschaft für Palliativmedizin ein großes Spektrum an Bildungsmöglichkeiten, die den Bereich der Kommunikation mit Sterbenden thematisieren.

391 Eine Übersicht ist in tabellarischer Form bei der Gesellschaft für Palliativmedizin erhältlich. Sie zeigt, dass in Deutschland die Teilnehmerzahl von 2005 mit 101 registrierten Ärzten auf 4.247 im Jahr 2009 erhöht hat. Die Tabelle ist außerdem nach den einzelnen Bundesländern aufgegliedert.

steht das Verschleiern der Wahrheit, gegen wahrheitsgemäße Information steht die Lüge über einen Krankheitszustand.

5.3 Exkurs: Die Lüge

Grundsätzlich wird eine Lüge von jemandem geäußert, der nicht die Wahrheit sagt, jedoch ergibt diese einfache Definition Anlass zu weiteren Nachfragen.

Schon wenn beispielsweise auf die Ironie verwiesen wird, zeigt sich, dass zu einer kompletten Lüge sowohl der Lügner als auch der Belogene gehört. Das Motiv des Lügners spielt eine bedeutende Rolle für diesen Sprechakt. In der Ironie wird nicht die Wahrheit angewendet, jedoch zielen die Mittel darauf, den Adressaten letztendlich davon auch in Kenntnis zu setzen.

Was bedeutet aber der Begriff „Lüge" konkret? Und ist die Lüge, wie man gerade bei der Diskussion zum Thema „Wahrheit am Krankenbett" beobachten kann, in jedem Fall ethisch-moralisch verwerflich? Prinzipiell ist der Begriff der Lüge negativ konnotiert.

5.3.1 Die Antike

Schon die Griechen der Antike, die sprachlich keinen Unterschied zwischen Irrtum und Lüge kannten,[392] lehnten sie zwar nicht kategorisch ab, bewerteten sie aber als grundsätzlich tadelnswert. Das wird schon bei Platon (428/427 v. Chr. - 348/347 v. Chr.) deutlich, der die Unwahrheit zum Nutzen des Gemeinwesens ggf. billigt, sie prinzipiell jedoch ablehnt:

> „Also den Herrschern des Staates kommt es zu, wenn überhaupt jemandem, Lügen in Anwendung zu bringen, und zwar zum Nutzen des Staates nach außen oder nach innen."[393]

An anderer Stelle heißt es:

> „Ich glaube, unsere Herrscher werden zum Nutzen ihrer Untergebenen starken Gebrauch von Lügen und Täuschungen machen müssen. Und solche Lügen, meinten wir doch, hätten einen ähnlichen Nutzen wie eine Arznei."[394]

Allen anderen kommt es nicht zu, sich der Lüge zu bedienen.

---

392 Vgl. Keseling, Paul „Aurelius Augustinus – Die Lüge und gegen die Lüge" Würzburg 1953, S. VI: „Von vornherein darf man freilich die bezeichnende Tatsache nicht übersehen, daß es der griechischen Sprache an einem eindeutigen Ausdruck für die Lüge oder Lügen gebricht; denn φεύδος bedeutet ebensowohl Irrtum wie Lüge und dementsprechend φεύδεσθαι sich täuschen und lügen."

393 Platon „Der Staat" (Deutsch von August Hornefer) Stuttgart 1973, S. 74

394 Ebd., S. 160

Aristoteles (384 v. Chr. - 322 v. Chr.) verwirft die Lüge, unterscheidet jedoch ihre Qualität in Abstufungen bei Über- oder Untertreibungen.

> „Nun ist die Lüge an sich schlecht und tadelnswert und die Wahrheit gut und lobenswert; die aber mit Lügen umgehen, verdienen beide Tadel, nur der Prahler in höherem Maße. […] Denn der Wahrheitsliebende, der auch wo nichts darauf ankommt, die Wahrheit sagt, wird dies um so eher tun, wenn es darauf ankommt. Denn er wird sich vor der Lüge als einer Unsittlichkeit hüten, weil er sie an sich schon verabscheut. Ein solcher Mann aber ist des Lobes würdig."[395]

Im Gegensatz zu den Griechen unterschieden die Römer sprachlich den Irrtum (error) von der Lüge (mendacium).

Als repräsentativer Philosoph und Rhetoriker des alten Rom gilt Cicero (106 v. Chr. – 43 v. Chr.), der besagt, dass Nutzen und Sittlichkeit untrennbar miteinander verbunden sind und spricht sich klar gegen die Lüge aus.

> „Zwar lehren auch die alten Akademiker, und eure, ehedem von jenen nicht unterschiednen Peripatetiker, daß das moralisch Gute allen anderen Gütern vorzuziehen sey. Aber doch folge ich hier, so wie in diesem ganzen Werke, lieber den Stoikern, weil ihre Vorstellungsart, da sie den Nutzen allemal in der Tugend, und außer derselben keinen finden, mir edler und erhabener vorkömmt, als die Vorstellungsart derer, welche annehmen, daß es tugendhafte Handlungen gebe die nicht nützlich, und nützliche die unerlaubt sind.
>
> Zum Glück erlaubt mir die Akademie, zu der ich mich bekenne, jeden mir aufstoßenden Satz, der mir als der wahrscheinlichste vorkömmt, als einen Grundsatz meines eignen Lehrgebäudes aufzunehmen."[396]

und

> „Man muß entweder mit Überzeugung erkennen, daß das, was man für nützlich hält, nicht unerlaubt sey; oder wenn es unrecht ist, so muß man es nicht länger für nützlich halten. […] Findest du, daß eigennützige Lügen, Schmählerungen fremder Ehre, hinterlistige Erschleichungen, kurz, daß Falschheit und Betrug, mit demselben bestehen können? Gewiß nicht."[397]

Dem steht auch der zweite Repräsentant der römischen Antike, Seneca (um 1 n. Chr. – 65 n. Chr.), in nichts nach; auch er lehnt die Lüge ab.

---

395 Aristoteles „philosophische Schriften in sechs Bänden", (Übersetzung: Rolfes, Eugen / Bearbeitung: Bien, Günther) Bd. 3 „Nikomachische Ethik" Hamburg 1995, S. 95
Vgl. Keseling, Paul „Aurelius Augustinus – Die Lüge und gegen die Lüge" Würzburg 1953, S. IX f.: „Bemerkenswert ist noch, daß Aristoteles in seiner systematischen Art auch schon eine Stufenleiter der Lügen nach ihrem ethischen Unwert aufzustellen versucht hat. Am tiefsten stehen die Lügen um des Gewinnes willen, und zwar auch wieder in dreifacher Abstufung, sodann kommen die Lügen um der Lüge selbst willen, und darüber erheben sich drittens die ironischen Lügen in der Art des Sokrates."

396 Vgl. Cicero, Marcus Tullius „De officiis" (Drei Bücher über die Pflichten) nach der Übersetzung von Christian Garve hrsg. von Kurt Wölfel, Bd. IX, S 255 (III, 5):

397 Ebd., S. 312 f. (III, 20)

„Nichts nützt Verstellung: wenigen macht Eindruck ein leichtfertig äußerlich vorgeführtes Aussehen; die Wahrheit ist in jedem Teil ihrer selbst dieselbe. Was täuscht, besitzt keine feste Substanz. Fadenscheinig ist die Lüge: sie schimmert durch, wenn du genau hinsiehst.“ [398]

5.3.2 Das Christliche Mittelalter

Diese Ablehnung der Lüge wird vom frühen Christentum übernommen und manifestiert. Grundlage bietet bereits die Heilige Schrift. Sowohl im Alten wie auch im Neuen Testament wird die prinzipielle Ablehnung der Lüge durch die gesetzgebenden Äußerungen festgelegt. Im Alten Testament heißt es bei der Gesetzgebung der zehn Gebote im 8. Gebot:

„Du sollst gegen deinen Nächsten kein falsches Zeugnis ablegen!“ (2 Mos 20,16),

was umgangssprachlich in der Formel „Du sollst nicht lügen!“ ausgedrückt wird. Des Weiteren wird die Lüge als Sünde im Leviticus noch einmal explizit hervorgehoben.

Ihr sollt bei meinem Namen nicht falsch schwören; du entweihst sonst den Namen deines Gottes (3 Mos 19,12)

Im Neuen Testament wird die Lüge durch Jesus in seiner für Christen zentralen Lehrrede, der Bergpredigt (Mt. 5,1 – 7,28), als verwerflich ausgelegt.

„Es sei euer Jawort ein Ja, euer Nein ein Nein. Was darüber hinausgeht ist vom Bösen.“ (Mt. 5,37)

Darüber hinaus existieren in der Bibel etliche Stellen, die die Lüge als ethisch-moralisch verfehlt darstellen.[399]

Beispiele von Lügen, die nicht gerügt oder sogar belobigt werden, beziehen sich auf von Gott gewollte oder gebilligte Situationen.

Origines (um 185 – 254), Kirchengelehrter aus der ersten Hälfte des 3. Jahrhunderts, weist auf die biblischen Geschichten von Judith, Ester und Jakob hin, legt jedoch Wert auf große Bedachtsamkeit im Umgang mit einer unumgänglichen Unwahrheit.[400]

---

398 Vgl. Seneca L. Annaeus „Philosophische Schriften“ hrsg. von Manfred Rosenbach Bd. 4 „Ad Lucilium Epistulae morales“ („An Lucilius Briefe über Ethik“) 9. Buch Brief 79, 18 / S. 157

399 Im Alten Testament seien folgende Beispiele erwähnt, die außer den o.g. ein striktes Verbot der Lüge nennen: 2 Mos. 23,1 / Spr. 6,19 / 12,19.22 / 14,5 / 19,5 ff. / Sir. 7,13 / 20,24 ff. Im Neuen Testament sind besonders zu erwähnen: Kol. 3,9 / Eph. 4,25 / Offb. 21,8 / 21,27 Vgl. außerdem: Keseling, Paul „Aurelius Augustinus – Die Lüge und gegen die Lüge“ Würzburg 1953, S. XII

400 Vgl. ebenfalls: Keseling, Paul „Aurelius Augustinus – Die Lüge und gegen die Lüge“ Würzburg 1953, S. XIV, der Origines zitiert: „Der Mensch jedoch, der in der Zwangslage zu lügen sich befindet, soll gewissenhaft acht geben, daß er der Lüge bisweilen sich bediene

Johannes Chrysostomos (344 o. 349 – 407), Kirchenvater vom Ende des 4. Jahrhunderts, nennt Rahab (Jos. 2), Sauls Tochter (1 Sam. 19,12) und Jonathan (1 Sam 21,8) als Beispiele, hält aber Täuschung oder List in guter Absicht für nicht anstößig. Eusebius von Caesarea (260/64 – 339/40) und Basilius der Große (um 330 – 379), Kirchenlehrer im 3. / 4. Jahrhundert, lehnen sogar jede Form der Notlüge vehement ab.[401]

5.3.2.1 Augustinus

Richtungsweisend für die Kirche ist, wie bei vielen Fragen von Ethik, Moral und Theologie der Kirchenvater Augustinus von Hippo (354 – 430). Er spricht sich radikal gegen die Lüge aus. Für ihn bestehen nur zwei Arten der Lüge, die keine große Schuld begründen, nämlich die Lüge um Scherz zu treiben und die Lüge, die zu einem Nutzen praktiziert wird. Beide Arten sind nach Augustinus prinzipiell jedoch ebenfalls abzulehnen. Er unterscheidet Lügen vom Betrügen, indem er Betrügern eine willentliche Täuschungsabsicht unterstellt. Diese Täuschungsabsicht ist für ihn jedoch nicht notwendigerweise Grundlage für das Wesen der Lüge. Als Beispiel führt er Mimenspiel, Komödie und Dichtung an.

> „Jeder Täuschende hat das Bestreben zu täuschen, aber nicht jeder, der fabuliert, hat die Absicht zu täuschen. Denn auch Possen, Theaterstücke und viele Dichtungen stellen oft genug Fabeln dar. Sie haben mehr die Absicht Vergnügen zu machen als zu täuschen. In der Regel ‚fabulieren' auch alle, die Witze machen. Aber man spricht mit Recht von Falschheit und Täuschung, wenn einer es sich zur Aufgabe macht, jemanden zu Fall zu bringen. Die aber nicht auf eine Täuschung ausgehen, sondern nur irgendwie ‚fabulieren', nennt man allgemein und unbedenklich nur Faselhänse, und man sagt auch nur, sie ‚spinnen'."[402]

Grundsätzlich kommt Augustinus zu dem Schluss, dass die Lüge das hohe Gut der Wahrheit verletzt, es außerhalb des Wahren jedoch kein natürliches Gut gibt.[403]

Eine weitere Schlussfolgerung, die für zwischenmenschliche Beziehungen eine besondere Rolle spielt, ist für Augustinus, dass die Lüge das Vertrauen im Zusammenleben der Menschen zerstört.[404]

Die Einstellung Augustinus zur Lüge prägt das Denken des Mittelalters zu dieser Untugend. Bedeutende Kirchenlehrer wie Albertus Magnus (um 1200 – 1280)

---

wie einer Würze und eines Heilmittels, daß er Maß halte und die Grenze nicht überschreite."

401 Vgl. ebd.

402 „Aurelius Augustinus „Soliloquiorum libri duo – Selbstgespräche" (lateinisch und deutsch hrsg. von Remark, Peter) II, 9 / S. 133

403 Vgl. Keseling, Paul [Hrsg.] Aurelius Augustinus „Über die Lüge" 10 / S. 18: „Allein da man sich ebensoweit von der Ewigkeit entfernt, wie man der Wahrheit fern rückt, so ist die Behauptung ganz unsinnig, man könne zu irgendeinem Gut gelangen dadurch, daß man sich von ihr entfernt. Oder wenn es irgendein ewiges Gut gibt, das die Wahrheit nicht in sich schlösse, so ist es nicht wahr, und dann ist es auch nicht gut, weil es unwahr ist."

404 Vgl. Keseling, Paul [Hrsg.] Aurelius Augustinus „Gegen die Lüge" 7 / S. 71 f.

und Thomas von Aquin (um 1225 – 1274) lehnen die Lüge in Anlehnung an die Nikomachische Ethik von Aristoteles und Ausführungen des Augustinus rigoros ab. Sie ist an sich schlecht und zu meiden; die Wahrheit ist an sich gut und deshalb erstrebenswert. Jede Lüge ist sündhaft.

5.3.2.2 Thomas von Aquin

Thomas von Aquin definiert drei Teilmomente an der Falschheit der Lüge.

1. die objektive Unwahrheit des Gesagten
2. die Rede gegen den eigenen Sinn
3. die durch die Lüge beabsichtigte Täuschung

Die Verwerflichkeit der Lüge sieht Thomas in der natürlichen Funktion der Sprache, die die Aufgabe hat, die wirklichen Gedanken und Empfindungen der Seele dem Mitmenschen zu offenbaren. Weil Worte von Natur aus Zeichen der Gedanken sind, ist es unnatürlich und somit nicht gestattet, mittels der Sprache etwas kundzugeben, was man nicht im Sinn hat. Menschliches Zusammenleben und die Zusammenarbeit der einzelnen Menschen beruht zum großen Teil auf der Sprache. Der gegenseitige Verkehr setzt Treu und Glauben voraus. Diese Grundlage kann nur bestehen, wenn Wahrhaftigkeit unbedingte Pflicht ist. Der Mensch als soziales Wesen hat sich folglich dem anderen Menschen gegenüber so zu verhalten, dass die menschliche Gemeinschaft aufrechterhalten bleiben kann. Die Menschen können aber nur gemeinsam leben, wenn sie einander Glauben schenken, weil sie sich gegenseitig der Wahrheit offenbaren.

> „So erklärt Thomas von Aquin die Lüge auf Grund ihres formalen Prinzips für ein Übel an sich (*malum ex genere*), das durch keinen noch so guten Zweck gerechtfertigt und deshalb erlaubt werden kann.“[405]

Müller bezieht sich auf die „Summa theologiae“ II-II q.110 a.3 des Thomas von Aquin:

> „[...] was an und für sich schlecht ist, das werde in keiner Weise etwas Gutes und Erlaubtes. Denn damit etwas gut sei, muß alles, was dazu gehört, in der rechten Weise da sein; da für das Gute die ganze Ursache wirken muß, für das Schlechte ein einziger beliebiger Mangel genügt. Die Lüge aber ist in ihrer Art etwas Schlechtes; denn ihr Gegenstand ist etwas Ungebührliches. Da nämlich von Natur die Worte da sind, um Zeichen zu sein für das innere Verständnis; so ist es unnatürlich und ungebührlich, daß die Worte gebraucht werden, um zu bezeichnen das, was nicht im Verständnisse ist.“[406]

Allerdings sieht auch Thomas, so wie Augustinus, Nutz- oder Scherzlügen als Lügen, die keine große Schuld begründen.

---

405 Müller, Jörn „Lüge und Wahrhaftigkeit“ in: Müller, Jörn / Nissing, Hanns-Gregor [Hrsg.] „Die Lüge – ein Alltagsphänomen aus wissenschaftlicher Sicht“ Darmstadt 2007, S. 46

406 Thomas von Aquin „Die katholische Wahrheit – die theologische Summa“ übersetzt von Schneider, Ceslaus Maria, Bd. 7,2 (Reprint der Ausg. Regensburg 1888) 2004, S. 682

Der bedeutende Philosoph und Theologe der Scholastik, Bonaventura (1221 – 1274), ein Zeitgenosse von Thomas und Albertus, weist ebenso auf die natürliche Funktion der Sprache hin, Ausdrucksmittel des Geistes zu sein. Wer sie zu anderem Zweck gebraucht, der missbraucht sie, wobei er eine aus Unkenntnis geschehene falsche Aussage bei seinen Überlegungen als Sonderfall berücksichtigt.

5.3.3 Die Neuzeit

In der Neuzeit wird ein besonderes Augenmerk auf das Recht des Nächsten auf die Wahrheit gelegt. Unter den katholischen Theologen wird die Lüge auch als eine Verneinung einer dem Mitmenschen geschuldeten Wahrheit angesehen.

In der evangelischen Theologie lehnt Martin Luther (1483 – 1546) jede Lüge als Sünde ab, berücksichtigt jedoch die Notlüge – hier vor allem die unbedacht geäußerte – als eine zu billigende, die nicht als Todsünde bewertet werden darf. Im Gegensatz zur starken Lüge bezeichnet er die Notlüge auch als Dienst-, Nutz- oder Hilfslüge. Diese werde nach Luther zu Unrecht als Lüge bezeichnet, vielmehr sei sie Klugheit und Tugend, weil sie den Sinn hat, dem Leben des Nächsten und der Ehre zu nutzen.

Calvin (1509 – 1564), neben Luther einer der bedeutendsten Reformatoren, lehnt jede Lüge als Gott widerstrebend ab.

Für die „Wahrheit am Krankenbett“ spielt die von Hugo Grotius (1583 – 1645) und Samuel Pufendorf (1632 – 1694) getroffene Unterscheidung zwischen der eigentlichen Lüge (mendacium) und der so genannten Falschrede (falsiloquium) eine besondere Rolle, da eine bewusst getane Falschaussage als statthaft bewertet werden kann, wenn dem Hörer ein Recht auf wahrheitsgemäße Antwort nicht zukomme oder sich eine schwere Schädigung durch sie voraussehen lasse.[407] Grotius entwickelt eine Klassifizierung von Falschaussagen, bei denen keine Lüge im moralisch verwerflichen Sinn besteht. Unter diesen fünf Unterscheidungen befindet sich auch die Falschaussage bzw. das Verschweigen der Wahrheit gegenüber Schwerkranken, um sie zu schonen.[408]

Auch die Philosophen der Neuzeit lehnen die Lüge in der Regel ab. Zwar hält Voltaire (1694 – 1778) die Lüge für etwas Gutes, solange sie Gutes zu bewirken in der Lage ist, Immanuel Kant (1724 – 1804) und Johann Gottlieb Fichte (1762 – 1814), einflussreiche Philosophen dieser Epoche, sprechen sich jedoch rigoros dagegen aus.

---

407 Vgl. hierzu: Keseling, Paul „Aurelius Augustinus – Die Lüge und gegen die Lüge“ Würzburg 1953, S. XXXIX. Zu Hugo Grotius bemerkt Keseling, S. XLIII: „Lüge im eigentlichen Sinne ist ihm die absichtliche, mit dem Willen zu täuschen verbundene Unwahrheit, die dem Mitmenschen die Urteilsmöglichkeit, auf die er kraft stillschweigenden Übereinkommens ein natürliches Anrecht hat, nimmt oder einschränkt. Sie ist deshalb in sich verwerflich, weil unvereinbar mit dem Rechte des Angeredeten.“

408 Vgl. Schockenhoff, Eberhard „Zur Lüge verdammt?“ Freiburg i. Br. 2000, S. 83

Haben die so genannten Falsiloquium-Theorien von Grotius und Pufendorf allgemeine Anerkennung gefunden, so setzt durch Kant eine Abkehr davon und eine Rückbesinnung auf die absolute Verwerflichkeit der Lüge, wie schon durch Augustinus und Thomas von Aquin erläutert, ein.

5.3.3.1 Immanuel Kant und Johann Gottlieb Fichte

Kant äußert sich in seinen 1797 erschienen Schriften „Metaphysik der Sitten" und „Über ein vermeintes Recht aus Menschenliebe zu lügen" zu dem Problem der Lüge. Er verwirft in jedem Fall die Lüge ohne Vorbehalt.

In der „Metaphysik der Sitten" bezeichnet er die Lüge als Gefahr, sich selbst als Mensch sowie andere Menschen in ihrer Menschenwürde zu beeinträchtigen. Dies wird vor allem in zwei deutlich formulierten Sätzen hervorgehoben. Die Lüge sei der „Vater alles Bösen", denn:

> „Die Lüge ist Wegwerfung und gleichsam Vernichtung seiner Menschenwürde. Ein Mensch, der selbst nicht glaubt, was er einem anderen (wenn es auch eine bloß idealische Person wäre) sagt, hat einen noch geringeren Wert, als wenn er bloß Sache wäre;"[409]

und des Weiteren:

> „Die Lüge (in der ethischen Bedeutung des Worts), als vorsätzliche Unwahrheit überhaupt, bedarf es auch nicht, anderen *schädlich* zu sein, um für verwerflich erklärt zu werden; denn da wäre sie Verletzung der Rechte anderer. Es kann auch bloß Leichtsinn, oder gar Gutmütigkeit, die Ursache davon sein, ja selbst ein wirklich guter Zweck dadurch beabsichtigt werden, so ist doch die Art, ihm nachzugehen, durch die bloße Form ein Verbrechen des Menschen an seiner eigenen Person, und eine Nichtswürdigkeit, die den Menschen in seinen eigenen Augen verächtlich machen muß."[410]

In seiner zweiten Schrift zum Thema der Lüge legt Kant den Schwerpunkt auf eine juristische Sichtweise, ohne jedoch den allgemein verwerflichen Charakter falscher Aussagen und Behauptungen zu vernachlässigen. Er weist zunächst auf mögliche juristische Folgen hin:

> „Wer also *lügt*, so gutmütig er dabei auch gesinnt sein mag, muß die Folgen davon, selbst vor dem bürgerlichen Gerichtshofe, verantworten und dafür büßen: so unvorhergesehen sie auch immer sein mögen;"[411]

und zieht daraus den Schluss auf einen allgemeinen Umgang mit der Wahrheit.

> „Es ist also ein heiliges, unbedingt gebietendes, durch keine Konvenienzen einzuschränkendes Vernunftgebot; in allen Erklärungen *wahrhaft* (ehrlich) zu sein."[412]

---

409 Kant, Immanuel „Die Metaphysik der Sitten" Werksausgabe Bd. 8 hrsg. von Weischedel, Wilhelm Wiesbaden 1977, S. 562

410 Ebd., S. 563

411 Kant, Immanuel „Über ein vermeintes Recht aus Menschenliebe zu lügen" Werksausgabe Bd. 8 hrsg. von Weischedel, Wilhelm Wiesbaden 1977, S. 639

412 Ebd.

Daraus folgt für Kant:

> „Jeder Mensch aber hat nicht allein ein Recht, sondern sogar die strengste Pflicht zur Wahrhaftigkeit in Aussagen, die er nicht umgehen kann: sie mag nun ihm selbst oder andern schaden."[413]

Ein Jahr nach Kants Schriften erschien Johann Gottlieb Fichtes „System der Sittenlehre nach den Prinzipien der Wissenschaftslehre", worin er sich unter anderem auch mit der Frage von Lüge und Wahrheit beschäftigte. Fichte lehnt, wie auch Kant, die Lüge kategorisch ab.

> „In der Natur liegt kein Trieb zur Lüge; diese geht geradewegs auf den Genuß los; die sittliche Denkart kennt die Lüge nicht."[414]

Deshalb lautet Fichtes Maxime:

> „Kurz: ich bin absolute Aufrichtigkeit und Wahrhaftigkeit schlechthin jedermann schuldig; ich darf nichts reden wider die Wahrheit."[415]

Denn

> „Das, was aus der Lüge folgt, ist nie gut."[416]

Weniger die juristischen Aspekte zu diesem Thema betont Fichte, sondern mehr den Vertrauensmangel, der durch das Lügen entstehen muss. In seiner 1798 erschienenen Schrift macht er – besonders bei der Anschauung zur Notlüge – darauf aufmerksam, dass derjenige, der unter gegebenen Umständen zugunsten der Lüge argumentiert, sich a priori als unglaubhaft entlarvt. Denn, so die Bedenken Fichtes, besteht die Aussage, eine Lüge sei unter gewissen Umständen erlaubt als Paradoxon, weil der Angesprochene nicht sicher sein kann, ob diese Aussage nicht schon unter der Maxime der erlaubten (Not-)lüge erfolgt.[417] In jedem Fall ist jedoch das Vertrauen in der zwischenmenschlichen Beziehung, wenn nicht zerstört, so doch stark in Mitleidenschaft gezogen.

Die Ansichten des Augustinus, gefolgt von Thomas von Aquin und Kant bestimmen die Ansicht der Verwerflichkeit der Lüge bis in unsere Tage.

Selbst Friedrich Nietzsche, der in der Frage nach Wahrheit und Lüge – wie auch sonst in seinem Werk – eine konträre Position zum Christentum bezieht und deshalb auch das christliche Verständnis von Wahrheit negiert (überhaupt eine an-

---

413 Ebd., S. 641

414 Fichte, Johann Gottlieb „System der Sittenlehre nach den Prinzipien der Wissenschaftslehre (1798) hrsg. von Zahn, Manfred, S. 285

415 Ebd., S. 280

416 Ebd., S. 282

417 Vgl. ebd. S. 284: „Wenn ich dir dies glauben soll, so muß ich dir es auch zugleich nicht glauben: denn ich kann nicht wissen, ob du nicht, eben indem du das sagst, um irgendeines löblichen Zwecks willen – wer mag alle deine Zwecke kennen? – von deiner Maxime gegen mich Gebrauch machst, und ob nicht deine Versicherung, daß du die Notlüge für erlaubt haltest, selbst eine Notlüge ist."

dere Definition der Wahrheit zu finden sucht[418]), kommt nicht umhin festzustellen, dass die Lüge schlechte Auswirkungen auf die sozialen Bindungen ausübt. Dem Lügner wird kein Vertrauen mehr geschenkt. Er wird durch das Lügen isoliert.

> „Der Lügner gebraucht die gültigen Bezeichnungen, die Worte, um das Unwirkliche als wirklich erscheinen zu machen; [...] Er mißbraucht die festen Konventionen durch beliebige Vertauschungen oder gar Umkehrungen der Namen. Wenn er dies in eigennütziger und übrigens Schaden bringender Weise tut, so wird ihm die Gesellschaft nicht mehr trauen und ihn dadurch von sich ausschließen."[419]

5.3.4 Zurück zur Wahrheit - Die Korrespondenztheorie

Wird die Lüge nun allgemein abgelehnt, weil sie, wenn nicht religiös motivierte Begründungen vorliegen, dem natürlichen Sprachzweck widerspricht, sich als Verstoß gegen die eigene Menschenwürde richtet, vor allem aber das Vertrauensverhältnis innerhalb der sozialen menschlichen Gemeinschaft schädigt, so stellt sich doch die Frage nach einer Definition der Wahrheit. Im Laufe der Zeit wurden aus unterschiedlichen Perspektiven der unterschiedlichen Wissenschaften Theorien zur Wahrheit entwickelt.

Für die Frage der „Wahrheit am Krankenbett" ist zunächst die klassische Theorie zur Wahrheit, die so genannte „Korrespondenztheorie" geeignet, weil sie dem gewöhnlichen Alltagsverstand als die einleuchtendste erscheint. Als Ausgangspunkt zu dieser Theorie der Wahrheit wird in der Literatur gerne auf die Definition des Aristoteles verwiesen:

> „Zu sagen nämlich, das Seiende sei nicht oder das Nicht-Seiende sei, ist falsch, dagegen zu sagen das Seiende sei und das Nicht-Seiende sei nicht, ist wahr."[420]

Dieses Zitat ist jedoch nicht unumstritten, weil Aristoteles selbst nicht von Korrespondenz spricht. Auch dass Wahrheit eine Relation sei, wird hier nicht deut-

---

418 Vgl. Nietzsche, Friedrich „Werke in drei Bänden" hrsg. von Karl Schlechta Bd. 3: „Über Wahrheit und Lüge im außermoralischen Sinn" München 1966 (9. Aufl. 1982) S. 314: „Was ist also Wahrheit? Ein bewegliches Heer von Metaphern, Metonymien, Anthropomorphismen, kurz eine Summe von menschlichen Relationen, die, poetisch und rhetorisch gesteigert, übertragen, geschmückt wurden und die nach langem Gebrauch einem Volke fest, kanonisch und verbindlich dünken: Die Wahrheiten sind Illusionen, von denen man vergessen hat, daß sie welche sind, Metaphern, die abgenutzt und sinnlich kraftlos geworden sind, Münzen, die ihr Bild verloren haben und nun als Metall, nicht mehr als Münzen, in Betracht kommen."

419 Ebd., S. 311

420 Aristoteles „philosophische Schriften in sechs Bänden", (Übersetzung: Rolfes, Eugen / Bearbeitung: Bien, Günther) Bd. 5 „Metaphysik" Hamburg 1995, S. 85. Dieses Zitat wird in fast allen Texten angeführt, die sich mit der Definition von Lüge bzw. Wahrheit befassen. Dazu zählt auch die Literatur, die sich mit den philosophischen Aspekten der „Wahrheit am Krankenbett" befassen.

lich.[421] Der Begriff der Korrespondenz in Zusammenhang mit dem der Wahrheit wurde erst seit der Hochscholastik üblich. Thomas von Aquin, der sich häufig an Aristoteles orientiert, drückt in seiner bekannt gewordenen Definition „Veritas est adaequatio rei et intellectus" schon deutlicher die Relation von Wahrheit aus. Ebenso formuliert er in dieser Beschreibung die

> „*Angleichung* (adaequatio, einmal heißt es auch assimilatio) zwischen dem Erkenntnis*vermögen* (dem intellectus oder der vis cognitiva) und der Sache."[422]

In der Übersetzung Edith Steins liest sich die Definition des Thomas von Aquin wie folgt:

> „Die Übereinstimmung des Seienden mit der Erkenntnis (intellectus) aber drückt der Name ‚das Wahre' aus. [...] Das erste Verhältnis (comparatio) des Seienden zum erkennenden Geist besteht also darin, daß das Seiende dem erkennenden Geist entspricht: dies Entsprechen aber wird als Übereinstimmung der Sache und der Erkenntnis (adaequatio rei et intellectus) bezeichnet; und darin bestimmt sich formaliter die Idee des Wahren (in hoc formaliter ratio veri perficitur)."[423]

Auf eine kurze Formel gebracht bedeutet die Formulierung von Thomas, dass die Wahrheit eine Übereinstimmung (Korrespondenz) von Erkenntnis und Wirklichkeit bedeutet. Da Thomas, wie beim Thema „Lüge" bereits erwähnt, die Wahrheit in der natürlichen Funktion der Sprache ausgedrückt sieht, entsprechen demnach Aussagen dann der Wahrheit, wenn sie mit den Tatsachen übereinstimmen, also korrespondieren.

Interessant ist hierbei, dass das Fremdwörterbuch des Duden unter dem Lemma „Korrespondenz" die Erklärung „Übereinstimmung" als veraltet ansieht, das Verb „korrespondieren" jedoch mit „übereinstimmen" als aktuell gültig anerkennt.[424] In jedem Fall überzeugt die Korrespondenztheorie dadurch, dass sie das umgangssprachlich akzeptierte Bild von „Wahrheit" wiedergibt, welches besagt, dass eine Aussage als wahr gilt, wenn sie mit dem bezeichneten Sachverhalt übereinstimmt.[425] Eine Lüge bedeutet dann im Umkehrschluss ein Sprechen, das unter Verletzung der Aufrichtigkeitsbedingungen geführt wird.

In der Philosophie sind weitere Theorien zur Wahrheit entwickelt und formuliert worden. Hierbei kann die Korrespondenztheorie als die einflussreichste ange-

---

421 Vgl. Franzen, Winfried „Die Bedeutung von ‚wahr' und ‚Wahrheit'" Freibur i. Br. / München 1982, S. 42: „Von Korrespondenz oder Übereinstimmung oder davon, daß Wahrheit eine Relation sei, ist hier nicht die Rede. Die Formulierung des Aristoteles kann also höchstens im schwachen Sinne als koressppondenztheoretisch gelten."

422 Ebd.

423 Stein, Edith „Übersetzung: Des Hl. Thomas von Aquino Untersuchungen über die Wahrheit – Quaestiones disputatae de veritate" Freiburg i. Br. 2008, S. 8 f.

424 Vgl. „Duden – Fremdwörterbuch" in: Langenscheidt Online-Wörterbücher Berlin / München 2009

425 Vgl. Fahlbusch, Erwin [Hrsg.] „Taschenlexikon Religion und Theologie" Göttingen 1983 Bd. 5, S. 283 (Digitale Bibliothek Bd. 73 Berlin 2002, S. 3876)

sehen werden, weil die weiteren entweder Präzisierungsvorschläge oder Alternativen zu ihr darstellen. Für das Problem der „Wahrheit am Krankenbett“ sollte die Korrespondenztheorie als Grundlage ausreichend sein.

5.4 Zurück zur „Wahrheit am Krankenbett“

Es ist im Zusammenhang mit der Problematik von Sterben und Tod von Bedeutung, zwischen reiner Aufklärung und der „Wahrheit am Krankenbett“ zu unterscheiden. In der Literatur findet sich häufig der Hinweis, dass die „Wahrheit am Krankenbett“ über die reine Informierung über Diagnose oder Prognose hinausgeht. Die „Wahrheit am Krankenbett“ schließt eine ganzheitliche Sicht des kranken Menschen über die medizinischen Fakten hinaus mit ein, wie sie durch die Strömung der Heidelberger Schule von Viktor von Weizsäcker, Ludolf Krehl und Richard Siebeck in das öffentliche Bewusstsein der Medizin getragen wurde.

Häufig findet man nämlich zum Stichwort „Wahrheit am Krankenbett“ in erster Linie Stellungnahmen und Erörterungen zur Arzt-Patienten-Beziehung, die Gespräche über Diagnosen, Therapien und Prognosen betreffen, welche mit dem Sterben und dem nahenden Tod nichts gemein haben. Hier geht es zunächst darum, dem Patienten eine möglichst effektive Aufklärung zu bieten, die mit dem Begriff der Wahrheit nicht kongruent ist. Es sind die unterschiedlichen Perspektiven zu beachten, dass aus der Sicht des Arztes eine Unterrichtung über medizinische Sachverhalte gegen eine individuelle ganzheitliche Sicht des Patienten und seines Schicksals steht.[426] Die Aufklärung soll sich individuell am Kranken und an seiner persönlichen Aufgeklärtheit, an seinem Vorwissen orientieren, wobei die Erfahrung zeigt, dass gute Mitteilungen und Vorhersagen leichter zu vermitteln sind als schlechte.

Geht es um die Aufklärung und die Wahrheit bei Patienten mit infauster Prognose, werden andere Ansatzpunkte zu Grunde gelegt. Dabei stehen Argumente für und gegen eine rückhaltlose Aufklärung und Wahrheit gegenüber.

5.4.1 Argumente gegen die „Wahrheit am Krankenbett“

Eines der bevorzugten Argumente gegen die Wahrheit dem Patienten gegenüber besteht in der hypothetischen Annahme, er solle durch das Wissen um seine

426 Vgl Dichgans, Johannes „Der Arzt und die Wahrheit am Krankenbett. Zur Aufklärung von Kranken und Sterbenden“ in: Honnefelder, Ludger / Rager, Günter [Hrsg.] „Ärztliches Urteilen und Handeln – Zur Grundlegung einer medizinischen Ethik“ Frankfurt am Main / Leipzig 1994

Krankheit nicht in Ängste und Verzweiflung gestürzt werden[427], um dadurch im schlimmsten Fall nur noch eine Lösung im Freitod zu finden.

Schon im Corpus Hippocraticum, der nach Hippokrates benannten antiken Schriftsammlung, wird davor gewarnt, den Moribunden durch Verkünden der Wahrheit in Gefahr zu bringen.

> „Dies alles soll man mit Ruhe und Geschick thun, indem man vor dem Patienten während der Hilfeleistung das Meiste verbirgt. Was zu geschehen hat, soll man mit ruhiger und freundlicher Miene anordnen, dem Patienten, indem man sich von seinen eigenen Gedanken losmacht, bald mit Bitterkeit und ernster Miene Vorwürfe machen, bald ihm wieder mit Rücksicht und Aufmerksamkeit Trost zusprechen, indem man ihm nichts von dem, was kommen wird und ihn bedroht, verrät; denn schon viele sind hierdurch, ich meine durch das eben erwähnte Voraussagen dessen, was sie bedroht und eintreffen wird, zum Aeussersten getrieben worden.“[428]

Aus der Strategie, die Wahrheit zu verschweigen, entwickelte sich zwangsläufig die Notwendigkeit, die Lüge zu gebrauchen. Dieses Lügen wurde durch Attribute wie „frommes Lügen“ oder „gnädiges Lügen“ euphemistisch umschrieben, obgleich die hippokratischen Schriften zur Lüge dem Patienten gegenüber auch eindeutige Stellung beziehen.

> „Richtig und unrichtig ist aber in der ärztlichen Kunst Folgendes: Nicht richtig ist es, wenn man sagt, dass die Krankheit eine andere sei, als sie ist, wenn man eine schwere für leicht, eine leichte für schwer erklärt, wenn man von demjenigen, welcher mit dem Leben davonkommen wird, behauptet, er werde nicht davonkommen, und zu demjenigen, welcher sterben muss, sagt, dass er nicht sterben werde; wenn man nicht erkennt, dass einer ein Empyem hat, wenn man nicht merkt, dass sich eine schwere Krankheit im Körper vorbereitet, wenn es irgendeines Arzneimittels bedarf, es nicht zu erkennen; zu behaupten, man könne das Heilbare nicht heilen.“[429]

Dabei ging es um das Verschweigen von Informationen, was auch nach Hippokrates nicht mit gezielter Fehlinformation gleichgesetzt werden darf. Diese Art des „gnädigen Lügens“ war nur den Ärzten vorbehalten. So heißt es schon in Platons „Politea“:

---

427 Vgl.: Van de Loo, Jürgen „Ärztliche Aufklärung über die zum Tode führenden Krankheiten“ in: Hucklenbroich, Peter / Gelhaus, Petra [Hrsg.] „Tod und Sterben – medizinische Perspektiven“ Münster 2001, S. 142: „Wir älteren Ärzte, deren Ausbildung bis in die 60er Jahre reichte, konnten mit gutem Grund davon ausgehen, daß die Diagnose einer bösartigen Krankheit in aller Regel den baldigen Tod bedeutete. Auf dem Hintergrund weitgehender Hilflosigkeit des Arztes wurde uns gelehrt, den Patienten nicht unnötig in Ängste und Verzweiflung zu stürzen, wo uns außer Schmerzbekämpfung und Beruhigung nur wenige Hilfsmittel zur Verfügung standen. […] Bis heute ist die Ärzteschaft in dieser Frage gespalten: Immer wieder werden Patienten nach Krebsoperationen überwiesen, die vom bösartigen Charakter ihrer Krankheit nichts ahnen.“

428 Hippocrates „Sämtliche Werke Bd. I – ins Deutsche übertragen und ausführlich commentiert von Robert Fuchs“ München 1895, S. 54

429 Hippocrates „Sämtliche Werke Bd. II – ins Deutsche übertragen und ausführlich commentiert von Robert Fuchs“ München 1895, S. 381

> „Wir sagten, die Götter brauchten die Lüge ganz und gar nicht und die Menschen brauchten sie als eine Art Medizin. War das richtig, so ist klar, daß ihre Anwendung Ärzten obliegt und Laien sich nicht damit befassen dürfen.“[430]

Ein weiteres wichtiges Argument für das Verschweigen der Wahrheit stellt sicherlich auch der Erhalt von Hoffnung dar. Auch hierfür plädiert das Corpus Hippocraticum, wenngleich die Vorstellung, dass sich der Arzt vor dem vom Tode bedrohten Patienten zurückziehen und ihm keine weitere Behandlung mehr zukommen lassen sollte, das gesamte Werk durchzieht. Aufgrund dieser Einstellung wurde der antike Arzt kaum mit dem Tod konfrontiert und konnte auch keine Beziehung dazu aufbauen.[431]

Das änderte sich in christlicher Zeit. Hier galt das Ideal, Christus nachzueifern und das Gebot der Nächstenliebe auch bei der Betreuung Kranker und Sterbender zu beachten.

Im Mittelalter bestand eine besondere Beziehung zum Tod, denn ein Rückzug in Krankenhäuser war nicht möglich und das Sterben vollzog sich gewissermaßen im öffentlichen Raum.[432] Die Menschen waren mit dem Tod so vertraut, dass sie die Zeichen des kommenden Todes sehr wohl verstanden.[433] Die Kirche, die bedeutenden Einfluss auf den Alltag nahm, plädierte für die Aufklärung Sterbenskranker mit dem Ziel, durch die Beichte das Seelenheil der Moribunden zu retten. So wurde auf dem IV. Laterankonzil von 1215 angeordnet, dass ärztliche Hilfe und Betreuung erst dann zulässig seien, wenn zuvor die Absolution erteilt war.

> „Deswegen bestimmen wir durch das vorliegende Dekret und schreiben den Ärzten vor: sie sollen, wenn sie zu Kranken gerufen werden, sie vor allem ermahnen und dazu anhalten, den Seelenarzt zu rufen. […] Wenn aber einer aus den Ärzten dieser unserer Konstitution nach ihrer Veröffentlichung durch den zuständigen Obern zuwiderhandeln sollte, dann soll ihm so lange der Zutritt zur Kirche verwehrt bleiben, bis er für seine Übertretung entsprechende Genugtuung geleistet hat.“[434]

Die antike Auffassung des Verschweigens der Wahrheit, die von Ärzten des Mittelalters übernommen wurde, entsprach also nicht der kirchlichen Forderung.[435]

---

430 Platon „Der Staat“ (Deutsch von August Hornefer) Stuttgart 1973, S. 74

431 Vgl. Schadewaldt, Hans „Der Arzt vor der Frage von Leben und Tod“ in: Klinische Wochenschrift 47/1969 S. 559

432 Vgl. Haas, Alois M. „Todesbilder im Mittelalter“ Darmstadt 1989, S. 52

433 Vgl. Ohler, Norbert “Sterben und Tod im Mittelalter” München 2003 (4. Aufl.) S.55

434 Foreville, Raymonde „Lateran I – IV“ Mainz 1970, S. 418

435 Vgl. Neher, Peter „Ars moriendi – Sterbebeistand durch Laien“ [Dissertationen Theologische Reihe (Hrsg.: Sirch, Bernhard) Bd. 34] St. Ottilien 1989, S. 169 f.: „Um der Sorge für das Heil seiner Seele gerecht werden zu können, sollte der Kranke also um den Ernst seines Zustandes wissen; dies steht jedoch in Gegensatz zur Auffassung antiker und mittelalterlicher medizinischer Autoritäten, wonach einem Kranken eher durch das Versprechen der Gesundheit der Mut gestärkt werden sollte, als ihn durch die Ankündigung des nahen Todes zu erschrecken.“

Noch 1969 stellt Hans Schadewaldt in seinem Aufsatz die Aktualität dieser konträren Positionen zwischen Medizin und Kirche dar.

> „Schließlich ergibt sich für unsere Fragestellung noch ein wichtiger Punkt, die Wahrheitspflicht des Arztes, vor allem einem Todkranken gegenüber. Auch hier sind sich die Mediziner unter sich, die Mediziner und Theologen und vor allem die Mediziner und die Juristen keineswegs einig, und der Streit über die Notwendigkeit, den Patienten vollständig über das ihn erwartende Schicksal aufzuklären oder ihn bei einer infausten Prognose darüber im Unklaren zu lassen, ist heute keineswegs abgeebbt."[436]

Von ärztlicher Seite nennt Schadewaldt ein auch heute noch aktuelles Argument, das gegen eine Aufklärungspflicht immer wieder gern angeführt wird, nämlich dass das Verschweigen der Diagnose einen therapeutischen Effekt erzielen kann.

5.4.1.1 Christoph Wilhelm Hufeland

Diese Argumente werden auch von Christoph Wilhelm Hufeland[437], einem berühmten Mediziner gegen Ende des 18. und Beginn des 19. Jahrhunderts, angeführt und in einem Standardwerk seiner Zeit schriftlich fixiert. Bekannt geworden ist diesbezüglich sein Zitat:

> „Den Tod verkünden, heisst den Tod geben."[438]

Dieses Zitat ist häufig in der Literatur zum Thema „Wahrheit am Krankenbett" in dem Zusammenhang zu finden, dass es nie durch einen Arzt geschehen dürfe, weil diesem die Aufgabe der Lebenserhaltung Pflicht sein müsse. Vollständig heißt der Satz aus Hufelands Anleitung:

> „Den Tod verkünden, heisst den Tod geben, und das kann, das darf nie ein Geschäft dessen sein, der bloss da ist, um Leben zu verbreiten. Selbst wenn der Kranke unter dem Vorwande, noch Geschäfte in Richtigkeit bringen zu müssen und dergleichen, verlangt, die Wahrheit zu wissen, darf man ihm nie das Leben geradezu absprechen."[439]

Hufeland fordert ggf. sogar die Lüge, um die Hoffnung beim Patienten wach zu halten; den Angehörigen solle jedoch in jedem Fall die Wahrheit – primär zum eigenen Schutz – zugetragen werden. So äußert sich Hufeland:

> „Der Arzt muss sich also vor allen Dingen angelegen sein lassen, Hoffnung und Mut beim Kranken zu erhalten, lieber die Sache leicht machen, alle Gefahr verbergen, und,

---

436 Schadewaldt, Hans „Der Arzt vor der Frage von Leben und Tod" Klinische Wochenschrift 47/1969 S. 565

437 Hufeland (1762 – 1836) war bekannt als medizinischer Reformer, der großen Einfluss auf die Naturheilkunde ausübte. Er war u.a. Leibarzt der königlichen Familie Friedrich Wilhelm III in Berlin, wo er auch Erster Arzt und Direktor der Charité war. Besondere Popularität errang Hufeland durch die Prominenz seiner Patienten. Er war in Weimar Arzt von Goethe, Schiller Herder und Wieland.

438 Hufeland, Christoph Wilhelm „Enchiridion medicum oder Anleitung zur medizinischen Praxis" 6. Aufl. Berlin 1842, S. 483

439 Ebd.

> je mehr sie zunimmt, desto mehr Heiterkeit und frohen Mut auf der Stirne tragen; am allerwenigsten aber ihn Ungewissheit und Unentschlossenheit merken lassen, wenn sie auch da wäre. Vor dem Verdachte, die Sache zu leicht genommen oder verkannt zu haben, kann er sich dadurch schützen, dass er den Angehörigen die wahre Lage schildert, und zwar, im Fall des Leichtsinns und der Nachlässigkeit, lieber bedenklicher, als zu unbedeutend."[440]

Diese Argumentation gegen eine „Wahrheit am Krankenbett" hat sich bei Skeptikern der Aufklärung von infausten Prognosen bis in die heutige Zeit erhalten. Hierbei sollten allerdings frühere Umstände bei infauster Prognose berücksichtigt werden. Da der Diagnose einer bösartigen Krankheit in der Regel wegen weniger medizinisch-technischer Möglichkeiten der baldige Tod folgte, wurde Ärzten gelehrt, den Patienten nicht unnötig Angst und Verzweiflung auszusetzen. Darin wurde ein Beitrag zu besserer Lebensqualität für den Kranken gesehen.

5.4.1.2 Karl Jaspers

Ein weiteres Motiv, dem Kranken die Wahrheit vorzuenthalten, besteht in der Aussage, der Patient wolle die Wahrheit überhaupt nicht wissen. Diese Begründung ist durch einen Aufsatz des Arztes und Philosophen Karl Jaspers (1883 – 1969) populär geworden. Häufig wird bei Nennung dieses Arguments auf einen Aufsatz von Jaspers aus dem Jahr 1954 verwiesen.[441] Jaspers geht allerdings in seiner Argumentation vom paternalistischen Modell in der Arzt-Patienten-Beziehung aus, das in der ersten Hälfte des 20. Jahrhunderts das gängige war.

Beim paternalistischen Modell liegt die absolute Entscheidung beim Arzt, der Patient fügt sich vertrauensvoll in die ihm gegebenen Anweisungen.[442] Jaspers ist davon überzeugt, dass das vertrauensvolle Sich-Fügen im Sinn des Patienten schon bei der alltäglichen Arzt-Patienten-Beziehung stattfindet.

> „Der Kranke will ferner eigentlich nicht wissen sondern *gehorchen*. Die Autorität des Arztes ist ihm ein erwünschter fester Punkt, der ihn eigenem Nachdenken und eigener Verantwortung überhebt."[443]

Auch im außergewöhnlichen Fall einer infausten Prognose glaubt Jaspers nicht an ein ernsthaftes Interesse des Patienten an der Wahrheit, denn er sagt weiter:

---

440 Ebd., S. 482

441 Jaspers, Karl „Die Idee des Arztes und ihre Erneuerung" in: von Braunmühl, Anton [Hrsg.] „Umstrittene Probleme der Medizin" Stuttgart / Zürich 1954

442 Daneben stehen noch das „informative Modell", bei dem die Entscheidung nach Information durch den Arzt beim Patienten liegt, das „interpretative Modell", wobei der Arzt dem Patienten bei der Entscheidung hilft, nachdem dessen Wertvorstellungen geklärt sind und das „deliberative Modell". Hierbei versucht der Arzt den Patienten von den aus ärztlicher Sicht besten Möglichkeiten zu überzeugen. Vgl.: Steger, Florian „Das Erbe des Hippokrates – Medizinische Konflikte und ihre Wurzeln" Göttingen 2008, S. 67

443 Jaspers, Karl „Die Idee des Arztes und ihre Erneuerung" in: von Braunmühl, Anton [Hrsg.] „Umstrittene Probleme der Medizin" Stuttgart / Zürich 1954, S. 154

> „Der Kranke will auch, wenn es ernst wird, wenn das Leben bedroht oder nach menschlicher Voraussicht schon verfallen scheint, es gar nicht wissen. Falls er das Gegenteil sagt, begehrt er die Beruhigung, nicht die Wahrheit.“[444]

Ein Recht auf rückhaltlose Aufklärung stehe nur einem Kranken zu, der die Wahrheit zu ertragen und mit ihr „vernünftig“ umzugehen in der Lage sei. Selbst die kleinste Spekulation auf ein mögliches Wunder fördere die Ungewissheit. Angst, die zweifelsohne in einer solchen Situation vorherrscht, fordere jedoch entgegen aller Vernunft Gewissheit, weshalb der Arzt keine Aufklärung geben könne.

> „Der Arzt hat nicht nur die Verantwortung für die Richtigkeit seiner Aussagen, sondern auch für deren Wirkung auf den Kranken in dessen getrübter, widervernünftiger Seelenlage.“[445]

Weil der Patient die Wahrheit eben nicht wissen wolle, sei der Arzt gehalten, der Aufklärung entgegenzuhandeln.

Auch diese Argumentation hat bei den Skeptikern der „Wahrheit am Krankenbett“ heute noch aktuellen Bestand. In der neueren Literatur zu diesem Thema ist immer wieder die Unsicherheit seitens des Patienten anzutreffen, mit der die These untermauert werden soll, dass nur der „vernünftige“ Patient die Wahrheit verlangen kann.[446] Allerdings ist auch hier zu berücksichtigen, dass es dann aber Aufgabe des Arztes sein müsste, herauszufinden, ob der Patient die Wahrheit tatsächlich nicht wissen wolle. Die Voraussetzung einer solchen These entmündigt den Patienten a priori und nimmt ihm seine autonomen Rechte, die bei späteren Überlegungen zur „Wahrheit am Krankenbett“ noch einbezogen werden.

5.4.1.3 Auswirkungen im 20. Jahrhundert

Dass auch zum Ende des 20. Jahrhunderts die Frage der Patientenaufklärung im Fall infauster Prognosen noch immer ein umstrittenes Thema darstellt, zeigt die Studie von Marianne Mischke, die den Wandel im Umgang mit Sterben und Tod in der abendländischen Gesellschaft untersucht hat.[447] Dass Patienten, nach Jaspers These, die Wahrheit gar nicht wissen wollen, verweist sie in den Bereich einer Ideologie, die aufklärungsfeindliche Ärzte vertreten. Viele Untersuchungen bescheinigten, dass die Mehrheit der Betroffenen die Wahrheit wissen wolle. Sie sollte ihnen jedoch nicht aufgedrängt werden, falls die Betroffenen dieser Konfrontation doch ausweichen wollten.[448]

---

444 Ebd.

445 Ebd., S. 155

446 Vgl. Laufs, Adolf / Uhlenbruck, Wilhelm „Handbuch des Arztrechts“ München 2010 (4. neubearbeitete Aufl.) 11. Kapitel „Die ärztliche Aufklärungspflicht“ [S. 703–755] Hier besonders: S. 706 ff., 720, 742, ebenso §64 Abs. 10 S. 753 u. § 64 Abs. 20 S. 754

447 Mischke, Marianne „Der Umgang mit dem Tod – vom Wandel in der abendländischen Geschichte“ Berlin, 1996

448 Vgl. ebd., S. 241

Jasmin Bijani stellte in ihrer 2005 veröffentlichten Dissertation zur Diagnoseeröffnung bei Krebspatienten fest, dass 70% bis 90% vollständige Information wünschen, weil Gefühle von Unsicherheit und Ungewissheit schwerer als eine bekannte schlechte Diagnose zu ertragen seien.[449]

Auch Clarissa Wolter, die 2006 eine sprachwissenschaftliche Dissertation zum Thema „Wahrheit am Krankenbett" veröffentlicht hat, verweist auf eine Befragung, die nach 25 Jahren in kleinerem Rahmen wiederholt wurde, um Veränderungen feststellen zu können.

> „Betrachtet man die Ergebnisse der wiederholten Umfrage und vergleicht sie mit den Daten der älteren Untersuchung, so lässt sich ein deutlich gesteigertes Informationsbedürfnis der Befragten feststellen: Insgesamt fordern für die eigene Person 93,9% (gegenüber 1981/82: 74,0%) der Probanden eine vollständige Aufklärung und 86,0% (gegenüber 1981/82: 60,7%) der Befragten ziehen die uneingeschränkte Informierung ‚auf einmal' einer allmählichen Aufklärung vor. Auch der Anteil der Personen, die bei einer tödlichen Erkrankung von ihrem Recht auf Nichtwissen Gebrauch machen würden, ist mit 1,7% verschwindend gering (gegenüber 1981/82: 9,4%)"[450]

Mischke bemängelt außerdem die Anonymität des Sterbens, das in Krankenhäuser verlagert wird, und schildert die dadurch produzierten Mängel, die auch in den Grundlagen der Arzt-Patienten-Kommunikation ihren Ausdruck finden. So stellt sie fest, dass durch die Einweisung zum Sterben in ein Krankenhaus die Ärzte die Patienten und ihre möglichen Reaktionen in Krisensituationen nicht kennen, was bedeutet, dass sowohl Arzt als auch Patient eine Vertrauensbasis erst neu schaffen müssten.

Des Weiteren kritisiert sie, dass der Patient aus der Sicht des Arztes als Ganzheit verdrängt wird und dadurch seine Gefühle und Empfindungen, die gerade in der Kommunikation um Sterben und Tod von besonderer Bedeutung sind, vernachlässigt werden.

> „Nicht der Sterbende ist es mehr, der die Zeichen des Todes zu deuten weiß, sondern der Arzt. Im Krankheitsfalle zählt nicht, was der Patient empfindet, sondern was der Arzt diagnostizieren kann. [...] Die Empfindungen des Patienten haben keine Bedeutung, es zählt ausschließlich, was der Arzt aufgrund seiner medizinischen Kenntnisse am Körper feststellen kann."[451]

Fünf Gründe sieht Mischke als Ursache, die aus Sicht des praktischen Krankenhausalltags für ein Verschweigen der Wahrheit sprechen:

1. Das Krankenpersonal will keine als Belastung empfundene emotionale Bindung eingehen. Es scheut die Auseinandersetzung mit dem Bewusstsein der verdrängten eigenen Sterblichkeit.

---

449 Vgl. Bijani, Jasmin „Erleben der Diagnoseeröffnung bei einer Krebserkrankung" Diss. Bonn 2005, S. 7

450 Wolter, Clarissa „Die Übermittlung von unerwarteten Todesnachrichten" [Internationale Hochschulschriften, Bd. 479] Münster 2006, S. 100

451 Ebd., S. 237 f.

2. Das Krankenhauspersonal ist bestrebt, jeden Konflikt mit dem Sterbenden auszuschließen, um durch Patienten, die mit einer schlechten Diagnose nicht zurechtkommen, in der Routine der Stationsarbeit nicht gestört zu werden.
3. Da die Aufgabe der Ärzte in erster Linie darin besteht, den Tod zu bekämpfen, würde ein Eingeständnis über die Unausweichlichkeit des Todes ärztliche Unfähigkeit aufzeigen.
4. Ein Herrschaftsaspekt der Institution dokumentiert sich, indem der Patient nicht über seinen Zustand aufgeklärt wird.
5. In erster Linie ist das Schweigen des Arztes als eine Kommunikationshemmung zu sehen. Diese Hemmung liegt zum großen Teil an der fehlenden Vorbereitung zur Gesprächsführung während des Medizinstudiums.[452]

Ein Relikt aus älteren Tagen der Medizin besteht auch in der heute noch teilweise gängigen Auffassung, dass durch die Unwissenheit des Moribunden der herannahende Tod so verschleiert werde, dass das Sterben selbst erleichtert würde.[453]

5.4.2 Argumente für die „Wahrheit am Krankenbett"

Den vier genannten Argumenten gegen die „Wahrheit am Krankenbett" stehen einige Argumente dafür gegenüber.

Das grundlegende Argument, das in beinahe allen Erörterungen zur „Wahrheit am Krankenbett" zu finden ist, stellt die Achtung vor der Persönlichkeit des Patienten in den Vordergrund. Schon Kübler-Ross hat bei ihren Untersuchungen mit Sterbenden festgestellt, dass Menschen, denen der Tod bevorsteht, ein besonderes Verlangen nach Aufrichtigkeit des Arztes hegen, um frühzeitig die Wahrheit zu erfahren. Frühzeitig über ihren Zustand aufgeklärt sein möchten sie, um genügend Zeit zu haben, sich mit der neuen Situation abfinden, sowie Fragen nach Details stellen zu können. Es wird auch eine Rechtzeitigkeit erwünscht, um zur Aufnahme der Antwort bereit zu sein und Zeit zu haben, sich darauf zu präparieren. Hierbei beobachtete Kübler-Ross, dass Patienten, die diesen Wunsch äußerten, ihn mit zwei Bedingungen in Verbindung brachten. Wichtig war ihnen, dass der Arzt sie nicht im Stich lassen darf und ihnen immer Raum für Hoffnung lassen muss, wobei die Hoffnung in zwei Kategorien eingeteilt wurde, nämlich in eine Hoffnung zu Beginn einer bösartigen Krankheit und eine Hoffnung gegen das Ende, die eine andere Perspektive betrifft („Hoffentlich wird etwas aus meinen Kindern" oder „ich hoffe, dass Gott mich aufnimmt in sein Reich" o.ä.).[454] Diese von Kübler-Ross angespro-

452 Vgl. ebd., S. 242

453 Vgl. u.a. Raspe, Hans-Heinrich „Aufklärung und Information im Krankenhaus" Göttingen 1983, S. 25 f.

454 Vgl. Kübler-Ross, Elisabeth „Verstehen, was Sterbende sagen wollen" München 2000 (Stuttgart 1982), S. 35

chenen Aspekte stehen mit dem Personsein und somit auch mit der Würde des Menschen in unmittelbarem Zusammenhang.

5.4.2.1 Juristische Aspekte

Mit der Menschenwürde verbunden ist ebenso das Anerkennen der Autonomie des kranken Menschen. Diese Autonomie wird von unterschiedlichen Perspektiven unterschiedlich eingeschätzt und bewertet. Hatten wir in Jahrhunderten, in denen die Kirche starken Einfluss auf das Alltagsleben nahm, den Konflikt zwischen Ärzteschaft und Theologie, so bestehen in heutiger Zeit Meinungsverschiedenheiten zwischen Medizin und Jurisprudenz.

Als erster gerichtlich behandelter Fall, der therapeutische Maßnahmen ohne vorherige Information an den Patienten bemängelte, zählt ein Verfahren aus der englischen Rechtsprechung von 1767. Ein gebrochenes Bein wurde ohne Einverständnis noch einmal gebrochen, weil dadurch eine bessere Heilung erzielt werden sollte. Das Gericht bemängelte die Voraussetzung, dass der Betroffene in eigener Entscheidung dieses Vorgehen nicht unterbinden konnte.[455]

1887 berichtete Bismarck als Zeuge von einer Kehlkopferkrankung des Thronfolgers, die ohne dessen Wissen operiert werden sollte. Auf Einspruch Bismarcks folgend wurde vom Kaiser das Verbot eines Eingriffs ohne die Einwilligung des Erkrankten erlassen.

Einige Jahre später, 1894, entschied das Reichsgericht in einer Strafgerichtssache, in der einem Oberarzt vorgeworfen wurde, gegen den Widerspruch eines Vaters eine Fußamputation bei einem Mädchen vorgenommen zu haben. Die Handlung ohne die erforderliche Einwilligung des sorgeberechtigten Vaters wurde in diesem Fall als Körperverletzung bewertet.[456] Dieser Zeitpunkt wird in der Literatur als die Wende betrachtet, ab der die Aufklärung des Patienten und dessen Einwilligung zu Eingriffen in seine körperliche Unversehrtheit in der ärztlichen Praxis an Bedeutung gewann. Dadurch gerieten Ärzte aber auch zunehmend mit Fragen der Fürsorgepflicht und des Persönlichkeitsrechts in Konflikt. Ärzte verweisen noch immer durch die Sorge um den Patienten motiviert darauf, der Fürsorgepflicht

---

455 Vgl. Schmidt, K.W. / Wolfslast, G. „Patientenaufklärung – ethische und rechtliche Aspekte“ in: „Deutsche Medizinische Wochenschrift“ 127. Jg. / Nr. 12 (22.3. 2002), S. 634

456 Vgl. Deutsch, Erwin / Spickhoff, Andreas „Medizinrecht“ Berlin / Heidelberg 2008 (6. Aufl.), S. 164. In diesem Zusammenhang wird die Möglichkeit des Missbrauchs bezüglich der Arzthaftung angemerkt, die auch bei anderen Autoren zu finden ist. Bei Deutsch / Spickhoff heißt es S. 164: „Aus diesen Anfangsgründen ist die Aufklärungspflicht, wiewohl auf Verwirklichung des Patientenwillens ausgerichtet und Teil des Zusammenwirkens von Arzt und Patient, zur Grundlage einer gefürchteten Haftung geworden, ja nach einer Ansicht denaturiert. Die Mehrzahl der Verfahren wegen verletzter Aufklärungspflicht stellen in Wirklichkeit Kunstfehlerprozesse dar, bei denen die Außerachtlassung der vom Arzt geforderten Sorgfalt zwar nicht bewiesen werden kann, aber doch nahe liegt oder zumindest vom Patienten vermutet wird.“

für den Patienten dem Persönlichkeitsrecht Vorrang zu gewähren. Das ändert nichts daran, dass die Rechtsprechung bestimmte individuelle Rechtsgüter des Patienten besonders zu schützen versucht. Speziell ist dies bereits in Artikel 2 des Grundgesetzes durch das Grundrecht auf Selbstbestimmung und die freie Entfaltung der Persönlichkeit gewährleistet. Dieses Recht wurde auch 1981 in die Deklaration des Weltärztebundes zu den Rechten des Patienten aufgenommen. In Punkt 3 der Erklärung heißt es:

> „Der Patient hat ein Recht auf Selbstbestimmung, d.h. auf freie Entscheidung in Bezug auf seine Person. Der Arzt soll den Patienten über die Folgen seiner Entscheidung informieren."[457]

Als bedeutend zeigt sich in diesem Zusammenhang prinzipiell das Recht auf die körperliche Unversehrtheit. Wenn nämlich therapeutische Verfahren angewendet werden sollen, so muss nach gängiger Rechtsprechung der Patient in diesen Eingriff einwilligen, da ansonsten nach juristischen Maßstäben eine Körperverletzung vorliegt.

Die Wahrheitspflicht besteht also schon deshalb, weil der Patient eine eigene Entscheidung fällen muss, dazu aber Kenntnis um die entscheidungserheblichen Umstände benötigt.[458] Einzelheiten des ärztlichen Aufklärungsgespräches sind allerdings nicht gesetzlich geregelt.

Bei Erkrankungen mit infauster Prognose darf der Arzt bei der Mitteilung der Diagnose zurückhaltender sein. Ungenauigkeiten in der Erklärung oder kaschierende Formulierungen hält der Bundesgerichtshof für durchaus zulässig.[459]

Bei einer weiteren Abklärung oder an die Diagnose anschließende therapeutische Maßnahmen ist auch der Patient mit infauster Prognose unzweideutig zu informieren, da – wie bei jedem medizinischen Eingriff – seine Einwilligung erforderlich ist.[460] Sollte jedoch die Aufklärung zur Gefahr nicht mehr zu revidierender Gesundheitsschädigungen des Patienten führen, so sind Ausnahmen von Gesetzes wegen zulässig.[461]

Wie schon bei den allgemeinen Aufklärungsgesprächen gibt es auch für das „Wie" der Aufklärung bei infausten Prognosen keine rechtlichen Vorschriften. Der

---

457 Weltärztebund „Deklaration zu den Rechten des Patienten" verabschiedet von der 34. Generalversammlung des Weltärztebundes in Lissabon, Portugal, Sept./Okt. 1981 und revidiert von der 47. Generalversammlung des Weltärztebundes in Bali, Indonesien, Sept. 1995

458 Vgl. Eberbach, Wolfram H. „Wahrheit am Krankenbett – Rechtsgrundsätze der ärztlichen Aufklärungspflicht" in: Römelt, Josef [Hrsg.] „Wahrheit am Krankenbett – Ärztliche, juristische und theologische Reflexion zur Kommunikation zwischen Arzt und Patient" Leipzig 2002, S. 21 ff. Vgl. ebenso: Raspe, Hans-Heinrich „Aufklärung und Information im Krankenhaus" Göttingen 1983, S. 27

459 Bundesgerichtshof (BGH), Neue Juristische Wochenschrift (NJW) 1959, 814, 815

460 Oberlandesgericht(OLG) Köln, Neue Juristische Wochenschrift-RR (NJW-RR) 2001, 92,93 - Mammakarzinom

461 Bundesgerichtshof (BGH), Neue Juristische Wochenschrift (NJW) 1959, 814, 815

Bundesgerichtshof hält es für ausreichend, wenn eine allgemeine Vorstellung von der Krankheit und über eine gegebene notwendige Behandlung und deren Nebenfolgen vermittelt wird. Es genüge eine Aufklärung „im Großen und Ganzen", „in groben Umrissen" oder „in Grundzügen".[462]

5.4.2.2 Vertrauen als Grundlage

Des Weiteren ist bei der „Wahrheit am Krankenbett" eine der wichtigsten Grundlagen der Arzt-Patienten-Beziehung, nämlich das gegenseitige Vertrauen, zu berücksichtigen.

Befürworter der unbedingten Wahrheit gegenüber dem Patienten sehen die Gefahr eines Vertrauensbruchs durch das Verschweigen oder die Lüge über die Situation des Kranken.

Die o.g. juristischen Vorgaben dienen lediglich dazu, einen rechtlichen Rahmen zur Verfügung zu stellen, mittels dessen der Patient unter Umständen sein Informationsrecht durchzusetzen vermag. Ohne eine vertrauensvolle Grundlage werden die Rechte und Pflichten niemals zu einer befriedigenden Arzt-Patienten-Beziehung führen. Diese Grundlage kann nur durch Wahrhaftigkeit erreicht werden, keinesfalls durch die Motivation des Arztes, durch die Aufklärung lediglich eine Absicherung als haftpflichtrelevante Maßnahme zu erreichen.[463]

Die Kommunikation stellt die tragende Säule der Beziehung zwischen Arzt und Patient dar; Glaubwürdigkeit und Vertrauen in die Wahrheit ist ihr Fundament.[464] Diese Meinung ist verstärkt in der Literatur zu beobachten. In vielen praktischen Hinweisen, die zur Kommunikation mit Sterbenden und zur „Wahrheit am Krankenbett" herausgegeben werden, setzt sich mehr und mehr ein gesteigerter Anspruch auf das notwendige Vertrauen durch. Das kann sich ausdrücken in pauschalen Formulierungen, wie beispielsweise in praktischen Hinweisen:

> „Den Patienten vor längeren Informationsgesprächen vorerst einmal kennenlernen! Ein persönliches Vertrauensverhältnis schaffen, ohne zwingenden Grund nicht beim Erstkontakt informieren."[465]

---

462 Bundesgerichtshof (BGH), Juristenzeitung (JZ) 1985, 236

463 Vgl. Beleites, Eggert „Wahrheit am Krankenbett – Zum Spannungsfeld zwischen Therapie, Fürsorge und Medizinrecht" in: Römelt, Josef [Hrsg.] „Wahrheit am Krankenbett – Ärztliche, juristische und theologische Reflexion zur Kommunikation zwischen Arzt und Patient" Leipzig 2002, S. 11: „Wäre Absicherung Inhalt und Ziel der Aufklärung, würde unbarmherzige, geradezu gnadenlose Aufklärung noch mehr um sich greifen, als es heute schon zu beobachten ist. So wird deutlich, dass Vertrauen, welches man juristisch weder regeln noch anordnen kann, die Basis für eine sinnvolle Aufklärung darstellt. Vertrauen kann nur aufgebaut werden, wenn Wahrhaftigkeit zu spüren ist."

464 Vgl. Bucka – Lassen, Edlef „Das schwere Gespräch" Köln 2005, S. 28

465 Senn, H.J. „Wahrhaftigkeit am Krankenbett" in: Meerwein, Fritz / Bräutigam, Walter [Hrsg.] „Einführung in die Psycho-Onkologie" Bern (u.a.) [5. neu überarb. Aufl.] 1998, S. 59

Ein Vertrauensverhältnis zu schaffen wird auf der Basis einer Lüge nur schwer, wenn überhaupt möglich sein. Es kann auch sehr detailliert beschrieben sein wie z.B. bei Sylvia Brathuhn:

> „Ein Sterbender, der erfährt, daß sein Arzt ihn belogen hat, wird das Vertrauen zu ihm als Mensch verlieren, was gleichermaßen die fatale Konsequenz mit sich bringt, auch das Vertrauen in die vorgeschlagenen therapeutischen Maßnahmen zu verlieren. Dies kann zu einer Verringerung der Qualität des verbleibenden Lebens beitragen. Demzufolge wird der kranke Mensch den Arzt nicht mehr als Autorität anerkennen, mit der Konsequenz, daß die Kommunikation, die innere Beziehung zwischen Arzt und Patient gefährdet ist und zusammenzubrechen droht. Der unglaubwürdig gewordene Arzt hat auf diese Weise die Chance verspielt, dem Sterbenden, der keine heilenden Therapieaussichten mehr hat, eine wirkliche Hilfe zu sein."[466]

Deshalb ist immer häufiger die Forderung nach einer „offensiven" Aufklärung zu beobachten, durch die Unsicherheit und Vertrauensverlust vermieden werden sollen. Allerdings wird auch hier jedes Mal auf eine besondere Sorgfalt bei der Informationsvermittlung Wert gelegt, den Kranken nicht mit der Wahrheit zu überfordern.[467] Dass das Vertrauen in der Arzt-Patienten-Beziehung eine besondere Bedeutung beansprucht zeigt, dass, vor allem in den 1990er Jahren, eine hohe Anzahl an Untersuchungen zu diesem Thema durchgeführt wurde.[468]

5.4.2.3 Die Autorität des Arztes wird durch Lügen zerstört

Ein weiterer Punkt in den Befürwortungen für die „Wahrheit am Krankenbett" bietet die Aussage, dass die Autorität des Arztes durch sein Lügen zerstört würde.

In erstem Anschein liegt der Eindruck nahe, es könne sich hier um eine Argumentation handeln, die, wie bei Jaspers schon zu Grunde gelegt, mit der paternalistischen Basis der Arzt-Patienten-Beziehung in enger Verbindung steht. Grundlage für das paternalistische System liegt in der bereits genannten Asymmetrie dieser Beziehung.

---

466 Brathuhn, Sylvia „Lernen, mit dem Tod zu leben" Osnabrück 1999, S. 120. Brathuhn kommt in ihrer Studie immer wieder auf die grundlegende Wichtigkeit des Vertrauensverhältnisses in der Arzt-Patient-Beziehung zu sprechen.

467 Vgl. Böckle, Franz „Menschenwürdig sterben" in: Honnefelder, Ludger / Rager, Günter [Hrsg.] „Ärztliches Urteilen und Handeln – Zur Grundlegung einer medizinischen Ethik" Frankfurt am Main / Leipzig 1994, S. 307f.

468 Vgl. Petermann, Franz „Interpersonales Vertrauen in der Arzt-Patient-Beziehung" in: Schweer, Martin [Hrsg.] „Interpersonales Vertrauen – Theorien und empirische Befunde" Opladen / Wiesbaden 1997, S. 155. Petermann bemerkt dazu: „Praxisorientierte Studien wurden allerdings auch schon früher mit dem Ziel durchgeführt, Ärzten Hinweise zu geben, wie sie ein vertrauensvolles Verhältnis zu ihren Patienten aufbauen können."

5.4.3 Exkurs: Das paternalistische System

Das paternalistische Modell, das auch das Eltern- oder Priestermodell[469] genannt wird, leitet seinen Namen vom lateinischen „pater" (der Vater) ab. Schon aus dieser Namengebung geht hervor, dass es sich um eine Beziehung handelt, in der eine Seite den Weg vorgibt, die andere Seite den vorgegebenen Weg zu befolgen hat. Auch die alternativen Bezeichnungen „Elternmodell" und „Priestermodell" weisen auf eine durch Autoritäten gekennzeichnete Beziehung hin.

Die Dominanz der Ärzte in der asymmetrischen Beziehung mit den Patienten war keinesfalls eine ursprüngliche Situation. In früherer Zeit bestimmte der Kranke den hauptsächlichen Anteil der Arzt-Patienten-Beziehung. Der Arzt, besser der Heiler oder Medicus, war sogar durch sein öffentliches Handeln mehr oder weniger gezwungen, den Therapiewünschen der Patienten oder der Angehörigen nachzukommen, um seine „Geschäftsgrundlage", also seinen guten Ruf als Mediziner, nicht zu gefährden.[470]

Lange Zeit war von einer ausgesprochenen Macht des Arztes nichts zu spüren. Dieser Effekt trat erst zu Beginn des 19 Jahrhunderts ein, als durch die große Verbreitung von Krankenhäusern die so genannte „wissenschaftliche" Medizin ihren Durchbruch erlangte.[471]

Im 19. wie auch im 20. Jahrhundert setzte sich die Tendenz fort, dass der Arzt die überragende Kraft im Verhältnis zu den Patienten darstellt: Was der Arzt sagt, entspricht dem, was zu befolgen ist, soll die Krankheit besiegt und die Heilung zum Erfolg gebracht werden. Der Arzt ist folglich die Autorität, die die objektiven Kriterien vorgibt, was für den Patienten das Beste ist. Es muss allerdings erwähnt werden, dass die Arzt-Patienten-Beziehung schon immer durch die Nichtbeachtung ärztlicher Anweisungen begleitet wurde.[472]

Edward Shorter, anerkannter Medizinhistoriker, hat vereinfacht das Arzt-Patienten-Verhältnis in drei Epochen eingeteilt.[473]

Die erste Epoche, die er die „traditionelle" nennt, in welcher die orthodoxe Medizin mit anderen Heilern um die Gunst der Patienten konkurrieren musste, datiert er in den großen Zeitraum vom 2. bis zum 19. Jahrhundert.

---

469 Vgl.: Emanuel, Ezekiel J. / Emanuel, Linda L. „Vier Modelle der Arzt-Patient-Beziehung" in: Wiesing, Urban [Hrsg.] „Ethik in der Medizin – Ein Studienbuch" Stuttgart 2008, S. 101

470 Vgl. Jütte, Robert „Ärzte, Heiler und Patienten – medizinischer Alltag in der frühen Neuzeit" München 1991. Zu den Arzt-Patienten-Beziehungen siehe S. 209 ff.

471 Vgl. Noack, Thorsten / Fangerau, Heiner „zur Geschichte des Verhältnisses von Arzt und Patient in Deutschland" in: Schulz, Stefan / Steigleder, Klaus u.a. [Hrsg.] „Geschichte, Theorie und Ethik der Medizin" Frankfurt am Main 2006, S. 79

472 Vgl. Jütte, Robert „Ärzte, Heiler und Patienten – medizinischer Alltag in der frühen Neuzeit" München 1991. Zu den Arzt-Patienten-Beziehungen siehe S. 213

473 Vgl. Shorter, Edward „Das Arzt-Patient-Verhältnis in der Geschichte und heute" Wien 1991

In der zweiten, der „modernen“ Epoche verschob sich nach Shorter das Verhältnis zugunsten der Ärzte. Diese Epoche rechnet er der Zeit vom 19. bis zur Mitte des 20. Jahrhunderts zu.

Die dritte Epoche, von Shorter die „postmoderne“ betitelt, beschreibt den Patienten als den informierten und selbstbewussten, der auf die ärztliche Autorität verärgert und deshalb sich zurückziehend reagiert.

In der alltäglichen Praxis ist jedoch nach wie vor eine Asymmetrie zu beobachten, die sich auf die Autorität der ärztlichen Kunst stützt. Das Bild vom „Halbgott in Weiß“ ist immer noch deutlich im öffentlichen Ansehen der Ärzte vorhanden.

Die aktuelle Diskussion um die Arzt-Patienten-Beziehung dreht sich nach wie vor um die gegensätzlichen Positionen von Paternalismus gegenüber der Patientenautonomie.[474] Unterschiedliche Definitionen des Paternalismus im Arzt-Patienten-Verhältnis zeigen als Ziel immer das Wohl des anderen, betonen gleichzeitig aber immer die Notwendigkeit einer Bevormundung. So beschreibt G. Dworking den Paternalismus

> „ [...] als eine zwingende Einmischung in die Handlungsfreiheit eines anderen aus Gründen, die sich ausschließlich auf das Gute für einen anderen, auf das Wohl und das Glücklichsein, sowie auf die Bedürfnisse, Interessen oder Werte dieses anderen berufen.“[475]

Der in Peter Kampits Studie ebenso zitierte Terry P. Pinkard sieht Autorität als Grundlage in seiner Definition sogar als gegeben an, wenn er sagt, dass ein

> „ [...] Eingriff in die Freiheit der Person, der durch einen Appell an das Wohl der betreffenden Person gerechtfertigt wird. Es bedarf der Autorität, entweder eine Person zu etwas zu zwingen, was sie nicht will – oder sie an etwas zu hindern, was sie will, und zwar unter Berufung auf die eigenen Interessen der betreffenden Person.“[476]

Die Autorität des Arztes liegt aber auch darin begründet, dass im 19. und 20. Jahrhundert der Berufsstand ein außergewöhnliches Ansehen genoss, was vorher keineswegs der Fall war. Bis zu diesem Zeitpunkt hatte der Arzt ein äußerst geringes Sozialprestige.[477] Das erhöhte Ansehen wird von medizinhistorischer Forschung vor allem in der steigenden Anzahl der Entstehung von Krankenhäusern nach der Gründung des Deutschen Reiches 1871 festgemacht. Dadurch entwickelte sich sehr rasch eine Professionalisierung der Ärzte mit dem Anspruch, dass

> „[...] die Erkenntnisse der Medizin über Krankheit und ihre Behandlung als unbedingt maßgeblich und letztgültig angesehen werden.“[478]

---

474 Zu den entsprechenden Positionen dieser Diskussion vgl. Kampits, Peter „Das dialogische Prinzip in der Arzt-Patient-Beziehung“ Passau 1996, S. 13 f.

475 Ebd.

476 Ebd., S. 14

477 Vgl. Shorter, Edward „Das Arzt-Patient-Verhältnis in der Geschichte und heute“ Wien 1991, S. 20 f.

478 Freidson, E. „Der Ärztestand“ Stuttgart 1979, S. 7

Im öffentlichen Bild des Mediziners hat sich dieser Anspruch so festgesetzt, dass es alternative Ressorts zur Medizin wie beispielsweise die Naturheilkunde oder die Homöopathie noch heute schwer haben, sich gegen die so genannte „Schulmedizin" zu behaupten.

Ein weiterer, nicht zu unterschätzender Faktor liegt in der Bedeutung der Sozialversicherung, die in den 1880er Jahren in Deutschland eingeführt wurde. Durch diese gesetzliche Regelung wurden zunehmend Patienten behandelt, die nicht der bürgerlichen Schicht angehörten. Hier war eine soziale Distanz zwischen Arzt und Patienten offensichtlich, die dem Arzt jede Gelegenheit bot, seinen Patienten gegenüber autoritär aufzutreten. Unterstützt wurde diese Hierarchisierung noch durch die Auflage, dass sich der Patient strikt an die ärztlichen Weisungen zu halten hatte, weil ihm andernfalls finanzielle Sanktionen drohten.[479] Bis in das 20. Jahrhundert hinein wird auch von juristischer Seite der ärztliche Paternalismus bekräftigt, indem beispielsweise das Reichsgericht in einem Urteil von 1912 ein Recht des Patienten auf Aufklärung abgelehnt hat.[480]

Sogar bis in die zweite Hälfte des 20. Jahrhunderts wurde der ärztliche Paternalismus auf breiter Basis akzeptiert, weil autoritär strukturierte Denkarten und Verhaltensweisen im gesellschaftlichen Leben vorgegeben waren.

Christian Schütte stellt in seiner Untersuchung zur Kommunikation mit Sterbenden eine noch heute aktuelle Autoritätsdominanz der Ärzte fest, die auf gesellschaftlicher Anerkennung aufbaut.

> „Die Rolle des Arztes hat offensichtlich einen exponierten gesellschaftlichen Stellenwert. Die Idealisierung des ärztlichen Berufsstandes führt zu einer Arztdominanz in fast allen Institutionen des Gesundheitswesens. Zwei Gründe sind dafür maßgeblich: zum einen ist es das formale Weisungsrecht des Arztes bis in die Teile des Pflegebereiches hinein (Behandlungspflege) und zum zweiten ist es die tradierte und heute weitreichende Verselbständigung der Autorität des Arztes."[481]

Dass diese Autorität durch sprachliche Mittel von Ärzten unterstrichen und Situationen zugunsten der Mediziner im asymmetrischen Verhältnis manipuliert werden bzw. werden können, zeigt anschaulich eine Studie Tim Peters, der seine Masterarbeit im Fach „Germanistischen Linguistik" an der Bochumer Ruhr-Universität diesem Thema widmete.[482]

---

479 Vgl. Schulz, Stefan / Steigleder, Klaus u.a. [Hrsg.] „Geschichte, Theorie und Ethik der Medizin" Frankfurt am Main 2006, S. 80 f.

480 Vgl. Noack, Thorsten / Fangerau, Heiner „Zur Geschichte des Verhältnisses von Arzt und Patient in Deutschland" in: Schulz, Stefan / Steigleder, Klaus u.a. [Hrsg.] „Geschichte, Theorie und Ethik der Medizin" Frankfurt am Main 2006, S. 86

481 Schütte Christian „Personzentrierte Kommunikation mit Sterbenden in der Hospizarbeit" Köln 2002, S. 39

482 Vgl. Peters, Tim „Macht im Kommunikationsgefälle: der Arzt und sein Patient" Berlin 2008
Kommentierungen zu dieser Arbeit finden sich im Internet: www.pm.ruhr-uni-bochum.de sowie www.medizinauskunft.de

Auf Grundlage einer Studie der Universität Düsseldorf unter der Leitung von Prof. Dr. Heinz-Harald Abholz zum Thema „Exakte Erfassung der Behandlungsvariabilität durch den Einsatz standardisierter Patienten – Untersuchung in Hausarztpraxen am Beispiel des Kopfschmerzes", bei der Patientengespräche aufgezeichnet wurden, war Peters beteiligt. Ihm wurden diese Aufzeichnungen für seine Masterarbeit zur Verfügung gestellt. Peters untersuchte anhand verbaler wie nonverbaler Kategorien Strategien, wie Ärzte dem Patienten gegenüber in paternalistischer Manier Macht ausüben können. Zeit- und Aufwandsersparnis seien hauptsächliche Motivation, den Patienten von der Entscheidungs- und Therapiefindung auszuschließen und ihn statt argumentativ zu überzeugen, zu weiteren Vorgehensweisen zu überreden.

5.4.3.1 Änderungen im paternalistischen Bewusstsein

Dennoch hat sich die Situation dahingehend gewandelt, dass durch verbesserte Möglichkeiten der Informationsbeschaffung dem Patienten ein stark erweitertes Spektrum anhand der Medien wie beispielsweise dem Internet zur Verfügung steht.[483] Ein besser informierter Patient verschiebt die Asymmetrie der Arzt-Patient-Beziehung; Ärzte sind veranlasst, neue Strategien zu konzipieren, um ihre Autorität wiederherzustellen. In der Literatur ist häufig der Hinweis erhalten, dass die Vielfalt an Informationen im Internet keine Garantie für Qualität darstellt und in diesem Sinn Informiertheit nicht unbedingt mit Kompetenz gleichzusetzen ist.[484]

Eingeleitet wurde das Bewusstsein zur Abkehr der paternalistischen Strukturen durch den „Nürnberger Kodex", eine Konsequenz aus den Nürnberger Prozessen über die Verbrechen von Ärzten im Nationalsozialismus. Liegt im „Nürnberger Kodex" zwar der Schwerpunkt auf medizinischen Versuchen am Menschen, so betrifft doch der Kern des Kodexes die freiwillige und informierte Zustimmung des Patienten, wofür sich bis heute der englische Ausdruck „informed consent" in der deutschen Sprache gehalten hat. Das hatte Auswirkungen auf die ethischen Grundlagen in der Arzt-Patienten-Beziehung und eine Abkehr vom Paternalismus eingeleitet, außerdem noch begünstigt durch Einflüsse von Bürgerrechtsbewegungen und Selbsthilfegruppen in den USA in den 1960er Jahren.

Ein weiterer Aspekt, der dem Paternalismus entgegensteht, ist im Fortschritt der medizinischen Entwicklung zu sehen. Früher sicher tödliche Erkrankungen, die heute als heilbar oder zumindest als nicht mehr lebensbedrohlich gelten, sowie die Vermehrung chronischer Krankheiten haben das Bewusstsein und den Umgang mit Krankheit beim Patienten verändert. Hinzu kommt der stärkere Anspruch zur per-

---

483 Vgl. Begenau, Jutta / Schubert, Cornelius / Vogd, Werner [Hrsg.] „Die Arzt-Patient-Beziehung" Stuttgart 2010, S. 98: „Gerade der Einsatz von modernen Kommunikationstechnologien erweitert die Formen und Möglichkeiten, sich Informationen einzuholen oder zu kommunizieren. […] Der Arzt als ehemals einziger Informant des Patienten verliert damit seine hervorgehobene Position".

484 Vlg. ebd., S. 100 ff.

sönlichen Autonomie, die vom Patienten höheren Einfluss bei eigenen Belangen einfordern lässt.

Dass sich die paternalistische Form in der Arzt-Patient-Beziehung nicht weiter entwickeln wird, ist auch in Medizinerkreisen registriert worden. Die Veränderung zu einer Ethik der gemeinsamen Verantwortung von Arzt und Patient setzt sich zwar langsam, aber mehr und mehr in der alltäglichen Praxis durch. Der Kommunikation kommt hierbei eine besondere Aufgabe zu. Deshalb sind auch in den letzten Jahren Forderungen erhoben worden, dass den Kommunikationsfähigkeiten schon im Medizinstudium eine stärkere Bedeutung zukommen muss. In Analysen des Murrhardter Kreises[485], einer Arbeitsgemeinschaft der Robert-Bosch-Stiftung, die einen großen Einfluss bei der Konzeption der medizinischen Ausbildung nimmt, wird auf dieses Problem besonders hingewiesen:

> „[...] Aus psycho-sozialer Sicht ist eine Beziehungsgestaltung zu fordern, welche Problemlösung, Entscheidungsfähigkeit und Entwicklung der Beteiligten nicht behindert. Die Beziehungsfähigkeit eines jeden Arztes ist darum besonders gefordert. Beginnend mit der Studienwahl, grundlegend angeleitet im Unterricht und praktisch erfahren in der Weiterbildung, muß die Kommunikations- und Beziehungsfähigkeit künftiger Ärzte darauf gerichtet sein, der unvermeidbaren und wünschenswerten Vielfalt der Menschen, ihrer Probleme und ihrer Lebenswelten gerecht zu werden."[486]

Als besondere Kenntnisse, Fähigkeiten und Einstellungen, die zur Vermittlung kommunikativer Kompetenz im Medizinstudium gefördert werden sollten, nennt der Murrhardter Kreis insbesondere sechs Punkte[487]:

1. Psycho-soziale Kenntnisse
2. Die Grundlagen einer adäquaten Gesprächsführung
3. Die Vermittlung grundlegender ärztlicher Einstellungen und Haltungen
4. Die Wahrung von Vielfalt und Aufgeschlossenheit
5. Die Entwicklung von Konfliktfähigkeit
6. Das Akzeptieren der eigenen Grenzen

Die Kommunikationsfähigkeit für den ärztlichen Beruf wird also auch vom Murrhardter Kreis für grundlegend wichtig erachtet. Es wird auch anerkannt, dass es im Medizinstudium erforderlich ist, die Vermittlung kommunikativer Kompetenzen zu verstärken.[488]

---

485 Der Murrhardter Kreis ist ein Arbeitskreis von Medizinern, der im Auftrag der Robert-Bosch-Stiftung seit den 1980er Jahren Analysen zum Arztbild der Zukunft und zur Reform der Medizinerausbildung erstellt hat. Der Arbeitskreis wurde nach seinem ersten Tagungsort, Murrhardt in Baden-Württemberg, benannt.

486 Murrhardter Kreis „Das Arztbild der Zukunft" [Beiträge zur Gesundheitsökonomie 26] Gerlingen 1995, S. 114

487 Vgl. ebd., S. 115

488 Vgl. ebd. Das Problem unzureichender Vermittlung von Kommunikationsgrundlagen im Medizinstudium wird sehr häufig in der Literatur erwähnt. Vgl. beispielsweise: Mischke, Marianne „Der Umgang mit dem Tod" Berlin 1996 S. 242

Da immer häufiger sowohl in Gesprächen mit medizinischem Personal, als auch bei öffentlichen Veranstaltungen, Fortbildungsangeboten und letztlich auch in der Fachliteratur betont wird, dass man von einer paternalistischen Einstellung im Arzt-Patienten-Verhältnis zu einer eher gleichberechtigten Beziehung tendiert, trifft das Argument, die Autorität des Arztes würde durch ein Verschweigen der Wahrheit zerstört, nicht mehr in der Qualität zu, die es noch vor einiger Zeit hatte. Ein gewisses Maß an Autorität wird bei dieser Verbindung immer auf Seiten des Arztes bestehen bleiben, eine Asymmetrie diesbezüglich nie ganz verhindert werden können, weil der Arzt immer an Wissen dem Patienten gegenüber im Vorteil sein wird.

Ein wichtiges Lernziel der Medizinischen Psychologie und Medizinischen Soziologie besteht aber nach neusten Überlegungen darin, dem zukünftigen Arzt die Asymmetrien des Kommunikationsprozesses bewusst zu machen und Verhaltensweisen einzuüben, mit denen sich das Ausmaß dieser Asymmetrie verringern lässt. Demnach ist es konsequent, dem Patienten die notwendigen Informationen zukommen zu lassen. Da ungleiche Wissensverteilung ein zentrales Merkmal der Arzt-Patienten-Beziehung ist, bilden Information und Aufklärung des Patienten durch den Arzt ein wesentliches Ziel der Kommunikation und bedeuten dadurch eine Verringerung der Asymmetrie.

Das Informieren des Patienten über seine Diagnose, vor allem, wenn es sich um die Diagnose einer tödlichen Krankheit handelt, ist mittlerweile zur gängigen Praxis geworden. In der Medizin ist man sich weitgehend darüber einig, dass die Frage sich vom „Ob" es dem Patienten gesagt werden muss zum „Wie" er informiert werden soll gewandelt hat.

5.5 Das „Wie" der Aufklärung

Dass die Aufklärung eine rein ärztliche Pflicht ist, wurde schon erwähnt. Juristisch zählt sie zu den Vertragspflichten des Arztes.

Wie sollte der Arzt nun vorgehen, eine schlechte Nachricht, nämlich die einer infausten Prognose dem Patienten zu vermitteln? Über das „Wie" ist mittlerweile eine sehr reichhaltige Literatur entstanden, in der die Kommunikation über die Diagnosevermittlung sehr variantenreich behandelt wird.

Anschütz, Felix „Arzt-Patienten-Beziehungen um die Jahrtausendwende" in: Huth, Karl [Hrsg.] „Arzt – Patient – Zur Geschichte und Bedeutung einer Beziehung" Tübingen 2001, S. 22

Schweidtmann, Werner „Menschliche Nähe am Krankenbett" Stuttgart 1991, S. 60

Deutsche Bischofskonferenz [Hrsg.] „Menschenwürdig sterben und christlich sterben" 20. Nov. 1978, S. 5

5.5.1 Die Grundlagen des ärztlichen Gesprächs

Es lassen sich aber grundsätzliche Punkte erkennen, die sich zu Prinzipien einer solchen Kommunikation herauskristallisieren bzw. herauskristallisiert haben.

Zunächst ist die grundlegende Unterscheidung zu treffen, dass Informieren nicht mit Kommunizieren einfach gleichzusetzen ist. Edlef Bucka-Lassen[489] erkennt zu Recht, dass das Informieren als ein Sprechen *zu* jemandem einen eingleisigen Prozess darstellt, während das Kommunizieren ein Sprechen *mit* jemandem und somit ein mindestens zweigleisiger Prozess ist.

Beim Arzt ist noch die Differenzierung der Sprachebenen zu berücksichtigen, die sich grob in drei Punkte gliedert, nämlich in:

1. Eine Wissenschaftssprache, die in wissenschaftlichen Veröffentlichungen und Vorträgen verwendet wird. In der Regel handelt es sich hierbei um *geschriebene* Sprache, weil Vorträge und Veröffentlichungen in der Regel schriftlich vorbereitet werden.
2. Die fachliche Umgangssprache, eine Terminologie, in der Ärzte untereinander oder mit medizinischem Personal kommunizieren und
3. Die auf Laien bezogene Sprache, in der sich der Arzt mit dem Patienten verständigt.

Die beiden letztgenannten Punkte betreffen die *gesprochene* Sprache, erfolgen also spontan, frei und ohne Vorlage. Bei schwersterkrankten Patienten spielen für die Arzt-Patienten-Kommunikation auch die situativen Umstände eine Rolle. Auch hier soll zunächst folgende grobe Einteilung ausreichen:

1. Der Patient ist bei Bewusstsein, d.h. er ist sowohl ansprechbar als auch selbst in der Lage zu sprechen.
2. Der Patient ist zwar bei Bewusstsein und ansprechbar, ist aber am Sprechen durch beispielsweise eine Intubation gehindert.
3. Für die Übermittlung der „Wahrheit am Krankenbett" ist diese dritte Variante unwesentlich, soll hier aber trotzdem erwähnt werden: Der Patient ist nicht bei Bewusstsein, also weder ansprechbar noch fähig, sich zu äußern.

Außerdem ist bei jeglicher Arzt-Patienten-Kommunikation der asymmetrische Aspekt in der Hinsicht zu berücksichtigen, dass sich der Patient in einer Situation der Schwäche gegenüber dem Arzt befindet.

5.5.2 Die Bedeutung der Zeit

Ein weiteres, sehr wichtiges Kriterium, das sich in der eigentlichen Arzt-Patienten-Kommunikation als selbstverständlich verstehen sollte, im Praxisalltag aber seit langem schon nicht mehr die eigentlich erforderliche Bedeutung hat, ist der Zeit-

489 Vgl. Bucka-Lassen, Edlef „Das schwere Gespräch" Köln 2005

faktor. Hierauf legen die Mediziner theoretisch bei der Informierung eines Patienten, praktisch insbesondere das Fachpersonal der Palliativmedizin bei Patienten mit infauster Prognose, gesteigerten Wert. Auch in der Literatur, sei es im Allgemeinen zum Themenkomplex der Kommunikation mit Sterbenden, speziell zur „Wahrheit am Krankenbett“ oder bei Gesprächsführungsanleitungen wird der Zeitfaktor regelmäßig und früh benannt. Sich Zeit zu nehmen und dem Patienten Zeit zu lassen ist schon aus pragmatischen Erwägungen unverzichtbar, geht es doch nicht allein darum, dem Patienten lediglich eine Diagnose zu nennen.

Der Arzt, der sich auf ein solches, für ihn sicher auch unangenehmes Gespräch vorbereiten muss, hat – auch wenn er den Patienten bereits kennt – die Situation zu erfassen und im Sinne des Patienten zu bewerten.

Bucka-Lassen, der eine sehr detaillierte Analyse mit ausführlicher Gesprächsanleitung für schwere Gespräche veröffentlicht hat, beschreibt sehr treffend die Besonderheit der Eröffnung einer Diagnose im Arzt-Patienten-Gespräch.

> „Was Sie jetzt sagen, wie Sie es sagen, was Sie nicht sagen, was Sie tun, wie Sie es tun, Ihre Mimik, Ihre Körperhaltung, Ihr Händedruck – alles wird vom Patienten unbewusst, aber nicht weniger minutiös beachtet und registriert, gedeutet und in Hoffnung oder Hoffnungslosigkeit umgesetzt. Hier sind Sie – das wissen Sie – bei dem, was früher einmal Heilkunst genannt wurde.“[490]

Wenn die Einleitung auch kurz gehalten sein soll und man am besten recht schnell zum eigentlichen Kern des Gespräches kommt, so sind doch in dessen Verlauf einige Punkte anzusprechen, die aus unterschiedlichen Gründen der Zeit bedürfen.

Die Rollen des Gesprächs sollten so festgelegt sein, dass der Patient Priorität über den Gesprächsinhalt hat, d.h. dass besondere Wünsche unbedingt berücksichtigt werden, die Steuerung des Gesprächs jedoch beim Arzt liegt. Das Gespräch verfolgt im idealen Fall eine dreiteilige Dramaturgie, aufgeteilt in

1. einen vorbereitenden Teil
2. das Informieren über die Diagnose selbst
3. einen nachbereitenden Teil.

Im vorbereitenden Part verschafft sich der Arzt zunächst mittels Fragen einen Überblick, was der Patient über seine Krankheit oder Symptome weiß, annimmt oder erahnt. Hier kann sich der Arzt entsprechend vorbereiten, indem er sich bereits im Vorfeld über das Wissen des Patienten informiert. Wichtig sind hier folgende Fragen:

- Wie viel weiß der Patient (vermutlich) über die Krankheit?
- Hat er Erfahrungen mit der Krankheit aus dem Familien-, Freundes- oder Bekanntenkreis?
- Hat er Wissen durch seine Ausbildung und / oder durch allgemeines Interesse?
- Hat er sich Wissen aus der Literatur oder dem Internet angeeignet?

490 Ebd., S. 57

- Wie steht es um seine allgemeine, soziale und emotionale Intelligenz?
- Wie leicht oder schwer wird es ihm fallen, die Konsequenzen der Diagnose zu begreifen?[491]

Diese Betrachtungen beziehen sich auf die Vergangenheit, sind aber die einzige Möglichkeit einer Orientierung für den Arzt, der die Gesprächsführung ja in der Hand behalten soll.

Des Weiteren ist es für den Arzt wichtig zu ermitteln, was der Patient in Bezug auf seine Diagnose wissen möchte.

Im Folgenden ist im Gespräch der Patient vorzubereiten, dass es sich um keine gute Botschaft handelt, die ihm jetzt eröffnet werden wird.

Der Kern des Diagnoseeröffnungsgespräches bildet das Informieren gemäß dem Wissen des Arztes und den im bisherigen Gesprächsverlauf eruierten Wünschen des Patienten. Die notwendigen Informationen sollten in einer für den Patienten klaren und verständlichen Sprache erfolgen. Fachliche Umgangssprache und medizinische Terminologie sollten möglichst vermieden oder in eine für den Laien vermittelbare Sprache übertragen werden. Dieser Punkt unterstreicht den Aspekt der Notwendigkeit, einer Asymmetrie in der Kommunikation entgegenzuwirken.

Die Nachbereitung besteht in erster Linie darin, dem nun Aufgeklärten die nötige Zeit zu geben, die Botschaft aufzunehmen, wobei der Arzt die Reaktionen des Patienten wahrnehmen und im weiteren Verlauf der Kommunikation beachten sollte.

Neben der Zeit, die der Patient zum ersten Verarbeiten der Nachricht benötigt, braucht er ebenso Zeit, Fragen für sich zu formulieren, bevor er sie dem Arzt vorzutragen in der Lage ist. Die Beantwortung dieser ersten Fragen sollte, wie auch die Aufklärung selbst, in einer dem Laien verständlichen Sprache erfolgen. Um die Möglichkeit missverständlicher und dadurch ineffektiver Kommunikation gering zu halten, sollte berücksichtigt werden, dass es sich bei einer Fachsprache mittels eines Geheimcodes um eine Mystifizierung auch von alltäglichen Sachverhalten handeln kann. Dieser Geheimcode bildet ein prinzipielles Problem der Arzt-Patienten-Kommunikation, da durch den Gebrauch der Fachsprache im beruflichen Alltag häufig eine unbewusste Vermischung im Gespräch mit dem Laien praktiziert wird, die vom Arzt gar nicht beabsichtigt sein muss. Auch in Bezug auf das bewusste Einsetzen von laiengerechter Sprache wird mittlerweile bei der Weiterbildung im kommunikativen Bereich verstärkt Wert gelegt.

Überhaupt spielt die gezielte Wortwahl eine Bedeutung. Gerade bei der Eröffnung einer schweren Krankheit bzw. infausten Prognose kann die Wirkung eine entgegengesetzte sein, wenn man dem Patienten mitteilt: „Damit *müssen* Sie leben!" anstatt die Hoffnung vermittelnde Aussage zu formulieren: „Damit *können* Sie noch leben." Wichtig ist in dieser Phase des Gesprächs, dass dem Patienten Raum für Gefühle gegeben wird und auf eben diese Gefühle eingegangen wird.

---

491 Vgl. ebd., S.80

Das Stichwort der Empathie spielt nicht nur bei der Aufklärung über die Diagnose eine bedeutende Rolle. Vielmehr kommt der empathischen Kommunikation auch im weiteren Verlauf von Gesprächen mit Sterbenden eine hohe Bedeutung zu, denn die Fähigkeit, sich in die Empfindungen seines Gesprächspartners hineinzuversetzen, bedeutet einen überaus wichtigen Aspekt in Gesprächen dieser Kategorie. Zwei unterschiedliche Ebenen sind bezüglich der Empathie zu beachten:

1. die kognitiv-informative Ebene, die die Perspektive und Sichtweise des Patienten in den Mittelpunkt stellt.
2. die affektiv-motivationale Ebene, die sich auf die Gefühle des Patienten einlässt.[492]

Die Summe dieser Punkte zeigt schon, dass es von großer Bedeutung ist, sich für ein solches Gespräch ausreichend Zeit, mit der Bereitschaft, sie ggf. auch zu überschreiten, sobald es geboten scheint, zu nehmen.

Clarissa Wolter hat diesbezüglich in ihrer Studie zur Übermittlung unerwarteter Todesnachrichten die nahe liegende Vermutung zu höherer Gesprächsbereitschaft bei gerade aufgeklärten Patienten geäußert:

> „Die von den Probanden beschriebene höhere Gesprächsbereitschaft bei Patienten, die erfahren, unheilbar erkrankt zu sein, könnte damit zusammenhängen, dass der Nachricht in der Regel eine Phase der Vorahnung (z.B. durch Beschwerden und / oder Röntgenbilder) vorausgeht, die den Verarbeitungsprozess beschleunigt und Betroffene eher in die Lage versetzt, auf wahrgenommene Informationen einzugehen. Da die Situation zwar einen Wendepunkt, aber keinen unveränderlichen Endpunkt im Leben des Erkrankten darstellt, stehen nach Angaben der Experten bei einem Aufklärungsgespräch eine Reihe typischer Fragen im Raum.“[493]

In den Studien Jasmin Bijanis zur Aufklärung von Krebspatienten wird auch die Zufriedenheit bzw. die Unzufriedenheit der aufgeklärten Patienten in Zusammenhang mit dem Zeitfaktor sichtbar.

> „Zeitmangel beeinflusste in unserer Studie viele Gespräche. Immerhin 33 (20,4%) von 162 Gesprächen dauerten nur 5 Minuten. Diese konnten deshalb den empfohlenen Leitlinien nicht genügen. Die Tendenz war eindeutig: Je länger ein Gespräch dauerte, umso zufriedener waren die Patienten. Bei unzufriedenen Patienten dauerten die Gespräche im Vergleich zu den anderen deutlich kürzer. Dies deckt sich mit den Aussage von Studien, nach denen Krebskranke viel Zeit benötigen, um sich mit der Diagnose auseinander zu setzen.“[494]

So dauerten Gespräche mit vollkommen zufriedenen Patienten bis zu ½ Stunde, bei überwiegend Zufriedenen betrug der Durchschnitt 15 Minuten, die gar nicht Zufriedenen mussten mit 15 Minuten und weniger auskommen.

---

492 Vgl. ebd., S. 69 f.

493 Vgl. Wolter, Clarissa „Die Übermittlung von unerwarteten Todesnachrichten“ [Internationale Hochschulschriften Bd. 479] Münster 2006, S. 112

494 Vgl. Bijani, Jasmin „Erleben der Diagnoseeröffnung bei einer Krebserkrankung“ Diss. Bonn 2005, S. 78 f.

> „In der Gruppe der vollkommen Zufriedenen dauerten die Gespräche meist 15 Minuten oder länger. Die Dauer der Gesprächs zeigte seine Wirksamkeit und korrelierte mit der Zufriedenheit ($p<0{,}001$, Korrelationskoeffizient 0,324): Je länger das Gespräch dauerte, umso zufriedener waren die Patienten.“[495]

Zusätzliche Zeit erfordert auch die Dringlichkeit, den Patienten je nach Bedarf Gesprächspausen einzuräumen, weil die inhaltliche Rigorosität der Nachricht auch für den schon ahnenden Patienten eine gewisse Zeitspanne beanspruchen kann.

5.5.3 Trost und Hoffnung

Bevor ein neuer Gesprächstermin verabredet wird, was beim Prozess der Eröffnung einer infausten Prognose immer angemessen ist[496], muss der Patient auch über die Rolle informiert werden, die der Arzt bereit ist einzunehmen.

Wichtig sind für den Patienten die Stichwörter „Trost“ und „Hoffnung“. Wolter hat ermittelt, dass ca. ¾ der Ärzteschaft sowohl das Trösten als einen wichtigen Teil ihrer Aufgabe betrachten (74 %) als auch den Erkrankten Hoffnung zu lassen (79 %), selbst wenn aus medizinischer Sicht kein Anlass dafür besteht. Dem Arzt ist aber sehr wohl klar, dass sich der Patient in einer Ausnahmesituation befindet, und er außer medizinischer Hilfe emotionaler Unterstützung in Form von Trost, Zuwendung und Beruhigung bedarf.[497] Der Begriff des Trostes fand im Gegensatz zum Begriff der Hoffnung erst in jüngster Zeit häufigeren Einlass in die Beschreibungen zur „Wahrheit am Krankenbett“ und zum Thema „Gespräche mit Sterbenden“. Auf die Wichtigkeit der Funktion des Tröstens während der Situation der Aufklärung wurde selbstverständlich nicht verzichtet, das Verb „trösten“ sowie die dazugehörige substantivierte Form lassen sich jedoch direkt selten finden. Meistens wird diese Aufgabe in Zusammenhang mit dem Begriff der Hoffnung umschrieben. Kübler-Ross wies bereits auf die Notwendigkeit des Tröstens und der Wichtigkeit der Hoffnung hin:

> „Ein Arzt, der mit seinen Patienten offen über einen Karzinombefund reden kann, ohne damit sozusagen ein Todesurteil auszusprechen, erweist ihm einen großen Dienst. Es ist wichtig, die Tür zur Hoffnung nicht zuzuschlagen: Hinweise auf die Möglichkeit neuer Medikamente, Techniken, Behandlungen und Forschungsergebnisse helfen, den Patienten zu beruhigen; er darf sich nicht gleich für verloren halten, weil die Diagnose auf Krebs lautet, er muß wissen, daß Arzt, Familie und Patient gemeinsam den Kampf aufnehmen werden. Damit mindert sich die Angst vor der Isolierung, Täuschung und Ab-

---

495 Ebd., S. 68. Zu den einzelnen statistischen Erhebungen der Befragung bezüglich der Bedeutung von Zeit vgl. S. 62 ff.

496 Vgl. ebd. Von den vollkommen zufriedenen Patienten bekamen 68,6 % einen weiteren Gesprächstermin angeboten [S. 63], was bei den gar nicht zufriedenen Patienten nicht der Fall war. „Die Ärzte boten weniger Termine für ein zweites Gespräch für eventuelle Rückfragen an.“ [S. 75]

497 Vgl. Wolter, Clarissa „Die Übermittlung von unerwarteten Todesnachrichten“ [Internationale Hochschulschriften Bd. 479] Münster 2006, S. 93

> lehnung, er vertraut auf die Aufrichtigkeit seines Arztes und weiß, daß alles getan wird, was nur möglich ist."[498]

Wie wichtig Hoffnung für Sterbenskranke ist, beschreibt Kübler-Ross an noch zwei weiteren Stellen ihrer Studien besonders markant:

> „Unsere Interviews haben ergeben, daß alle Kranken an der Hoffnung auf eine verlängerte Lebenszeit festhalten und daß niemand in jedem Augenblick der Krankheit die Hoffnung von sich weist."[499]

und

> „Wir stellten fest, daß alle Patienten Hoffnung hegten und sich in besonders schwierigen Perioden von ihr tragen ließen. Sie vertrauten vor allem den Ärzten, die Raum zu solcher – berechtigten oder unrealistischen – Hoffnung ließen, und waren dankbar, wenn ihnen statt schlechter Nachrichten Hoffnung geboten wurde. Freilich soll der Arzt nicht zu einer Lüge greifen – es genügt, daß er die Hoffnung auf eine unvorhergesehene glückliche Wendung der Dinge nicht ausschließt. Wenn der Kranke keine Hoffnung mehr zu erkennen gibt, ist es meistens ein Zeichen dafür, daß der Tod unmittelbar bevorsteht."[500]

Im Rahmen des Wandels bei der Beurteilung der „Wahrheit am Krankenbett" durch die Mediziner hat sich die Prämisse durchgesetzt, dass man keine überwältigende Angst und Hoffnungslosigkeit, aber auch keine ungerechtfertigte Euphorie entstehen lassen soll. Das ist sicherlich in nur einem Gespräch zwischen Arzt und Patient nicht möglich, weshalb weitere Gesprächstermine vereinbart werden müssen. Oft bleibt auch ein Kontakt zwischen dem Patienten und dem die Diagnose eröffnenden Mediziner während der Sterbebegleitung bestehen.

Die Aufklärung, d.h. die Information über die Diagnose sowie aller damit zusammenhängender Klärungsbedarf ist ein kontinuierlicher Prozess. Den in diesem Prozess kontinuierlich erweiterten Wissenstand muss der Patient verarbeiten, wobei seine Stimmungslage und Gemütsverfassung niemals gleich bleibt. In gewisser Weise beginnen schon jetzt die von Kübler-Ross definierten Phasen des Sterbens.

> „Da Information nicht nur mit Wahrheit und Wahrhaftigkeit aufseiten des Arztes, sondern auch mit dem Wahrnehmen des Patienten zusammenhängt, verändert sich das Verständnis seiner Krankheit mit dem Wechsel von Wachen und Schlafen, Trauer und Hoffnung, Verzweiflung und Zuversicht. […] Vor allem bei Erkrankungen mit infauster Prognose und schweren Einschränkungen kann schonungslose Information auch unmenschlich sein, vor allem, wenn sie den Patienten ausschließlich sich selbst überlässt – mit einem Wissen, das Ohnmacht bedeutet, und einer Wahrheit, die unfrei macht."[501]

---

498 Kübler-Ross, Elisabeth „Interviews mit Sterbenden" München 1971 [Vollständige Taschenbuchausgabe 2001], S. 50

499 Ebd., S. 52

500 Ebd., S. 189

501 Schockenhoff, Eberhard „Zur Lüge verdammt? – Politik, Medien, Medizin, Justiz, Wissenschaft und die Ethik der Wahrheit" Freiburg i. Br. 2000, S. 482 f.

Das ist einer der wichtigsten Gründe, weshalb es erforderlich ist, den Patienten bereits im ersten Gespräch wissen zu lassen, dass der Arzt als Begleiter zur Verfügung steht.

5.5.4 Die Auseinandersetzung mit dem eigenen Tod

Eine weitere wichtige Voraussetzung bildet die Reflexion über das eigene Sterben bzw. die Vertrautheit mit den Gedanken an den eigenen Tod. Wieder ist es Kübler-Ross, die auf diese Grundlage in der Kommunikation mit Sterbenden hinweist, wobei das Eröffnen der Diagnose mit einbezogen ist, wenn sie feststellt:

> „Um die richtige Form zu finden, sind zwei Voraussetzungen nötig: vor allem die Fähigkeit des Arztes, dem eigenen Tod ins Auge zu sehen. Falls das für ihn schwierig ist und er den Tod für ein furchtbares Ereignis und für tabu hält, kann er nicht ruhig und hilfreich mit seinen Patienten darüber reden."[502]

Kübler-Ross zieht daraus das schlüssige Fazit:

> „Ärzte, die nicht so viele Vorbehalte gegen das Thema Tod und Sterben haben, nennen auch weniger Patienten, die nicht über den Grad ihrer Erkrankung sprechen wollen; das bestärkt mich in meiner Auffassung, daß die eigene Einstellung des Arztes zum Tode ihr unmittelbares Echo in der Haltung des Patienten findet."[503]

Diese Ansicht hat sich in der Thanatopsychologie bis heute gehalten und wurde immer wieder bestärkt.

Ebenso hat diese Ansicht Eingang in die Reflexion der Krankenpflegeberufe und letztendlich auch zu Überlegungen das Medizinstudium betreffend gefunden. In den Lehrbüchern der medizinischen Psychologie und der medizinischen Soziologie finden sich immer häufiger Hinweise dazu, dass eine Sterbebegleitung nur möglich ist, wenn eine Auseinandersetzung des Arztes bzw. des Pflegepersonals mit dem eigenen Sterben und Tod stattgefunden hat.

Dass das Akzeptieren des eigenen Todes eine besondere Bedeutung für Personen hat, die sich mit Todkranken konfrontiert sehen, haben schon thanatopsychologische Untersuchungen in den 1970er Jahren gezeigt.

Joachim Wittkowski bezieht sich in seinen Beschreibungen zu einer Psychologie des Todes auf Untersuchungen von Popoff und Funkhouser, die die Situation von Pflegepersonal in Bezug auf ihre Begegnungen mit Sterbenden erforscht haben.

> „Wenn ein Sterbender auf seinen bevorstehenden Tod zu sprechen kommt, löst dies nach den Ergebnissen von POPOFF & FUNKHOUSER (1975) bei 47% der befragten Krankenschwestern und Pflegern Angst und Unwohlsein aus. Ein nahezu gleichgroßer Anteil der Befragten (45%) gab allerdings Erleichterung an. Die Art der psychischen

---

502 Kübler-Ross, Elisabeth „Interviews mit Sterbenden" München 1971 [Vollständige Taschenbuchausgabe 2001] S. 53

503 Ebd., S. 54

> Reaktion scheint u.a. davon abzuhängen, ob und wieweit die Schwester bzw. der Pfleger ihre bzw. seine eigene Endlichkeit zu akzeptieren vermag. Wer von den Befragten sich mit seiner eigenen Sterblichkeit auseinandergesetzt und eine Art Lebensphilosophie entworfen hatte, die den eigenen Tod als natürliches Geschehen einschloß, der erlebte weniger Angst und Unwohlsein, wenn er von einem Sterbenden auf dessen nahes Ende angesprochen wurde."[504]

Als Resultat dieser Erkenntnis zieht Wittkowski den Schluss:

> „Bemerkenswert an den Ergebnissen der Umfrage von POPOFF & FUNKHOUSER ist, daß die Sorge für einen Sterbenden von etwa der Hälfte der Befragten (53%) als gelegentlich oder fast immer befriedigend erlebt wurde. Kraft und Unterstützung hatten 70% der Befragten aus der Begegnung mit Sterbenden gewonnen. Vergegenwärtigt man sich, daß 54% der Befragten nach eigenem Bekunden eine erfolgreiche Auseinandersetzung mit ihrem eigenen Tod erreicht hatten, so unterstreicht dies die Notwendigkeit, nach grundlegenden Merkmalen zu suchen, die erfolgreiche Helfer im Umgang mit Sterbenden von weniger erfolgreichen unterscheidet."[505]

Auch Klaus Feldmann hat sich mit dieser Problematik detailliert auseinandergesetzt. Er zeigt u.a. an einem Phasenmodell von Coombs und Powers aus dem Jahr 1976, wie Ärzte in fünf unterschiedlichen Phasen in ihrem beruflichen Entwicklungsprozess auf die Begegnung mit dem Tod reagieren.

Die ersten drei dieser Phasen betreffen den angehenden Mediziner während des Studiums, wobei sich ein Wandel vom Idealisieren des als besiegbar angesehenen Todes (Phase 1) über eine Desensibilisierung durch Anatomieerfahrungen und ähnliche Erkenntnisse des Medizinstudiums (Phase 2) bis hin zu einer Interpretation eigenen Versagens durch die eigene Erfahrung mit dem Tod von Patienten vollzieht.

Die vierte Phase, die nach Coombs und Powers keineswegs alle Ärzte erreichen oder durchlaufen, lässt sie das medizinische Modell in Frage stellen, das auf einen reinen kurativen Schwerpunkt ausgerichtet ist. In dieser Phase wird der Sieg über den Tod der Empathie gegenüber dem Patienten und dessen Angehörigen in den Hintergrund gesetzt.

In Phase 5 fordert das Phasenmodell die schon genannte Auseinandersetzung:

> „In dieser Phase soll sich der Arzt mit seinen eigenen Gefühlen gegenüber Tod und Sterben auseinandersetzen, um angemessen auf die Gefühle von Patienten und vor allem von Sterbenden eingehen zu können"[506]

---

504 Wittkowski, Joachim „Psychologie des Todes" Darmstadt 1990, S. 146 Wittkowski nennt folgende Quelle: Popoff, D. / Funkhouser, G.R. (1975) „What are your feelings about death and dying?" Nursing 5, 15 – 24 (Part I, August), 55 – 62 (Part II, September), 39 – 50 (Part III, October)

505 Wittkowski, Joachim „Psychologie des Todes" Darmstadt 1990, S. 146

506 Feldmann, Klaus „Tod und Gesellschaft – Sozialwissenschaftliche Thanatologie im Überblick" Wiesbaden (2. Aufl.) 2010, S. 91 Feldmann bezieht sich bei diesem Modell auf folgende Quelle: Coombs, R.H. / Powers P.S. (1976) „Socialization for death" in: „Lofland" I (ed.) „Toward a sociology of death and dying" Beverly Hills, S. 15-36

In der deutschsprachigen Literatur wurde das Thema in letzter Zeit u.a. in Dissertationen des Fachgebietes Medizin behandelt.[507] Hier wird entsprechend bestätigt, was Kübler-Ross zu Beginn ihrer Aussagen zu den Auseinandersetzungen mit Tod und Sterben schon geschildert hat.

Paul Becker, selbst Arzt und Begründer der Internationalen Gesellschaft für Sterbebegleitung und Lebensbeistand (IGSL), hat sein berufliches Leben auf die Fürsorge Sterbender konzentriert und sich sehr häufig zu diesem Themenkomplex geäußert. Er beschreibt u.a., dass drei Grundvoraussetzungen für den Sterbebeistand vonnöten sind.

1. Die Erinnerung an den eigenen Tod
2. Das Eingeständnis der eigenen Angst vor dem Tod
3. Das Bewusstsein gegen die Verdrängung alles mit dem Tod Verbindende[508]

Er beklagte auch ständig, dass es für Medizinstudenten keine dementsprechenden Hilfestellungen während der Ausbildung gibt und eine Kommunikation mit Sterbenden Ärzte immer unvorbereitet trifft.

Doris Lindner stellt in ihrer Untersuchung fest, dass Mediziner in den Vorlesungen mit dem Thema Tod nur in Form von Statistiken und den dazu verklausulierten Bezeichnungen wie Prognose, Fünfjahresüberlebensrate, Absterberate, Letalität, Therapieversagen und weiteren ähnlichen in Berührung kommen. Dabei sehen 97 % der Studierenden die Vermittlung ethischer Grundlagen zum Komplex „Sterben und Tod" in der Ausbildung für notwendig an. Wenn auch die 7. Novellierung der Approbationsordnung von 1989 die Vermittlung ethischer Grundlagen zum Ausbildungsziel erklärt, weist Lindner zu Recht darauf hin, dass Theorie und Praxis noch sehr zu wünschen übrig lassen.[509]

---

507 Als Beispiele seien hier genannt:
Lindner, Doris „Sterben und Tod im Erleben von Medizinstudenten im Vergleich zu 1987 Heidelberg, Univ., Diss., 2005
Börnert, Ingrid „Begegnung mit Sterben und Tod bei Medizinstudenten im Praktischen Jahr und während des Beginns der ärztlichen Tätigkeit" Leipzig, Univ. Diss. 2004
Schlenzig, Elke „Entwicklung, Durchführung und Evaluation eines Ausbildungsprogrammes zur persönlichen Auseinandersetzung mit Sterben und Tod für Medizin- und Psychologiestudenten" Leipzig, Univ. Diss. 2003

508 Vgl.: Becker, Paul „Sterbehilfe als Lebenshilfe" in: Böhme, Wolfgang [Hrsg.] „Der Arzt und das Sterben" [Herrenalber Texte 37] 1981, S. 49 ff.

509 Vgl. Lindner, Doris „Sterben und Tod im Erleben von Medizinstudenten im Vergleich zu 1987 Heidelberg, Univ., Diss., 2005. Als Beleg führt sie eine Untersuchung von Asadullah, Franze und Dietze an, die Veränderungen zum Thema Tod und Sterben belegen sollte.
S. 38: „Sie [Asadullah, Franze u. Dietze] befragten in dem Zeitraum von 1989 bis 1994 insgesamt 450 Studenten des 1. – 10. Semesters in Berlin. Obwohl die Anzahl der Studenten, die das Thema als behandelt angaben, von 32,75 % im Jahre 1989 auf 51,7 % im Jahre 1994 anstieg, nahm der Anteil derer, die sich ausreichend vorbereitet fühlten, nur von 4,3 % 1989 auf 12,8 % 1994 zu. Im Übrigen wurde festgestellt, dass 40 % der Befragten Medizinstudenten des 10. Semesters den Begriff Palliativmedizin nicht näher zuordnen konnten.

Auch gegen Ende der 1990er Jahre zeigten Stichproben, dass das Thema im Medizinstudium noch immer nicht für Studenten befriedigend abgehandelt wird. Als Beispiel verweist Lindner auf eine Untersuchung von Sohn und Stieber.

> „Sohn und Stieber befragten 1998 an der Universität Düsseldorf 154 Medizinstudenten des 10. Semesters. Sie fanden heraus, dass 90 % der Studenten die Beschäftigung mit Tod, Sterben und Trauer für sehr wichtig erachten. Der gleiche Prozentsatz von Studenten war mit dem Studium diesbezüglich unzufrieden."[510]

Im Resümee ihrer Studie kommt Lindner zu demselben Schluss, den Becker und auch andere, die sich mit diesem Thema auseinandergesetzt haben, schon früher formulierten:

> „Voraussetzung, dass der Arzt so offen mit Sterben und Tod umgehen kann, ist natürlich, dass der sich mit seiner eigenen Endlichkeit auseinandergesetzt hat. Er sieht den Tod nicht als Niederlage an, sondern betrachtet ihn als zum Leben gehörig. Im Gegenteil, das Leben wird durch diese Sichtweise für ihn wertvoller."[511]

In den neuen Lehrbüchern zur medizinischen Psychologie und Soziologie erfährt dieser Aspekt eine weitergehende Aufmerksamkeit. Es hat im Lauf der letzten Jahre offensichtlich der Ansatz zu einem Wandel in Bezug auf die Ausbildung in der Medizin stattgefunden.

Auch hier soll ein Beispiel aus vielen gegeben werden. Kurt Buser u.a. haben in einem Kurzlehrbuch zehn Seiten zum Thema Tod, Sterben und Trauer veröffentlicht, in dem auch die Auseinandersetzung mit dem eigenen Sterben als notwendige Grundvoraussetzung für eine gute Sterbebegleitung für Mediziner angesehen wird. So heißt es:

> „Grundvoraussetzung für Hilfe in derartigen Situationen ist das **Verständnis** dafür, was Menschen denken und fühlen, wenn sie in eine solche Lage kommen. Die **Auseinandersetzung mit Sterben und Tod** beginnt häufig nicht erst, wenn klinische Zeichen des Sterbens erkennbar werden, sondern oft schon bei der Vermittlung einer Diagnose. Die Auseinandersetzung mit dem Sterben kann Jahre dauern".[512]

Hier wird deutlich, dass an Integrationskonzepten für das Thema Sterben und Tod gearbeitet werden muss, zumal nach wie vor ein Bedarf und auch der Wunsch nach Ausbildung besteht, lag doch der Anteil der Befragten, die eine Behandlung der Problematik für nötig hielten, in beiden Jahren bei 97 %. [...] Das Ergebnis der Untersuchung zeigt auch an, dass die Formulierung von Ausbildungszielen in der Approbationsordnung nicht zwangsläufig eine befriedigende Umsetzung in die Praxis zur Folge haben muss."

510 Ebd.

511 Ebd., S. 300

512 Buser, K. / Schneller, T. / Wildgrube, K. „Kurzlehrbuch Medizinische Psychologie Medizinische Soziologie" München 2007 (6. Aufl.), S. 306. Hervorhebungen im Original. Als Fazit wird, um die Wichtigkeit erneut zu betonen, auf S. 311 zusammengefasst: „Ein verantwortungsvolles sich Einlassen auf den Patienten ist jedoch nur dann möglich und sinnvoll, wenn von der ärztlichen Seite ein stabiles Verhältnis zum eigenen Sterben und Tod entwickelt und erarbeitet worden ist."

Als zentrale Fragen der Auseinandersetzung mit dem eigenen Sterben werden hier – wie auch häufig in weiterer Literatur zu sehen ist – formuliert:

1. Akzeptiere ich das Sterben als Teil meines Lebens? - Gestalte ich mein Leben im Hinblick auf seine Begrenztheit? (Um das Wahrhaben-Wollen bzw. -Können der Verdrängung vorzuziehen)
2. Es stellt sich die Frage nach der Lebensbilanz und die Frage nach dem Lebenssinn. Wie bewerte ich mein bisheriges Leben? Setze ich mich mit dieser Bewertung auseinander? Gibt es Dinge, die ich unbedingt noch regeln muss?
3. Es ergeben sich Fragen der Trauer – Was verliere oder gewinne ich durch den Tod? Wie existentiell sind meine Abhängigkeiten? Wovon kann ich mich trennen und wovon nicht?[513]

Sylvia Brathuhn hat diesen Aspekt in ihrer Studie ebenfalls behandelt und resümiert:

> „Eine wesentliche Bedeutung kommt den Beziehungen, in denen der Sterbende lebt, zu. Er bedarf der Hilfe und Unterstützung von Menschen, die ihm in dieser Phase von Mensch zu Mensch in Empathie, Wahrhaftigkeit und Liebe gegenübertreten, damit er sich einlassen kann auf eine Wirklichkeit, die von der anderen Seite des Sterbens her herüberstrahlt.
>
> Eine solche Begegnung beinhaltet, daß nicht nur der Sterbende von der Wahrheit betroffen ist, sondern auch diejenigen, die ihn umgeben. Um einem Sterbenden wirklich zu helfen, sich seine Wahrheit zu erschließen, ist es von elementarer Bedeutung, daß sich die am Sterbeprozeß beteiligten Personen mit ihrer eigenen Sterblichkeit auseinandergesetzt, sich ihre eigene Lebenswahrheit erschlossen haben und mit sich selbst in innerer Übereinstimmung leben.“[514]

Der Pflegewissenschaftler Franco Rest soll als letztes Beispiel zur Auseinandersetzung mit dem eigenen Sterben herangezogen werden:

> „Wir werden niemals einen sachlichen und sinnvollen Begriff vom Sterben eines Menschen bekommen, ohne eine umfangreiche Auseinandersetzung mit der Sterblichkeit unseres eigenen Lebens; wer dem eigenen Sterben stetig ausweicht, wird nur unter großen Schwierigkeiten einem Sterbenden gerecht werden. Aber unser eigenes Sterben wird vor allem im Spiegel des Sterbens anderer Menschen sichtbar.“[515]

5.5.5 Prognosen

Zum „Wie?“ des Verkündens gesellt sich noch die in Zusammenhang mit schwerer Krankheit oft zitierte Frage: „Wie lange habe ich noch zu leben?“ Von einer zeitlichen Vorhersage wird in der Literatur in der Regel abgeraten. Prognosen haben sich in den häufigsten Fällen nicht bestätigt.

---

513 Vgl. ebd., S. 311

514 Brathuhn, Sylvia „Lernen, mit dem Tod zu leben“ Osnabrück 1999, S. 124

515 Rest, Franco „Sterbebeistand – Sterbebegleitung – Sterbegeleit“ 5. Aufl. 2006, S. 42

Kübler-Ross hält eine konkretisierte Zeitangabe für falsch, zum einen, weil eine solche Vorhersage nicht stimme, zudem Ausnahmen nach oben und unten die Regel seien, zum zweiten, weil die Patienten, so folgert sie aus ihren Interviews, sich zunächst die Hoffnung auf eine verlängerte Lebenszeit nicht nehmen und versagen lassen.[516]

Schockenhoff spricht dem Arzt gar das Recht ab, die Prognose als Wahrheit zu formulieren, weil er um die Unsicherheit solcher Voraussagen weiß. Weil die Mitteilung von Wahrheit immer etwas Endgültiges assoziiert, gleicht eine Prognose einem endgültigen Urteil. Dazu sei der Arzt nicht berechtigt.[517]

Husebø und Klaschik, die ihre Editionen auf praktische Erfahrungen in der Palliativmedizin gründen, sehen die Notwendigkeit, auf die Frage des Patienten einzugehen, ohne eine definitive Prognose zu formulieren. Sie sehen vielmehr in allen Fragen, die den bevorstehenden Tod betreffen ein Signal, dass der Patient mit der neuen Situation zurechtkommen muss und auch will, gegen Einsamkeit und für ein Ordnen unerledigter Dinge. Als Antwortmöglichkeiten bieten sie Beispiele, wobei die offenste Erwiderung keinen konkreten Zeitwert, sondern eine variable Größenordnung offeriert:

> „Was darf der Arzt sagen? […] Wir haben ja offen miteinander darüber gesprochen. Sie wissen, daß es ernst ist. Sie wissen auch, daß es fast unmöglich ist, einen genauen Zeitpunkt vorauszusagen. Die Krankheit kann nicht mehr geheilt werden, darüber haben wir uns unterhalten. Weil Sie mich jetzt so offen fragen, möchte ich Ihnen auch offen antworten: Die verbleibende Zeit ist begrenzt. Vielleicht ist es mehr eine Frage von Tagen oder Wochen als von Monaten.
> […] Wie Sie selbst wiederholt gesagt haben, jetzt ist es nur eine Frage um kurze Zeit.“[518]

Die Frage sollte aber auch nicht als unsinnig abgetan werden, wofür Husebø und Klaschik Beispiele geben.

> „Was sollte der Arzt nicht sagen:
> • ‚Diese Frage kann ich niemals beantworten.'
> • ‚Solch dumme Gedanken sollten wir so schnell wie möglich vergessen. […]'
> • ‚Wir können jetzt nichts mehr tun.'
> • ‚Ich finde es unverantwortlich, wenn Ärzte versuchen, auf diese unmögliche Frage zu antworten.'“[519]

Auch in der Frage nach der Prognose zeigt sich, wie immer wieder beim Thema „Tod und Sterben“, dass es eine einheitliche Rezeptur zu Umgang und Kommuni-

---

516 Vgl. Kübler-Ross, Elisabeth „Interviews mit Sterbenden“ München 1971 [Vollständige Taschenbuchausgabe 2001], S. 52

517 Vgl. Schockenhoff, Eberhard „Zur Lüge verdammt? – Politik, Medien, Medizin, Justiz, Wissenschaft und die Ethik der Wahrheit“ Freiburg i. Br. 2000, S. 446

518 Husebø, Stein, Klaschik, Eberhard „Palliativmedizin“ Berlin 2000, S. 149

519 Ebd.

kation mit sterbenskranken Menschen nicht geben kann, weil der Sterbeprozess in jedem Fall ein individueller ist.

5.5.6 Interdisziplinäre Notwendigkeit

Mittlerweile hat bei der Frage nach der „Wahrheit am Krankenbett" auch die Ansicht in die Betrachtungen Einzug gefunden, dass dadurch, dass der Informationsprozess ein langwieriger ist, es nicht die alleinige Verantwortung des Arztes sein kann, diese Wahrheit zu vermitteln. Dem Arzt ist es natürlich nach wie vor geboten, den Patienten von der Unheilbarkeit seiner Krankheit und seines baldigen Sterbens in Kenntnis zu setzen, jedoch wird von seelsorgerischer Seite aus der Anspruch erhoben, in diesen Prozess mit deutlichen Befugnissen eingebunden zu werden. Johannes Dichgans führte schon Mitte der 1990er Jahre zu diesem Aspekt aus:

> „Es ist nicht Auftrag des Arztes, ungefragt den Tod anzukündigen, damit der Kranke seine Lebensverhältnisse ordne und sich philosophisch religiös auf sein Ende vorbereite."[520]

Dies sei Aufgabe von Gesellschaft und Kirche schon bei gesunden Menschen. Die Überzeugung von Dichgans ist es,

> „[...] daß ein guter Arzt neben all seinem objektivierbaren Fachwissen seine ganze Persönlichkeit in das Gespräch mit dem Kranken einbringt und damit jenseits der Fachentscheidungen stellvertretend Verantwortung anbietet und übernimmt für den Bereich der menschlichen und allzu menschlichen Aspekte von Krankheit und der sich daraus ergebenden Entscheidungszwänge."[521]

Schockenhoff erläuterte Anfang dieses Jahrtausends sogar:

> „Obwohl das Gespräch mit sterbenden Patienten und ihren Angehörigen aus dem Auftrag des Arztes nicht wegzudenken ist, trägt er keine besondere Verantwortung dafür, dass der sterbende Mensch seinen Tod annimmt. Der Auftrag einer geistlichen Vorbereitung auf das Sterben gehört vielmehr zum gemeinsamen Aufgabenkreis einer kooperativen Krankenpastoral, die von der Zusammenarbeit mit den Ärzten und Pflegekräften getragen ist."[522]

Eine gemeinsame Kommunikation bildet den vielschichtigen Prozess der Aufklärung und der Wahrheit am Krankenbett, wobei dem Arzt die Aufgabe der medizinischen Information in erster Verantwortung zusteht. Dabei ist darauf zu achten, dass während des Aufklärungsgespräches bzw. während mehrerer Aufklärungsgespräche Trost gespendet und Hoffnung nicht zerschlagen wird.

---

520 Dichgans, Johannes „Der Arzt und die Wahrheit am Krankenbett. Zur Aufklärung von Kranken und Sterbenden" in: Honnefelder, Ludger / Rager, Günter [Hrsg.] „Ärztliches Urteilen und Handeln – Zur Grundlegung einer medizinischen Ethik" Frankfurt am Main / Leipzig 1994, S. 213

521 Ebd.

522 Schockenhoff, Eberhard „Zur Lüge verdammt? – Politik, Medien, Medizin, Justiz, Wissenschaft und die Ethik der Wahrheit" Freiburg i. Br. 2000, S. 501 f.

Auf eine solch schwierige Kommunikation sollte der Arzt schon während des Studiums hingewiesen und in Grundlagen vorbereitet werden. Außerdem sollten interdisziplinär Pflegepersonal, Krankenhausseelsorge und psychologischer Dienst in den Prozess mit eingebunden werden.

Diese Anforderungen haben sich im Lauf der letzten Jahre in der Fachliteratur, bei Fachvorträgen und -versammlungen herauskristallisiert.

5.5.7 Nonverbale Zeichen

Nicht außer Acht gelassen werden dürfen die nonverbalen Signale, die einem feinfühligen Patienten nicht verborgen bleiben. Und ein Patient, der wahrscheinlich schon eine Vorahnung für eine schlimme Diagnose verspürt, ist ein feinfühliger Patient.

Im Falle einer negativen Benachrichtigung, sei es die Überbringung einer schlechten Diagnose oder einer direkten Mitteilung über einen Todesfall, werden nonverbale Signale deutlich Auskunft geben über den Charakter der zu überbringenden Nachricht. Im Gegensatz zu einer positiven Auskunft, bei der ein schneller Gang, oft schon die Anrede vor Erreichen der normalen Gesprächsdistanz erfolgt, wird bei einem negativen Bescheid ein langsames Kommen mit einer zur Vorbereitung Zeit lassende Gestik einer langsamen, gedämpften Redeweise vorausgehen. David Sudnow hat als passendes Beispiel sehr bildlich die Situation des wartenden werdenden Vaters vor dem Kreißsaal mit der der Benachrichtigung einer infausten Prognose gegenübergestellt und festgestellt:

> „Offenbar besteht ein direktes Verhältnis zwischen der Art der Nachricht und der Distanz, bei der das Gespräch eröffnet wird.“[523]

Auch eine Art von nonverbalem Zeichen bedeutet eine häufig beobachtete Form des Rückzugs. Der Arzt, wie schon beschrieben für einen kurativen Zweck vorgesehen, zieht sich nach der Eröffnung einer hoffnungslosen Diagnose zurück, denn der Schwerpunkt einer Pflege und somit eines häufigen Patientenkontakts liegt beim Pflegepersonal.

5.6 Zusammenfassung der Aspekte zur „Wahrheit am Krankenbett“

Bei der Arzt-Patienten-Beziehung wird schon in Bezug auf die „Wahrheit am Krankenbett“ sehr deutlich, dass die Kommunikation über ein reines Informieren hinausgeht. Noch deutlicher zeichnet sich dieser Umstand in extremen Situationen

---

523 Sudnow, David „Organisiertes Sterben – eine soziologische Untersuchung“ Frankfurt am Main 1973, S. 156

ab, wenn nämlich der Arzt die Mitteilung einer infausten Diagnose zu übermitteln hat.

Bei den bisherigen Ausführungen wurde immer wieder deutlich betont, dass die Notwendigkeit dringend geboten ist, der Asymmetrie in der Arzt-Patienten-Kommunikation entgegenzuwirken und sie zu verringern. Das wird sowohl in der Literatur als auch in Fort- und Weiterbildungsmaßnahmen mittlerweile immer stärker akzeptiert und berücksichtigt. Dadurch werden drei wichtige Aspekte auf die krankheitsbezogene Information deutlich.[524]

1. Der kognitive Aspekt. Er dient der Orientierung, dem Verständnis und der Interpretation des durch die Krankheit geschaffenen Zustands und seiner Beeinflussung
2. Der emotionale Aspekt. Er hilft dem Patienten bei Verunsicherung. Hierzu zählen beispielsweise Trost und Aufmunterung.
3. Der pragmatische Aspekt. Er zielt auf Verhaltensbeeinflussung beim Patienten wie z.B. das Befolgen ärztlicher Ratschläge.

Der Trend zur Wahrheit am Krankenbett setzt sich mittlerweile in der alltäglichen Praxis mit sterbenskranken Menschen durch, wobei weniger das „Ob“ als mehr das „Wie?“ zur Diskussion steht.

In der Fachwelt haben – nicht zuletzt durch die Praxis der Palliativmedizin – einige Grundlagen der Kommunikation bei der „Wahrheit am Krankenbett“ Eingang in den medizinischen Alltag beim Umgang mit unheilbar Kranken und Sterbenden gefunden.

In erster Linie sind die zeitlichen Aspekte von Belang, d.h. eine Aufklärung und ein Gespräch zur Eröffnung einer „schlechten Diagnose“ sollte nie unter Zeitdruck stattfinden.

Außerdem sind Trost und Hoffnung in die Kommunikation einzuflechten, von zeitlichen Prognosen wird im Allgemeinen abgeraten, diesbezügliche Fragen von Patienten sind jedoch sehr ernst zu nehmen.

Grundsätzlich ist man sich in der Medizin einig, dass eine Auseinandersetzung mit der Möglichkeit des eigenen Sterbens und Todes unumgänglich ist.

Es wird allerdings auch heute noch häufig bemängelt, dass die Konfrontation des Arztes mit dem Sterben in der Ausbildung zum Mediziner noch immer zu wenig berücksichtigt wird. Sowohl bei der Eröffnung einer infausten Prognose als auch bei der anschließenden Sterbebegleitung ist es wichtig, die Wahrheit dem Kranken gegenüber als die wichtigste Voraussetzung der Kommunikation anzuerkennen. Die Tabuisierung des Todes in der Kommunikation zwischen Arzt und Patient kann eine Sprachlosigkeit zur Folge haben, die das soziale Sterben vor dem

---

524 Hinweise hierzu sind im Ausbildungsprogramm an der Universitätsklinik Bonn unter der Internetadresse www.meb.uni-bonn.de zu finden.

physischen Sterben einsetzen lässt und somit dem Gedanken eines würdigen Sterbens entgegensteht.[525]

II. Gespräche mit Sterbenden

Sobald die Diagnose mitgeteilt ist, ist erst ein erster Schritt einer Sterbebegleitung bewältigt. Die Kommunikation mit dem Patienten verlangt nun einfühlsame Wege, diese mit ihm zu führen. Der Begriff der Empathie gewinnt an besonderer Bedeutung in der Beziehung. Es gilt hier eine besondere Rücksichtnahme auf den Umstand, dass Gespräche mit Sterbenden etwas Unwiederholbares, Endgültiges besitzen. Als Beispiel sei folgendes Erlebnis eines Hospizhelfers erzählt:

Ein Patient mit der Krankheit ALS (Amyotrophe Lateralsklerose), der in der letzten Phase seines Lebens nur noch die Augen bewegen und nur mit Hilfe der Augenbewegung einen Computer steuern konnte, um zu kommunizieren, hatte sich entschlossen, seine künstliche Beatmung abstellen zu lassen, als zuletzt auch seine Augenmuskulatur begann außer Kontrolle zu geraten.

Der Hospizhelfer, der diesen Patienten über vier Jahre betreute und ein freundschaftliches Verhältnis zu ihm und seiner Familie aufgebaut hatte, kam zur Verabschiedung einen Tag vor der Einweisung in ein Krankenhaus zu einem letzten Besuch. Der Patient bedankte sich für die langjährige Betreuung, eine lange Unterhaltung war aufgrund der Umstände nicht möglich.

Der Hospizhelfer, der sich in dieser Situation hilflos vorkam und meinte, unbedingt etwas sagen zu müssen, kam auf die Angst vor dem Sterben zu sprechen und glaubte, den Patienten mit der Bemerkung beruhigen zu können, dass Angst in einer solchen Situation nicht ungewöhnlich, sondern normal sei. Daraufhin ließ der Patient kurz verlauten, er habe keine Angst vor dem Sterben und drehte die Augen zur Seite. Das Gespräch war beendet.

Ob der Patient dieser Aussage wegen verärgert war, ob der Patient die Hilflosigkeit realisierte und das Gespräch aus lauteren Motiven beenden wollte, ob der Blick zur Seite überhaupt ein Ende des Gespräches signalisieren sollte oder ob es andere Interpretationen dieser Situation gab, konnte vom Hospizhelfer nie restlos geklärt werden und hinterlässt ein ungutes Gefühl. Dadurch, dass eine Klärung der Sachlage nicht mehr möglich war, wird an diesem Beispiel sehr klar, dass Gespräche mit Sterbenden einen endgültigen Charakter haben.

---

525 Vgl. Schockenhoff, Eberhard „Zur Lüge verdammt? – Politik, Medien, Medizin, Justiz, Wissenschaft und die Ethik der Wahrheit“ Freiburg i. Br. 2000, S. 496

5.7 In der Sterbebegleitung diskutierte Kommunikationsmodelle

Im Gegensatz zur Situation der Aufklärung ist in der Sterbebegleitung neben einer besonders sensiblen Empathie auch – und vor allem – die Kunst des Zuhörens gefragt.

Eine Kommunikation zwischen Lebenden und Sterbenden, in der unweigerlich das Thema Leben und Tod ins Gespräch kommen wird, birgt eine Brisanz in sich, weil der Lebende mit dem Tod eigentlich nichts zu tun haben will, der Sterbende mit dem Leben nichts mehr in gewohnter Art und Weise zu tun hat.

Zu beachten sind die Bedingungen, die einer Kommunikation mit dem Sterbenden zugrunde liegen. Das Interaktionsmodell von Glaser und Strauss nennt vier verschiedene Bewusstseinskontexte aufgrund unterschiedlicher Kenntnisse in Bezug auf die infauste Prognose.

1. Unkenntnis des bevorstehenden Todes
   Der Sterbende wird vom Krankenhauspersonal wie auch von den Angehörigen nicht über den nahen Tod informiert.
2. Argwohn
   Der Patient ahnt sein nahes Sterben, die ihn umgebenden Personen meiden jedoch eine klare Antwort.
3. Wechselseitige Täuschung
   Der Sterbende und das Personal sind über die Situation im Bilde, vermeiden jedoch ein offenes Gespräch.
4. Offenheit
   Alle in die Situation involvierten Personen sprechen über den nahen Tod.[526]

Des Weiteren sind die Kernbedürfnisse des Sterbenden zu beachten und im Rahmen einer Kommunikation während der Sterbebegleitung zu berücksichtigen. Stephan Kostrzewa etwa ermittelt vier Kernbedürfnisse, die immer wieder in der Fachliteratur zu finden sind:

1. das Bedürfnis nach Schmerzfreiheit
2. das Bedürfnis, in der Sterbephase nicht isoliert zu sein
3. das Bedürfnis nach Regelung der letzten Dinge
4. das Bedürfnis nach dem Stellen der Sinnfrage[527]

Bei diesen vier Grundbedürfnissen wird der interdisziplinäre Charakter der Sterbebegleitung deutlich, wobei im Krankenhaus der Vorrang sowie das Recht zur Koordinierung der einzelnen Ressorts dem medizinischen Aufgabenbereich eingeräumt werden.

---

526 Vgl. Kostrzewa, Stephan / Kutzner, Marion „Was wir noch tun können! – Basale Stimulation in der Sterbebegleitung" Bern 2009, S. 21

527 Vgl. ebd., S. 47 f.

Der erste Punkt richtet sich nach der rein medizinischen Fragestellung, beim zweiten sind außer der Pflege auch Angehörige, soziale und ehrenamtliche Dienste involviert. Auch psychologische Komponenten können hier eine Rolle spielen, ebenso wie bei dem Bedürfnis nach dem Regeln letzter Dinge.

Das Stellen der Sinnfrage betrifft wohl in erster Linie die theologische Krankenhausseelsorge, vorausgesetzt die Jenseitsvorstellungen sind religiös motiviert. Anderenfalls kann hier ebenso der Einfluss der Psychologie Bedeutung erhalten. Bei allen Berücksichtigungen einer Sterbebegleitung, als da sind

- ein bedingungsloses und vorbehaltloses Nahesein beim Sterbenden
- eine prozesshafte Begegnung zwischen Begleiter und Begleitetem
- eine die Individualität des Sterbenden akzeptierende Grundhaltung
- eine für die Menschenwürde des Sterbenden eintretende Orientierung
- eine echte, positive, schätzende, solidarische und einfühlende Zugewandtheit gegenüber dem Sterbenden

sollten die folgenden Prämissen einer solchen Begleitung nicht aus den Augen verloren werden:

- Der Sterbende bestimmt das Tempo des Prozesses „Sterben".
- Der Sterbende bestimmt das Maß an Offenheit der Kommunikation.
- Der Sterbende bestimmt den Begleiter.[528]

5.7.1 Das Zuhören

Als Grundlage für Gespräche mit sterbenskranken Menschen findet sich in der Literatur immer wieder das Stichwort des „Aktiven Zuhörens".

Der Begriff „Aktives Zuhören" entstammt der von Carl Rogers entwickelten „klientenzentrierten Gesprächstherapie". In Zusammenhang mit der Sterbebegleitung wird der Begriff gerne in der Version der „*patienten*zentrierten" Gesprächstherapie übernommen. Diese misst im Zuge der Empathie, auf die in der Gesprächstherapie gesteigerter Wert gelegt wird, der Rolle des genauen Zuhörens in der Kommunikation mit dem Klienten eine besondere Bedeutung bei. Es gilt daher, um den Begriff „Aktives Zuhören" genauer zu beleuchten, zunächst einmal zu differenzieren zwischen den Konnotationen von „Hören", „Hinhören" und „Zuhören".

Das *Hören* erfordert im Gegensatz zum konzentrierten Zuhören nur eine sporadische Aufmerksamkeit. In erster Linie geht es dem Hörer darum, einem Gespräch lediglich so lange zu folgen, bis von ihm selbst geredet werden kann. Die Aufmerksamkeit ist folglich auf das eigene Interesse gerichtet.

Beim *Hinhören* erfolgt eine Steigerung insoweit, dass ein Annehmen dessen spürbar stattfindet, was der andere sagt. Allerdings geschieht dies ohne die Mühe

528 Vgl. ebd.

herauszufinden, was er meint oder sagen will. Der Hinhörer erweist sich als gefühlsmäßig eher unbeteiligt und distanziert.

Das *Zuhören* erfordert allerdings die volle Aufmerksamkeit und die Bereitschaft, sich in den Gesprächspartner hineinversetzen. Dabei ist es von besonderer Wichtigkeit, dass nicht nur auf den Inhalt, sondern auch auf Zwischentöne eine Beachtung gelegt wird. Eine besondere Aufmerksamkeit liegt also nicht nur auf dem, *was* sondern auch *wie* etwas gesagt wird. Die Prämisse des Zuhörers liegt darin, dem Sprecher durch Haltung und Reaktion die Mitteilung zu signalisieren, dass im Augenblick nichts wichtiger ist als der Gesprächspartner und seine Aussage.

Es ist beim aktiven Zuhören erforderlich, dass der Zuhörer dem Sprecher gedanklich und emotional zu folgen in der Lage ist. Das bedeutet, dass er speziell auf den emotionalen Inhalt achten muss, während er die visuellen Hinweise in Gestik und Mimik nicht vernachlässigen darf.

Zum aktiven Zuhören gehört auch eine permanente Bestätigung gegenüber dem Sprecher. Diese Bestätigung kann beispielsweise durch eine akustische Bejahung oder eine mimische in Form von Kopfnicken wiederholt während des Gesprächs erfolgen. Vermieden werden sollte zeitweises inneres „Abschalten" sowie die Zeichen einer nonverbalen Distanz wie etwa Kopfschütteln, Stirn runzeln, Arme verschränken oder räumlicher Abstand.

5.7.2 Carl Rogers

Das „Aktive Zuhören" ist aber nur ein Stichwort in der Liste, die die Kommunikation mit Sterbenden betrifft. Überhaupt wird mittlerweile die „klienten-„ bzw. „patientenzentrierte Gesprächsführung" als das am meisten favorisierte Modell zur Kommunikation in der Sterbebegleitung immer wieder angeführt.[529]

529 In der Literatur wird in Zusammenhang mit der Kommunikation in der Sterbebegleitung immer wieder Bezug auf Rogers Modell der Gesprächspsychotherapie genommen. Als Beispiele für einen langen Zeitraum seien hier erwähnt:
Krachtowil, Beate „Patientzentrierte Gesprächsführung" Potsdam 1987
Becker, Paul / Eid, „Begleitung von Schwerkranken und Sterbenden" Mainz 1984
Goebel, Heike „Begleitung lindert Leiden" Aachen 2000
Schütte, Christian „Personzentrierte Kommunikation mit Sterbenden in der Hospizarbeit" Köln 2002
Katrin / Decker, Oliver / Stöbel-Richter,Yve [Hrsg.] „Kompetent kommunizieren in Klinik und Praxis" Lengerich 2006
Wingchen, Jürgen „Kommunikation u. Gesprächsführung für Pflegeberufe" Hagen 2006
Geisler, Linus „Arzt u. Patient – Begegnung im Gespräch" Frankfurt am Main 2008 (5. Aufl.)
Schweickhardt, Axel / Fritzsche, Kurt [Hrsg.] „Kursbuch ärztliche Kommunikation" Köln 2009

Die Gesprächstherapie nach Rogers wurde von Reinhard Tausch in Deutschland eingeführt und bekannt gemacht. In der 7. Auflage seiner Veröffentlichung zur Gesprächspsychotherapie zieht Tausch sein Fazit, dass sich das Modell nach Rogers im deutschsprachigen Raum erfolgreich etabliert hat. Er bezeichnet dieses Konzept nicht nur als

> „[…] wissenschaftlich geprüftes, humanes und ökonomisches Vorgehen von helfenden Berufen zur Förderung der seelischen Weiterentwicklung“[530]

sondern auch – und das ist in Bezug auf die Sterbebegleitung von noch größerer Bedeutung – als erfolgreiche Methode zur Minderung seelischer Beeinträchtigungen, die allgemein anerkannt ist.

5.7.2.1 Die Entwicklung der Gesprächstherapie

Ursprünglich begründet wurde die „Personenzentrierte Psychotherapie“ von Carl Rogers zwischen 1938 und 1950. Eine erste Entwicklungsphase erfolgte von 1940 bis 1945 an der Ohio State University, die weitere Ausarbeitung ging von 1945 bis 1950 von der Universität von Chicago aus.

Zu den Wurzeln dieses Behandlungsmodells wird ein Einfluss von Otto Rank geltend gemacht, der ein Schüler Siegmund Freuds und Lehrer von Rogers war. Dieser hat als Grundsatz festgelegt, dass die Therapie dem Klienten und nicht der Verbreitung der Theorie des Therapeuten zu dienen hat.

Zum zweiten, und das wird im Modell von Rogers sehr deutlich zum Ausdruck gebracht, steht die Forderung im Raum, dass der Klient seinen eigenen Willen zu äußern hat. Er muss sein Leben selbst in die Hand nehmen und ständig seine eigene Wirklichkeit schaffen.[531]

Anfangs zunächst von Rogers als Beratungs- und Therapiemethode verstanden und unter dem Begriff „nicht-direktiv“ („non-directive“) verwendet, wurde der Terminus „klientenzentrierte Psychotherapie“ 1951 eingeführt,

> „[…] um die Tatsache zu unterstreichen, daß die innere phänomenale Welt des Klienten im Blickpunkt steht.“[532]

Die Bezeichnung „nicht-direktiv“ wurde von Rogers damit erklärt, dass der Therapeut nicht als „Experte“ seinem Klienten gegenübertritt, sondern dass er dem Patienten bei der Entwicklung zur Seite steht, die Lösung seiner Probleme in einem eigenständigen Prozess zu einer Lösung zu führen. „Nicht-direktiv“ lässt jedoch die alltagssprachliche Konnotation erahnen, dass die Bedeutung von „keine Direkti-

---

530 Tausch, Reinhard / Tausch, Anne-Marie „Gesprächspsychotherapie – Einfühlsame hilfreiche Gruppen- und Einzelgespräche in Psychotherapie und alltäglichem Leben“, 7. völlig neu gestaltete Aufl., Göttingen 1979, S. 7

531 Vgl. Rogers, Carl „Therapeut und Klient – Grundlagen der Gesprächspsychotherapie“ Frankfurt am Main 1992, S. 20. Er bezieht sich hier auf Literatur Otto Ranks: „Will Therapy“ Alfred A. Knopf [Hrsg.] New York 1936

532 Ebd., S. 18

ven“, also „keine Anweisungen“ geben gemeint sein könnte. Das lässt aber die Schlussfolgerung zu, dass der Therapeut am besten gar nichts tut um „nicht-direktiv“ zu sein. Um diese Möglichkeit eines schwerwiegenden Missverständnisses zu vermeiden, änderte Rogers den Terminus in „Klientenzentrierte Therapie“ („client centered therapy“). Der Begriff „Klient“ wurde als Terminus der Bezeichnung „Patient“ vorgezogen,

> „[…] um deutlich zu machen, daß es sich nicht um eine manipulative oder medizinisch verordnete Methode handelte. Die therapeutische Hilfe beanspruchende Person wurde als selbstverantwortlicher Klient aufgefaßt, der in einem vom Therapeuten hergestellten förderlichen Klima imstande war, eigene Entdeckungen zu machen und selbständige Entscheidungen zu treffen. Er wurde nicht als Behandlungsobjekt betrachtet.“[533]

Der Name „Klientenzentrierte Therapie“ blieb jedoch auch nicht unumstritten, da er die Konnotation trägt, der Klient stehe im Mittelpunkt der Therapie, was aber bei jeder Form von Psychotherapie der Fall ist.[534] Es wurde im weiteren Verlauf auch der Terminus „Klient“ überdacht und in der Folge von „Personenzentrierter Psychotherapie“ gesprochen.

In Bezug auf die Sterbebegleitung wird jedoch in erster Linie die Benennung „Patient“ verwendet, weil es sich aus medizinischer Sicht zuallererst um einen zu betreuenden Kranken handelt, bei dem neben der palliativen eine psychotherapeutische Methode als Grundlage für einen Umgang mit ihm dient.

5.7.2.2 Die Grundlagen der Gesprächstherapie

Die Prinzipien dieser von Rogers entwickelten Therapieform sind Kongruenz, Akzeptanz und Empathie, Eigenschaften, die einer Kommunikation in jeder Form zuträglich sind.

Kongruenz ist die grundlegende Einstellung des Therapeuten, die den positiven Verlauf einer Therapie fördert, und bedeutet in diesem Zusammenhang, dass der Therapeut, im Fall einer Sterbebegleitung also der Begleitende, er selbst ist und ohne Fassade und Maske auftritt. Das Verhältnis des Begleitenden zum Sterbenden ist eine Begegnung von Mensch zu Mensch, in welcher der Begleitende er selbst bleiben kann, keine unechte Veränderung seiner selbst vornehmen muss, die im Laufe der Begegnung früher oder später sowieso entdeckt würde. Ein wesentliches Merkmal der Kongruenz besteht darin, sich des Unterschieds zwischen Gefühl und Einschätzung bewusst zu sein. Hierbei ist das Gefühl als der Kontakt zur eigenen Empfindung („Ich fühle.“), die Einschätzung als Empfindung über den anderen („Du bist.“) zu definieren. Von wichtiger Bedeutung sind hier für den Sterbebegleiter die Mitteilungen eigenen Empfindens sowohl positiver als auch negativer Natur.

---

533 Ebd.

534 Vgl. Eckert, J. / Biermann – Ratjen, E. / Höger, D. [Hrsg.] „Gesprächspsychotherapie – Lehrbuch für die Praxis“ Heidelberg 2006. Hier besonders Kap. 2: „Die Entwicklung des Klientenzentrierten Konzepts“, S. 12 ff.

Die Forderung nach **Akzeptanz** bedeutet, den Sterbenden ohne Kritik, also bedingungsfrei zu akzeptieren. Das besagt, dass eine Zuwendung frei sein muss von Beurteilungen und Bewertungen der Gedanken, Gefühle und Handlungen. Es darf kein Argwohn vorhanden sein, dass sich der Gesprächspartner verstellt. Eine entgegenkommende, nicht etwa eine besitzergreifende Wertschätzung ohne Einschränkungen und Urteile ist erforderlich. Das bedeutet eine Akzeptanz der Äußerungen von defensiven, feindseligen, negativen oder schmerzlichen Gefühlen des Klienten genauso wie bei Äußerungen von liebevollen, reifen oder positiven Gefühlen. Der Gesprächspartner ist folglich so zu akzeptieren, wie er sich mitteilt.

Am wichtigsten für die Sterbebegleitung ist jedoch der in Rogers Therapiemodell aufgeführte Aspekt der **Empathie**. Er besagt, dass es unumgänglich ist, sich in den Klienten einzufühlen. Das setzt die Fähigkeit voraus, die Erlebnisse und Gefühle des Klienten und deren persönliche Bedeutung präzise und sensibel zu erfassen.

Der Sterbebegleiter sollte also ein Gespür für die innere Welt des Sterbenden besitzen. Er sollte die Sprache des Sterbenden sowohl verbal als auch nonverbal zu sprechen in der Lage sein. Dieses Einfühlungsvermögen, gepaart mit Verständnis und Akzeptanz bedeutet für den Patienten ein bestärkendes Erlebnis, welches das Selbstvertrauen und das Selbstbewusstsein stabilisiert.

Der Begleiter dient als Moderator, den Patienten durch den Verlauf der Gespräche auf den Weg zu führen, durch einen überwiegenden Gesprächsanteil seiner selbst zur Überwindung seiner emotionalen Misslage zu finden. Als einen wichtigen Zielpunkt seiner Therapiemethode nennt Rogers deshalb auch die Aktualisierungstendenz. Sie ist ein fundamentaler Aspekt der Persönlichkeitstheorie von Rogers. Sie besagt, dass die Antriebskraft eines Menschen von einer Energiequelle im menschlichen Körper ausgeht.

> „Jeder Organismus und jedes Lebewesen hat diese angeborene Grundeigenschaft, den positiven, konstruktiven Drang, Selbstkonzepte und Grundeinstellungen zu verstehen, autonom abzuändern und neu zu entwickeln. Für Rogers ist diese Verwirklichungs- bzw. Aktualisierungstendenz das Merkmal für Leben schlechthin.“[535]

5.7.3 Friedemann Schulz von Thun

Häufig genannt im Zusammenhang mit der Kommunikation im medizinischen Bereich, sei es in der Pflegeausbildung, sei es bei Fort- und Weiterbildungen speziell zur Gesprächsbefähigung mit sterbenden Menschen im Palliativ- und Hospizbereich, werden immer wieder die Ausführungen Friedemann Schulz von Thuns.

Friedemann Schulz von Thun war Schüler Reinhard Tauschs, der die Arbeiten von Rogers in Deutschland bekannt gemacht hatte, und wurde für die Entwicklung seines Modells, dem so genannten Nachrichtenquadrat, populär. Das Nachrichten-

535 Schütte Christian „Personzentrierte Kommunikation mit Sterbenden in der Hospizarbeit“ Köln 2002, S. 16 f.

quadrat, das besagt, dass eine Nachricht aus vier verschiedenen Perspektiven besteht, ist eine Kombination, die von Thun aus den Theorien Karl Bühlers und Paul Watzlawicks gebildet hat.

Analysierte Bühler im Organonmodell seiner Sprachtheorie 1934 noch drei Aspekte der Sprache, Watzlawick nur noch zwei, so entwickelte von Thun ein Quadrat, in welchem die vier gleichlangen Seiten vier Aspekte als gleichrangig symbolisieren.

Bühler geht von der Theorie Platons aus, der im „Kratylos" beschreibt, dass die Sprache ein Organum sei, in dem einer dem anderen etwas mitzuteilen hat über Dinge. Die sprachliche Mitteilung als die an Grundbezügen reichste Erscheinungsform des konkreten Sprechereignisses zeigt hier drei Relationsfundamente:

1. einer
2. dem anderen
3. über Dinge

Aus diesen Grundlagen entwickelt Bühler drei semantische Funktionen des Sprachzeichens, nämlich, das Symbol, das Symptom und das Signal.

> „Es ist Symbol kraft seiner Zuordnung zu Gegenständen und Sachverhalten, Symptom (Anzeichen, Indicium) kraft seiner Abhängigkeit vom Sender, dessen Innerlichkeit er ausdrückt, und Signal kraft seines Appells an den Hörer, dessen äußeres oder inneres Verhalten es steuert wie andere Verkehrszeichen. [...] Dreifach ist die Leistung der menschlichen Sprache, Kundgabe, Auslösung und Darstellung"[536]

Die drei Aspekte, die Bühler aufgrund seiner Analyse als Grundlage der Kommunikation erkennt, bezeichnet er als

1. die Darstellung, die von Thun als Sachinhalt beschreibt,
2. den Ausdruck, den von Thun der Selbstoffenbarung seines Modells gleichsetzt und
3. den Appell.

Die unterschiedlichen Perspektiven der Gesprächspartner berücksichtigt er, indem er feststellt,

> „[...] daß im Aufbau der Sprechsituation sowohl der Sender als Täter der Tat des Sprechens, der Sender als Subjekt der Sprechhandlung, wie der Empfänger als Angesprochener, der Empfänger als Adressat der Sprechhandlung eigene Positionen innehaben. Sie sind nicht einfach nur ein Teil dessen, w o r ü b e r die Mitteilung erfolgt, sondern sie sind die Austauschpartner, und darum letzten Endes ist es möglich, daß das mediale Produkt des Lautes je eine eigene Zeichenrelation zum einen und zum anderen aufweist."[537]

536 Bühler, Karl „Sprachtheorie – Die Darstellungsfunktion der Sprache" Nachdruck der Originalausgabe von 1934, Stuttgart 1965, S. 28

537 Ebd. Vgl. hierzu auch: Schulz von Thun, Friedemann „Miteinander reden – Störungen und Klärungen" (Bd. 1) Hamburg 1981, S. 30

5.7.4 Paul Watzlawick

Paul Watzlawick, der sich ebenfalls als Vertreter der Psychologie mit der Sprache aus der Perspektive seines Faches auseinandersetzt, gliedert die Struktur der Kommunikation in zwei Aspekte. Er stellt fest, dass der Inhalt einer Mitteilung vor allem aus der Information besteht und nennt diesen Anteil den Inhaltsaspekt. Von Thun übernimmt diesen Teil – von Bühler Symbol genannt – mit der Bezeichnung „Sachinhalt".

Den anderen Anteil nennt er „Beziehungsaspekt", da dieser einen Hinweis darauf enthält, wie der Sender die Nachricht vom Empfänger verstanden wissen will.

> „Sie definiert also, wie der Sender die Beziehung zwischen sich und dem Empfänger sieht, und ist in diesem Sinn eine persönliche Stellungnahme zum anderen. Wir finden somit in jeder Kommunikation einen *Inhalts*- und einen *Beziehungs*aspekt."[538]

Den Beziehungsaspekt möchte Watzlawick als eine Kommunikation über Kommunikation, also als Metakommunikation definiert wissen und findet letztlich zu folgender Definition:

> „Jede Kommunikation hat einen Inhalts- und einen Beziehungsaspekt, derart, daß letzterer den ersteren bestimmt und daher eine Metakommunikation ist."[539]

Er relativiert allerdings dahingehend, dass auch eine andere Sichtweise nicht unlogisch sei, seiner Absicht aber entgegenstünde.

> „In diesem Definitionsversuch nehmen wir etwas arbiträr an, daß der Beziehungsaspekt den Inhalt determiniert oder subsumiert, obwohl es logisch ebenso richtig wäre, zu sagen, daß eine Klasse (Menge) von ihren Elementen – und daher die Beziehung vom Inhaltsaspekt – bestimmt wird. Da unser Hauptinteresse aber die metakommunikativen Aspekte der Pragmatik und weniger die Eigenschaften des Informationsaustausches sind, ziehen wir die oben genannte Formulierung vor."[540]

Die Nachricht, die vom Sender an den Empfänger übertragen wird, enthält nach von Thun neben dem Sachinhalt und der Beziehung noch die Selbstoffenbarung und den Appell als gleichwertige Anteile. Diese vier Ebenen sind nach von Thun in jeder Nachricht zwingend enthalten.

Von Bedeutung ist selbstverständlich die Rolle des Nachrichtenempfängers. So wie die Nachricht des Senders vier unterschiedliche Aspekte besitzt, besteht für den Empfänger die Möglichkeit einer Gewichtung, auf eine bestimmte der vier Seiten in besonderem Maße zu reagieren. Von Thun bezeichnet diese Möglichkeit „Mit vier Ohren empfangen", bemerkt dazu aber gleich, dass bei vielen Empfängern ein

---

538 Watzlawick, Paul / Beavin, Janet H. / Jackson, Don D. "menschliche Kommunikation – Formen, Störungen, Paradoxien" Bern 2007, S. 53

539 Ebd., S. 56

540 Ebd., Anm. 4, S. 56

Ohr auf Kosten der anderen drei vorgezogen, die vier Ebenen des Senders vorwiegend nur auf einer Ebene beim Empfänger aufgenommen werden.[541]

Als wichtig bei einem angemessenen Umgang mit der Kommunikation erweisen sich sowohl das Erfassen der vier unterschiedlichen Ebenen des Sprechers als auch das Wahrnehmen der verschiedenen Ebenen des Zuhörers. Bei jeder verbal geäußerten Mitteilung können die vier Ebenen beim Sender zum Tragen kommen, es muss aber genauso berücksichtigt werden, dass der Empfänger ebenso unterschiedlich die Ebenen hören und darauf reagieren kann. Je nach individueller Prägung ist es möglich, dass vom Hörer gewisse Ebenen bevorzugt werden. Beispielsweise neigen depressiv veranlagte Menschen erfahrungsgemäß stärker dazu, die Beziehungsebene vorzuziehen, während eher zwanghafte Persönlichkeiten die Sachebene favorisieren.

Ein umfassendes Verständnis von Kommunikation und deren Strukturen sind notwendig, um eine angemessene Haltung in der Sterbebegleitung wahren zu können.

Es ist bedeutsam, sich immer wieder ins Gedächtnis zu rufen, dass sich der Sterbende in einer psychischen Ausnahmesituation befindet. Aus diesem Grund ist eine Zusammenarbeit von der die Krankheitssymptome behandelnden Medizin mit der die Emotionsstörungen thematisierenden Psychologie bzw. Psychotherapie nötig.

5.7.5 Die Notwendigkeit psychologischer Grundlagen

Sterben und Tod sind nach wie vor gesellschaftlich tabuisiert, weshalb sterbende Menschen der sozialen Isolation ausgeliefert sind. Auch das Fachpersonal in tabuisierten Bereichen wie Intensivstationen oder onkologischen Abteilungen haben Schwierigkeiten mit dem Kranken über seine emotionale Situation zu kommunizieren. Die soziale Isolierung belastet den Patienten wiederum von neuem, weshalb immer wieder Versuche gestartet werden, eine Beziehung zu einer Schutz gebenden Person zu finden. Das sind die Voraussetzungen, weshalb wahrscheinlich Psychotherapeuten aufgrund ihrer Ausbildung und Erfahrungen meist zuerst in solche Lebensbereiche vorgedrungen sind. So kann das Angebot eines Gesprächspsychotherapeuten dem Kranken eine Hilfe sein, die Hemmschwelle zu überwinden, schwierige Gefühle auszusprechen und dadurch eine emotionale Entlastung zu erreichen. Ganz im Sinn der Theorie von Rogers soll der Sterbenskranke mit Hilfe des Gespräches einen eigenen individuellen Weg finden, der das Ziel verfolgt, seine eigene Persönlichkeit auch in der schweren Situation zu finden.

541 Vgl. Schulz von Thun, Friedemann „Miteinander reden – Störungen und Klärungen“ Bd. 1 Hamburg 1981, S. 44 ff.

> „Die Erfahrung zeigt, dass auch schwerkranke und sterbende Menschen positiv, vorwärts gewandt, realistisch und sozial sein können, Beobachtungen, die im Einklang mit Rogers' Menschenbild stehen."[542]

Voraussetzung dafür ist allerdings eine sehr genaue Kenntnis über physiologische Abläufe der Krankheit. Ideal ist ein ärztlicher Gesprächstherapeut oder ein Mediziner, der gesprächstherapeutisch geschult sein sollte, denn

> „[...] es handelt sich vor allem um die affektiven Selbsterfahrungen in der Reaktion auf die körperliche Situation und die Erkrankung. Bei Bewältigungsproblemen geht es somit ‚nur' um die Anpassung an die aktuelle Situation."[543]

5.7.6 Die Frage zur Verwendung der Begriffe „Tod" und „Sterben" am Krankenbett

Diese aktuelle Situation hat nun sehr direkt mit dem Sterben und dem Tod zu tun. Dass dieser Themenbereich noch immer ein Tabu ist, wird immer wieder erwähnt. Wenn auch mittlerweile eine unüberschaubare Literatur hierzu vorhanden ist, so bleibt das Thema doch eines der beharrlichen Tabuthemen unserer Gesellschaft.

Wie verhält es sich nun in der Kommunikation zwischen Sterbenden, den Angehörigen, Ärzten, Pflegern, mit der Nennung der Begriffe?

Kübler-Ross hat in ihren Interviews die Erfahrung dokumentiert, dass die meisten der betroffenen Todkranken auf die Benutzung der Wörter „Sterben" und „Tod" verzichten, dass sie aber sehr dankbar und intensiv an Gesprächen teilnehmen, die eben ihre persönliche, problematische Situation des Sterbens und der Todesnähe behandeln. Dabei ist es nicht erforderlich, dass der therapeutische Gesprächspartner diese Vokabeln unbedingt verwendet. Aber ein Gebrauch dieser Lexeme in Gegenwart des Patienten birgt jedoch auch keine Gefahren.[544] Wenn auch medizinisches Personal, in den 1960er Jahren noch strenger als heute, darauf achtete, dass die Begriffe nicht in Gegenwart des Kranken benutzt wurden, so machte Kübler-Ross offensichtlich andere Erfahrungen, wenn sie feststellt:

---

542 Eckert, J. / Biermann – Ratjen, E. / Höger, D. [Hrsg.] „Gesprächspsychotherapie – Lehrbuch für die Praxis" Heidelberg 2006, S. 399

543 Ebd., S. 404

544 Vgl. Kübler-Ross, Elisabeth „Interviews mit Sterbenden", Stuttgart 1971. Hier verwendet: Vollständige Taschenbuchausgabe München 2001, S. 339: „Ein großer Teil der Kranken benutzte nie die Wörter Tod oder Sterben, doch der aufmerksame Therapeut kann ihre Fragen beantworten, ohne die gemiedenen Vokabeln zu gebrauchen, und echte Hilfe bieten. [...] In die zermürbende Eintönigkeit dringt ein fremder Besucher ein, der etwas von ihnen wissen will, der nach ihren Reaktionen, Kräften, Hoffnungen und Enttäuschungen fragt; er zieht sich einen Stuhl heran und hört wirklich zu, er hetzt nicht sofort weiter; er redet nicht in beschönigenden Wendungen, sondern spricht konkret, geradeaus und in einfacher Sprache über das, was den Patienten vor allem beschäftigt und was er nie ganz aus seinen Gedanken verbannen kann."
Siehe auch die Interviews S. 54 ff. und S. 67 ff.

„Daß *wir* den Tod nicht leugnen und die Wörter Tod und Sterben unbefangen gebrauchen, ist vielleicht die wirksamste Hilfe für unsere Patienten."[545]

Diese Einstellung scheint in der klinischen Praxis bis jetzt Berücksichtigung gefunden zu haben. Der Gebrauch der Wörter „Tod" und „Sterben" in Gegenwart der Patienten, zumal derer, die es betrifft, ist nach wie vor durch eine große Hemmschwelle gebremst, glaubt man der Literatur und den Erfahrungen im Klinikalltag.[546]

Clarissa Wolter zeigt in ihrer Studie zur Praxis von Aufklärungsgesprächen, dass bei direkter Nachfrage Ärzte ein Vermeiden dieser Bezeichnungen in Gegenwart der Patienten keine große Bedeutung beimessen. Sie bewertet diesen Aspekt ihrer Befragung sehr sensibel und mit einem hohen Maß an Vorsicht, stellt allerdings sicher fest:

„Die meisten Ärzte achten zumindest nicht bewusst darauf, auf entsprechende Formulierungen zu verzichten."[547]

Da es jedoch ein Prinzip des Gesprächs in der Sterbebegleitung ist, dem Patienten keine Hoffnung zu nehmen, ist anzumerken, dass die Verwendung der Wörter „Tod" und „Sterben" beim Sterbebegleiter die Assoziation aufkommen lassen kann, den Kranken eben durch den Gebrauch einer letzten Hoffnung zu berauben. Dieser Umstand erklärt vielleicht, dass es sich immer noch nicht vollends durchgesetzt hat, die Bezeichnungen „Tod" und „Sterben" dem Kranken gegenüber sensibel anzuwenden. Selbstverständlich ist ebenfalls zu bedenken, dass es sich bei der Kommunikation mit Sterbenden wie auch beim Sterbeprozess selbst um einen individuellen Prozess handelt, in dem durch den Gesprächsführer abgewogen werden muss, inwieweit der Patient eine *direkte* Nennung dieser Begriffe verträgt. Dazu gesellt sich die Unsicherheit, über ein Thema sprechen zu müssen, über das wir letztendlich nichts wissen und das als Tabuthema auch für eine konkrete Kommunikation nicht grundlegend gewünscht ist.

Franco Rest, ein in der Thanatologie, Sterbebegleitung und Hospiz- und Palliativwesen erfahrener und anerkannter Wissenschaftler, sieht hierin eine bedeutende Ursache für Kommunikationshindernisse.

„Das sterbliche Gespräch scheitert nicht so sehr am Unvermögen der Sprechenden oder an fehlender ‚Technik' der Gesprächsführung, sondern eben am abwesenden Gegenstand, weil der Tod außerhalb dieses Lebens angesiedelt ist. Die Probleme stellen sich also weniger am ‚Wie' des Sprechens als am ‚Was'. So entstehen Kommunikationshemmungen; denn wir alle neigen dazu, einen Weg nicht zu gehen, über dessen Ziel wir nichts zu wissen meinen."[548]

---

545 Ebd., S. 343

546 Vgl. Wolter, Clarissa „Die Übermittlung von unerwarteten Todesnachrichten" [Internationale Hochschulschriften Bd. 479] Münster 2006, S. 138

547 Ebd., S. 139

548 Rest, Franco „Sterbebeistand – Sterbebegleitung – Sterbegeleit" Stuttgart 2006 (5. Aufl.), S. 247

Rest befürwortet eine Ausbildung die Kommunikation betreffend außerordentlich, gerade im Hinblick auf das Gespräch mit Sterbenden. In Bezug auf die Kommunikationsgrundlagen der Inhalts- und Beziehungsebenen stellt Rest fest:

> „Die Vermittlung von Inhalten kann durch Ausbildung gestärkt werden: je geringer das Ausbildungsniveau der Helfer, desto verminderter die kommunikative Information. Wahre Beziehung aber kann sich nur zwischen souveränen und authentischen Menschen entwickeln, die also weder durch routinierte Ausübung ihres Berufes erkaltet, noch durch ‚zu viel' Ausbildung als Menschen deformiert wurden; denn je routinierter das pflegerische Handeln, desto starrer die Beziehung. Über Kommunikation sollte durchaus kommunikativ gesprochen werden: verständlich, wahrhaftig, einfühlsam und anschaulich."[549]

Auch Linus Geisler, ein Arzt, der sich für eine verbesserte Kommunikation in der Arzt-Patienten-Beziehung engagiert, hält es für unumgänglich, in der Kommunikation mit Schwerkranken und Sterbenden die Ausbildung zu forcieren. Das Problem von Kommunikationsstörungen zwischen Arzt und Patient sei eines der ältesten in der Medizin, weil das Miteinander-Sprechen prinzipiell auch das Einander-Missverstehen impliziert. Die Gesprächsführungsfähigkeit innerhalb der Medizin wachse im Gegensatz zum technischen, pharmakologischen und wissenschaftlichen Potential nicht, was schwerwiegende Kommunikationsstörungen zur Folge habe. Er nennt drei Grundursachen für praktisch alle Kommunikationsstörungen in der Medizin.

Außer einer mangelhaften Gesprächstechnik formuliert er noch das Nichterkennen, dass das Gespräch das wichtigste Instrument des Arztes sei, sowie eine Störung des Arzt-Patienten-Verhältnisses.[550]

In seinen Beschreibungen und Analysen zur Redetechnik mit sterbenskranken Patienten bezieht er sich auf die Kommunikationsmodelle Schulz von Thuns in Verbindung mit der Gesprächstherapie nach Rogers. So zählen auch für Geisler das „Aktive Zuhören" und die dazu gehörende Empathie zu den wesentlichen Grundlagen der Kommunikation zwischen Arzt und Patient. Diese bereits erwähnten Grundlagen können mittels Schulungen ausgebaut werden. Im Detail beschriebene Missstände, die durch ein Bewusstwerden während des Studiums und der Ausbildung in Zukunft geringer gehalten werden könnten, sind durch Kommunikationskurse und Kommunikationsweiterbildungen abzubauen.

So beklagt beispielsweise Franco Rest zu Recht, dass es kommunikative Unarten gibt, die durch einen bewussteren Umgang mit Sprache vermeidbar wären. Als besonders prägnantes Beispiel weist er auf die häufig anzutreffende Unart hin, hilf-

549 Ebd., S. 79

550 Geisler, Linus „Arzt und Patient – Begegnung im Gespräch" Frankfurt am Main 2006 (5. Aufl.) S. 17 ff.

lose Patienten mit dem persönlichen „Du“ anstatt mit dem üblichen respektvollen „Sie“ anzusprechen.[551]

In Gesprächen mit Ärzten, Pflegepersonal und Hospizhelfern war der Tenor deutlich vernehmbar, dass eine Fortbildung über grundlegende Elemente im kommunikativen Bereich bereits eine Erweiterung des bewussten Sprechens, eine niedrigere Hemmschwelle gegenüber dem Schweigen und eine positive Erfahrung nach Gesprächen in der Praxis zur Folge hatte.

Die Unsicherheiten, die angehende Ärzte und neu ausgebildetes Pflegepersonal verspüren, wenn sie erste Erfahrungen im praktischen Klinikalltag machen, sind den in Ausbildung und Studium stehenden Medizinern sehr wohl bewusst. Deshalb ist auch – wie bereits schon darauf hingewiesen wurde – der Wunsch nach einem Angebot, Wissen über Kommunikationsgrundlagen während des Studiums zu erwerben, größer geworden. Ebenso wird, gerade im Bereich der palliativen Versorgung sterbender Patienten, von Seiten der medizinischen Fakultäten dem Faktor „Kommunikation“ während der Ausbildung stärkere Aufmerksamkeit zuteil. Diese Aufmerksamkeit wird durch das Engagement der Palliativmedizin und der Hospizbewegung gefördert.

Im Jahr 2003, als der Deutsche Ärztetag die Einführung der Zusatzweiterbildung „Palliativmedizin“ beschloss, wurde noch ein starkes Manko der Ausbildung in Bezug auf die Kommunikation beklagt.

> „Breit angelegte Kurse zur Kommunikation beispielsweise existieren nur an den wenigsten Universitäten, Unterrichtseinheiten oder gar Seminare zur Reflexion des Berufs- und Menschenbildes fehlen weitestgehend. [...] Die Stärkung der kommunikativen Kompetenz, wie sie beispielhaft in der Palliativmedizin gelehrt und erfahren werden kann, bildet die wichtigste Grundlage dafür, dass Ärzte ihren Patienten in ganzheitlicher Weise gerecht werden können.“[552]

Schon seit dem Wintersemester 2000/2001 wurde vom Universitätsklinikum Mainz ein jährlicher Kommunikationskurs für Studenten angeboten, der als freiwillige Wahlveranstaltung ohne abschließende Erfolgskontrolle erfolgte. Die „Gewinnung relevanter Informationen“ sowie eine „verständliche Informationsübermittlung“

---

551 Vgl. Rest, Franco „Sterbebeistand – Sterbebegleitung – Sterbegeleit“ Stuttgart 2006 (5. Aufl.), S. 56: Beispiel Sprache: Schwache und sterbende Menschen werden oftmals von den Helfern geduzt, weil durch ihre Hilflosigkeit eine Art Mutter- und Pflegesyndrom ausgelöst wird. Unter Freunden gelten der Vorname und das „Du“ als Unterstreichung der Beziehung und Zuneigung. Erwachsene Menschen, die jedoch aufgrund einer Notlage, wie der Krankheit oder Pflegebedürftigkeit zusammengekommen sind, duzen sich gemeinhin nicht. Vielmehr kann das „Du“ hier geradezu als Mittel für Distanzierung oder Erhebung des Helfers über den Hilfeempfänger werden. Die Anerkennung des Kranken als eines „vollwertigen“ Menschen mit unversehrter Persönlichkeit erleidet Einbußen.“

552 Weiher, Erhard / Weber, Martin „Ärztliche Seelsorge am Ende des Lebens – Begleiten, Bedeutung geben und Begehen“ in: „Zeitschrift für Palliativmedizin“ Organ der Deutschen Gesellschaft für Palliativmedizin in Zusammenarbeit mit der Österreichischen Palliativgesellschaft 4. Jahrgang 2003, S. 91

standen als Gesprächsziele im Vordergrund, begleitet von der „Sensibilisierung für die Bedeutung der Gefühlsebene und der Empathie“ und das „Erkennen emotionaler Reaktionen aufseiten des Patienten sowie die Fähigkeit, diese zu explorieren“ als weitere Lernziele.[553]

Die Novellierung der Approbationsordnung vom April 2002 setzt einen Schwerpunkt in der medizinischen Ausbildung auf die kommunikativen und sozialen Kompetenzen.

Die Deutsche Gesellschaft für Palliativmedizin entwickelte 2003 eine Publikation über Grundlagen der Palliativmedizin in Bezug auf die Lernziele von Medizinstudenten. Ziel dieses Trainings ist die Förderung der Kompetenz beim Überbringen einer schlechten Nachricht, beim Umgang mit den emotionalen Reaktionen des Patienten, bei der ehrlichen Kommunikation mit den Patienten, ohne deren Hoffnungen zu zerstören, beim Finden eines richtigen Zeitmaßes sowie bei der Einbeziehung von Patienten und Angehörigen in die Entscheidungsfindung hinsichtlich der Behandlungsoptionen.[554]

Die Notwendigkeit, solche Kompetenzen zu fördern, zeigt sich letztlich auch am Effekt solcher Lehrveranstaltungen, die auch vonseiten der Studierenden immer wieder gefordert wurden.

Eine Untersuchung eines Pflichtseminars im Rahmen der „Interdisziplinären Onkologie“ mit dem Titel „Kommunikation in der Palliativsituation“ der Universität Würzburg zeigt die positive Resonanz, die in anderen in der Literatur belegten Studien wiederholt bestätigt wird.

> „90,9% fühlen sich durch das Seminar besser in der Lage, eine schlechte Nachricht zu überbringen, 82,8 % fühlen sich besser in der Lage, ehrlich zu sein, ohne Hoffnung zu zerstören, und 71,3% fühlen sich besser in der Lage, Patienten und Familien in Entscheidungen einzubeziehen. 57,0% fühlen sich besser in der Lage, das richtige Zeitmaß zu finden und 48,1% fühlen sich besser in der Lage, mit emotionalen Reaktionen umzugehen.“[555]

---

553 Vgl. Weber, Martin / Schildmann, Jan „Schlechte Nachrichten übermitteln: qualitative Evaluation einer Lehrveranstaltung zur Gesprächsführung mit schwer und unheilbar kranken Patienten“ in: „Zeitschrift für Palliativmedizin“ Organ der Deutschen Gesellschaft für Palliativmedizin in Zusammenarbeit mit der Österreichischen Palliativgesellschaft 10. Jahrgang Juni 2009, S. 103

554 Vgl. van Oorschot, Birgitt u.a. „Kommunikation mit Palliativpatienten – Erste Erfahrungen mit standardisierten Patienten im Rahmen der Interdisziplinären Onkologie“ in: „Zeitschrift für Palliativmedizin“ Organ der Deutschen Gesellschaft für Palliativmedizin in Zusammenarbeit mit der Österreichischen Palliativgesellschaft 9. Jahrgang September 2008, S. 121

555 Ebd., S. 122 Vgl. auch: Schildmann, Jan / Vollmann, Jochen „Die Ausbildung kommunikativer Fähigkeiten in der Medizin“ in: „Zeitschrift für Palliativmedizin“ Organ der Deutschen Gesellschaft für Palliativmedizin in Zusammenarbeit mit der Österreichischen Palliativgesellschaft 2. Jahrgang Dezember 2001, S. 104

Hier wird anhand statistischer Zahlen bestätigt, was Medizinstudenten noch immer bemängeln, nämlich dass die Ausbildung in Bezug auf die Arzt-Patienten-Kommunikation von Vorteil ist, nach wie vor jedoch unzureichend behandelt wird.

5.8 Die Symbolsprache Sterbender

Ein Aspekt, der in dieser Arbeit nicht unberücksichtigt bleiben darf, ist die Symbolsprache Sterbender. Diese Symbolsprache ist eine Ausdrucksform der moribunden Patienten, die noch nicht in der Lage sind, offen über ihr eigenes Sterbenmüssen, über ihren eigenen Tod zu sprechen, was den wenigsten Menschen in einfachen Worten gelingen kann. Das hat auch die Pionierin der Sterbeforschung Elisabeth Kübler-Ross festgestellt, die sich mit der Symbolsprache Sterbender sehr intensiv auseinandergesetzt hat.

> „Es ist ebenso wichtig, daß wir die symbolische Sprache, die viele unserer Patienten verwenden, wenn sie mit ihren Nöten nicht fertig werden und noch nicht bereit sind, offen über Tod und Sterben zu sprechen, erlernen und anderen vermitteln können. [...] Nur wenige Kranke sind in der Lage, in einfachen Worten über ihren bevorstehenden Tod zu sprechen."[556]

Die „Symbolsprache Sterbender" hat sich – nicht zuletzt dank Kübler-Ross – als Fachbegriff in der Literatur etabliert.[557]

Häufig ergeben sich Verständnisprobleme in Gesprächen mit Sterbenden. Es gibt für den Sterbenden etwas zu sagen, es liegt aber an dem Empfänger der Botschaft, den Sterbenden verstehen zu lernen. Oft scheint er verwirrt, jedoch benutzt er eine andere, eine symbolische Sprache. Hoffnungen und Ängste, Liebe, Vertrauen, Schmerz oder Freude auszudrücken ist durch die Symbolsprache möglich, ohne die Alltagssprache zu verwenden und somit die Thematik zu verdeutlichen ohne sie direkt auszusprechen.

Diese symbolische Sprache bietet sich an als Quelle für Missverständnisse, weil die Symbolik oft nicht erkannt wird, ja nicht selten dem Hörer nicht einmal bewusst ist, dass der Patient von der „normalen" Umgangssprache plötzlich zur „Symbolsprache" gewechselt hat. Es ergibt sich ein manchmal abrupter Übergang von der „Informationssprache" zur „Bildersprache", also von der Realitätsebene zur Symbolebene.[558]

Ausdrucksmöglichkeiten der Symbolsprache bestehen sowohl verbal als auch nonverbal wie z.B. durch Mimik, Gestik und Körpersprache. Auch als künstlerische Expression, beispielsweise in Form von Zeichnungen und Gemälden kann sie

---

556 Kübler-Ross, Elisabeth „Verstehen, was Sterbende sagen wollen" München 2000 (© Stuttgart 1982), S. 26 f.

557 Vgl. Sterbebetreuung – Pflegeprinzipien bei Sterbenden (2006) Vortrag auf dem 6. Kongress der Deutschen Gesellschaft für Palliativmedizin am 23. September 2006 in Hamburg

558 Vgl. Kränzle, Susanne, Schmid, Ulrike, Seeger, Christa „Palliative Care" Heidelberg 2010 (3. Aufl.), S. 91

ihren Ausdruck finden, was häufig bei Kindern und Jugendlichen der Fall ist. Kübler-Ross hat bei ihren Untersuchungen und Beobachtungen zur Symbolsprache festgestellt, dass Kinder im Alter von vier bis zwölf Lebensjahren die nonverbale Art der Symbolsprache verwenden, wobei sie sich der Form von Zeichnungen und Gemälden oder gestischer Mittel mit Hilfe von Spielzeugen bedienen, mit denen sie über ihr Sterben sich zu verständigen versuchen.

Ältere Jugendliche und Erwachsene benutzen häufiger die Form der verbalen Symbolsprache.[559]

Zudem sagt Kübler-Ross, dass die symbolische Ausdrucksform von den Patienten benutzt wird, um ihr Wissen über den bevorstehenden Tod zu vermitteln und kundzutun.[560]

Paul Becker sieht den Unterschied beim Gebrauch der verbalen zur symbolisch-verbalen in den verschiedenen Lebensaltern der Patienten.

Den Gebrauch der verbalen Sprache sieht er eher bei alten Menschen gegeben, die sich nach einem vollbrachten Leben über die Realität des eigenen Todes mehr oder weniger bewusst sind, denen man nichts mehr vormachen kann und braucht.

Die Verwendung der symbolisch-verbalen Sprache teilt er eher jüngeren Menschen zu, die sich zum Sterben eigentlich noch zu jung fühlen müssen, obgleich auch sie um ihren Zustand wissen. Ihnen fehle nur der Mut über ihren Zustand zu kommunizieren, aus Angst, die Mitmenschen zu erschrecken oder unverstanden zu bleiben.[561]

5.8.1 Die Traumfunktion nach C.G. Jung

Als Hilfestellung zum Verständnis der Symbolsprache Sterbender findet man immer wieder den Hinweis auf die Traumdeutungen Carl Gustav Jungs (1875 – 1961), der sich vor allem durch die Entwicklung der Analytischen Psychologie einen Namen gemacht hat.

---

559 Vgl. Kübler-Ross, Elisabeth „Verstehen, was Sterbende sagen wollen“ München 2000 (© Stuttgart 1982), S. 29 f.: „Die verbale Symbolsprache wird von älteren Kindern, Jugendlichen und Erwachsenen verschiedenen Alters verwendet, die einfach Angst haben zu sterben. Dies sind jedoch auch die Patienten, die am wenigsten verstanden werden, weil in unseren Schwesternschulen, medizinischen Fakultäten, Seminaren und Ausbildungsstätten für Sozialarbeiter die Symbolsprache nicht ausreichend gelehrt wird.“

560 Vgl. ebd. S. 33: „In dieser nichtverbalen Art teilen Kranke uns manchmal mit, daß ihr Tod nahe ist.“
S. 44: „Aber sogar diejenigen, die bis zuletzt an ihrem Nichtwahrhabenwollen festhielten, waren imstande, ihr Wissen um ihren bevorstehenden Tod in einer verbalen oder nichtverbalen Symbolsprache zu vermitteln.“

561 Vgl. Becker, Paul „Beobachtungen und Hilfen am Sterbebett aus ärztlicher und seelsorglicher Sicht“ Heidelberg 1979, S. 9

Jung sieht in den Symbolen „Energietransformatoren“ des psychischen Geschehens und des seelischen Erlebens des Menschen. Mit Hilfe von Symbolen soll nach Jung die Möglichkeit gegeben werden, Dinge auszudrücken, für die noch kein Wortbegriff existiert.

Der deutsche Begriff „Sinnbild“ für das Wort „Symbol“ bezeichnet die von Jung definierte These geschickt als eine Kombination aus dem *Sinn*, der dem Bewusstsein, also dem rationalen Teil der Psyche, das *Bild* als der Teil des Unbewussten, also dem irrationalen Teil zugeordnet werden kann.[562] So teilt Jung die Traumdeutung nach zwei unterschiedlichen, sich aber bedingenden Funktionen ein.

Zum einen definiert er das kompensatorische Element des Traumes, dessen Funktion darin besteht, dem Bewusstsein die noch fehlenden Anteile zum vollständigen Erleben oder zum besseren Erfassen einer Situation ausgleichend zuzufügen.

Zum Zweiten nennt er die prospektive Funktion des Traums, die Lösungsentwürfe der unbewussten Seele für bestimmte Konflikte und Probleme entwickelt und sie dem Bewusstsein darstellt. Diese Funktion deutet die psychischen Selbststeuerungs- und Selbstheilungstendenzen an, die auf Entwicklung, Entfaltung und Reifung hin orientiert sind.

Als Ausdrucksmittel dienen nach Jung archetypische Symbole, wobei er das archetypische Symbol vom eigentlichen Archetypus unterschieden wissen will.

Als Archetypus bezeichnet Jung die in Bildern und Materialien seiner Patienten erkannten Grundmuster und Strukturen, die als unanschauliche Wirkfaktoren im Unbewussten des Menschen vorhanden sind. Er sieht die Archetypen in der Nähe der Instinkte, die er als Grundformen des Verhaltens definiert, wohingegen die archetypischen Bilder als Grundformen der Anschauung benannt werden.[563] Die archetypischen Symbole sind Ausdrucksformen der Archetypen, die sich in speziellen Phasen des Lebens auch als archetypische Träume Bahn brechen können.

> „Im Gegensatz zu den kompensatorischen Träumen, die persönliche Erfahrungen widerspiegeln, sind archetypische Träume besonders eindrucksvoll und häufig von dichterischer Gestalt und Schönheit. Sie ereignen sich in den wichtigen Übergangsphasen unseres Lebens (z.B. Pubertät, Lebensmitte oder angesichts des Todes).“[564]

Die archetypischen Bilder kommen nach Jungs Beobachtungen immer dann in Träumen zum Tragen, wenn bisherige persönliche Erfahrungen zur Bewältigung einer bestimmten Lebenssituation nicht mehr ausreichen. So ist es in Schwellen- und Krisensituationen oft der Fall. Das Sterben stellt für den Menschen zweifelsohne eine einmalige Schwellen- und Krisensituation dar. Monika Renz fand durch Untersuchungen heraus, dass sich 26 von 80 Betroffenen in der Symbolsprache artikulieren.[565]

---

562 Vgl. Jacobi, Jolande „Die Psychologie von C. G. Jung“ 1967 (5. ergänzte Aufl.), S. 148

563 Vgl. Hark, Helmut [Hrsg.] „Lexikon Jungscher Grundbegriffe“ Olten 1988, S. 25 ff.

564 Ebd., S. 29

565 Vgl. Renz, Monika „Zeugnisse Sterbender“ Paderborn 2008 (4. überarb. Aufl.), S. 43 ff.

5.8.2 Motive

Häufig beobachtete Symbole bei Sterbenden stellen Reisemotive dar. Hierbei wird oft die Aussage gemacht, dass der Sterbende von sich behauptet, bald auf eine (lange) Reise zu gehen. In Zusammenhang mit dem Reisemotiv begegnet man immer wieder Redewendungen, die mit dem Reisen in Verbindung stehen wie: „Ich muss noch meine Koffer packen." oder „Ich werde gleich abgeholt." Beispiele zur Reisesymbolik zeigen Susanne Kränzle, Ulrike Schmid und Christa Seeger:

> „Deutlich wird in diesen Bildern von Wanderschaft und Reise, dass der Sterbende nicht auf den Tod zugeht wie auf ein punktuelles Geschehen sondern sich erlebt in einem Prozess, auf einem strapazenreichen, oft auch geheimnisvollen Weg in ein unbekanntes Land. Kein Sterbender wird hierüber nachdenken, und doch zeigen diese Bilder, dass die Seele des Menschen, der sich dem Tod nähert, darum weiß und noch einmal nach diesen sehr irdischen Koordinaten des Lebens greift, bevor sie sich davon lösen kann."[566]

Vieles, was das Schuhwerk betrifft, ist ein Symbol, das ebenfalls im Zusammenhang mit dem Reisen interpretiert werden kann und bei Sterbenden in Form von: „Meine Schuhe müssen neu besohlt werden" oder in ähnlicher Weise beobachtet wurde.

Ein weiteres wiederholt vorkommendes Symbol stellt die Uhr dar. Sie ist auch in der bildenden Kunst seit jeher ein Symbol für die Lebenszeit. Der Tod bzw. das Ende des Lebens ist vielfach mit der Darstellung einer Sanduhr gekennzeichnet. Als Symbol in der Sprache Sterbender bezieht das Symbol der Uhr sich vielleicht auch auf die zukünftige Zeit im Jenseits. Auch hier zeigen Kränzle, Schmid und Seeger anschauliche Beispiele, die sie treffend resümieren:

> „In diesen Beispielen kommen bestimmte Begriffe immer wieder vor: Die Zeit, die Uhr, die alte Uhr, mit der sich die neue Zeit nicht messen lässt. Die Zeit einteilen – an der Schwelle zur Zeitlosigkeit; Ewigkeit sagen wir manchmal."[567]

Ein einfühlsames Zuhören ist auch hier wieder von besonderer Wichtigkeit, zum einen, um die Symbolsprache Sterbender als solche zu identifizieren, zum zweiten, um die Symbole treffend deuten zu können. Den Problemen der Interpretation so vielfältiger Variationen, die die individuelle Situation Sterbender bietet, ist allerdings Rechnung zu tragen. Jolande Jacobi deutet auf diese Problematik in ihren Studien zu Jungs Psychologie explizit hin:

> „Das Sinnbild ist keine Allegorie und kein Zeichen, sondern das Bild eines zum größten Teil bewußtseinstranszendenten Inhaltes […] Denn ein echtes Symbol kann nie restlos gedeutet werden. Seine rationalen Anteile können wir dem Bewußtsein erschließen, seine irrationalen uns nur ‚zu Gemüte führen'. Darum spricht ein Symbol auch immer die

---

566 Kränzle, S. / Schmid, U. / Seeger, Chr. „Palliative Care" Heidelberg 2010 (3. Aufl.), S. 92 f.

567 Ebd., S. 93:

> ganze Psyche, ihren bewußten und zugleich auch ihren unbewußten Anteil an, ebenso wie alle ihre Funktionen."[568]

Die Symbolsprache Sterbender besser zu verstehen und somit das Gespräch effektiver praktizieren zu können, setzt eine Auseinandersetzung mit Sterben und Tod auch in Bezug auf die eigene Sterblichkeit voraus, wie es in dieser Arbeit und in der Literatur zum Thema schon häufig angesprochen wurde. In Fort- und Weiterbildungen wird deshalb auch die Auseinandersetzung mit dem Tod in unterschiedlichen Facetten, wie in Bildern, Mythen, Träumen, Erzählungen und Gleichnissen als Mittel genutzt, sich der Symbolsprache Sterbender anzunähern.

Kurt Lückel, Seelsorger, der sich in der Sterbebegleitung mit der Gestalttherapie[569] intensiv auseinandergesetzt und die Gestaltseelsorge definiert hat, weist deutlich auch auf die Symboldeutung von Träumen der Patienten hin, über die er nach eigener Erfahrung einen wertvollen Gesprächseinstieg erreichen konnte. Der Traum bedeutet eine Bewältigung alltäglicher Geschehnisse und somit auch die Verarbeitung von Konflikten. Im Traum wird häufig der Lebenskonflikt erst wahrgenommen, eine Lösung wird in symbolhafter Weise oft angedeutet. Wird der Konflikt dann auf einen anderen Akteur übertragen, ist es auch der andere, der, für uns als Symbol stehend, uns dieser Lösung näher bringt.

> „[...] wir haben ihm im Traum diese Aktion und die Verantwortung übertragen. Es ist dann, als ob sich für uns eine neue Zukunft eröffnet. Dies gilt insbesondere für die sog. ‚Schwellensituationen des Lebens', also etwa beim Überschreiten der Lebensmitte oder gar beim Herannahen des Todes. Hier bringen wir in unseren Träumen oft Symbolentwürfe für ein entsprechend geändertes Bewußtsein hervor."[570]

Diese Sprache der Träume mit der Sprache der Realität in Kontakt zu bringen hält Lückel für sinnvoll und berichtet anhand mehrerer Beispiele über erfolgreiche Gespräche mit Sterbenden, bei denen sich ihm die Auseinandersetzung mit der Symbolsprache Sterbender als äußerst hilfreich und nützlich erwies.

---

568 Jacobi, Jolande „Die Psychologie von C. G. Jung" 1967 (5. ergänzte Aufl.) S. 149

569 Die Gestalttherapie wurde von Fritz Perls entwickelt mit dem Ziel, Kontaktstörungen zwischen Psyche und Umwelt zu beseitigen. Ihre Wurzeln finden sich in Sigmund Freuds Psychoanalyse, sie grenzt sich jedoch in grundlegenden Aspekten auch von ihr ab. Die Ganzheit von Körper, Geist und Seele spielt bei dieser Art der Psychologie eine entscheidende Rolle, sowohl im sozialen Leben als auch in der individuellen Existenz. Ähnlich wie bei Rogers „Klientenzentrierter Gesprächstherapie" sollen bei der Gestalttherapie Selbstheilungskräfte verstärkt gefördert werden. Vgl. hierzu: Lückel Kurt „Begegnung mit Sterbenden – Gestaltseelsorge in der Begleitung sterbender Menschen" München 1994 (4. Aufl.) S. 193 – 209

570 Lückel Kurt „Begegnung mit Sterbenden – Gestaltseelsorge in der Begleitung sterbender Menschen" München 1994 (4. Aufl.) S. 85 f.

5.9 Zum Schluss das Schweigen und die Stille

In der Kommunikation mit Sterbenden hat das Schweigen einen ganz besonderen Stellenwert. In der letzten Phase der Begleitung kann es die einzige Form von Verständigung sein, die sich als die alleinige noch sinnvolle erweist.

Wenn der Sterbende selbst nicht mehr in der Lage ist, sich seiner verbalen Sprache zu bedienen, wenn es nichts mehr zu sagen gibt, was dem Moribunden noch wichtig ist, dann ist schlichte Anwesenheit erforderlich, um einem einsamen Sterben entgegenzuwirken. Ehrenamtliche Hospizhelfer werden oft kurzfristig von Krankenhäusern angefordert, nur um in den absehbar letzten Stunden eines Sterbenden am Bett zu sitzen, die Hand zu halten, um dem Patienten die Gewissheit zu vermitteln, dass er zum Ende seines Lebens nicht alleingelassen wird.

Das Schweigen kann viele kommunikative Bedeutungen haben, denn Schweigen ist ein Bestandteil zwischenmenschlicher Beziehungen. So hat im Sinne der Theorie Watzlawicks, dass es unmöglich sei, nicht „nicht zu kommunizieren“, auch das Schweigen seinen Platz in der Semantik der Kommunikation. In der linguistischen Forschung findet das Schweigen in Gesprächspausen als kleinste Form schon Beachtung. Die Variationsmöglichkeiten zum Schweigen werden wiederholt als äußerst vielfältig anhand zahlreicher Beispiele aufgeführt.[571]

Zunächst sollte Berücksichtigung finden, dass es sich beim Schweigen sachlich um ein Pendant zum Sprechen handelt.

Ebenso berücksichtigt werden sollte grundsätzlich die Motivation, die das Schweigen bedingt. Hierbei muss differenziert werden zwischen dem Schweigen wider Willen im Gegensatz zum Schweigen als intentionalem Handeln.

Wider Willen zu schweigen bedeutet, entweder nicht sprechen zu können, weil es wie bei stummen / taubstummen Menschen beispielsweise der Fall ist, oder nicht sprechen zu dürfen, weil es situationsbedingt nicht zulässig oder schicklich wäre. Eine solche Situation ist beispielsweise bei Vorträgen gegeben, in denen das Auditorium schweigt.

Dagegen steht das Schweigen als intentionales Handeln, was bedeutet, dass der Kommunikationspartner nicht gewillt ist, sich verbal zu äußern. Für diese Bedingung wird oft das meditative, häufig religiös motivierte Schweigen aufgeführt.

Außerdem bedeutet Schweigen einen unerlässlichen Bestandteil sprachlicher Kommunikation in der Form des Zuhörens. Diese Variante des Schweigens spielt

---

571 In der Literatur werden immer wieder Beispiele zu Schweigesituationen konstruiert. Es wird allerdings auch stets darauf hingewiesen, dass eine komplette Auflistung unterschiedlicher Schweigebedeutungen unmöglich sei. Als Beispiele seien hier angeführt: Bellebaum, Alfred „Schweigen und Verschweigen – Bedeutungen und Erscheinungsvielfalt einer Kommunikationsform“ Opladen 1992
Heinemann, Wolfgang „Das Schweigen als linguistisches Phänomen“ in: Eggert, Hartmut / Golec, Janusz [Hrsg.] „... wortlos der Sprache mächtig – Schweigen und Sprechen in der Literatur und sprachlicher Kommunikation“ Stuttgart 1999

in der Sterbebegleitung aufgrund der enormen Relevanz des „Aktiven Zuhörens“ eine besondere Rolle.

Von noch größerer Dringlichkeit beim Schweigen in der Sterbebegleitung ist der Begriff der Stille. Der Begriff der Stille ist zwar bedeutungsverwandt mit dem des Schweigens, muss jedoch unterschieden werden. Es handelt sich bei der Stille um einen Zustand, der u.a. durch Schweigen erzeugt werden kann. Das Schweigen selbst ist aber das Produkt einer Tätigkeit, nämlich der, nichts zu sagen.

Geht man vom Schweigen als einer intentionalen Handlung aus, also von einem gewollten Schweigen, so muss in der Konsequenz eine Wirkung erwartet werden, die durch das Schweigen ausgelöst werden soll.[572]

Auch Linus Geisler, der sich mit dem Phänomen des Schweigens in der Arzt-Patienten-Kommunikation auseinandergesetzt hat[573], trifft die Feststellung, dass Schweigen mitunter eine stärkere Wirkung erzielen kann als die verbale Aussage:

> „Schweigen kann sehr beredt sein – und Reden ohne Aussage. Mit anderen Worten: Durch Sprechen wird manchmal weniger gesagt als durch Nicht-Sprechen.“[574]

Ebenso unterscheidet Franco Rest den Gehalt der Bedeutungen von Schweigen und Stille, im Besonderen auf die Kommunikationssituation mit Sterbenden bezogen:

> „Wenn dann schließlich die Stimme gänzlich versagt, versagt noch längst nicht der Mensch; denn das gelebte Schweigen ist oft mächtiger als alle Worte. Immer wenn Worte verklingen oder verstummen, bleiben das Schweigen und die Stille, obwohl diese kaum hinreichend durch das Fehlen von Worten definiert sind. Im Verstummen kommt ja etwas zu seinem Ende; in der Stille kommt etwas zu neuem Beginn. Das aber macht deutlich, dass wir der Diktatur des Wortes entgegentreten müssen und den inneren wie äußeren Lärm beenden; Verstummen kann den sterbenden Menschen vereinsamen lassen; nicht aber Schweigen oder gar Stille.“[575]

---

572 Vgl. Heinemann, Wolfgang „Das Schweigen als linguistisches Phänomen“ in: Eggert, Hartmut [Hrsg.] „…wortlos der Sprache mächtig – Schweigen und Sprechen in der Literatur und sprachlicher Kommunikation“ Stuttgart 1999 S. 305 f.: „Offenkundig gehört zum Schweigen mehr als ein nicht-intentionales Sich-Nicht-Äussern. Schweigen im allgemeinen Sprachverständnis macht nur Sinn, wenn etwas bewirkt werden soll, und vor allem: wenn ein solches Sprechen von Partnern erwartet wird oder usuell erwartet werden darf. Damit erweist sich Schweigen als Handlung (auch wenn das zunächst einen Überraschungseffekt auslösen könnte), genauer: als interaktionale, auf Partner gerichtete Handlung.“

573 Geisler setzt beim Schweigen voraus, dass wörtliche Rede stattdessen erwartet wird, wenn er behauptet: „Selbst Schweigen als besondere Form des Nicht-Sprechens stellt eine Nachricht dar. Denn Schweigen ist nicht schlechthin mit Nicht-Sprechen gleichzusetzen, sondern Schweigen bedeutet, dass ich nicht spreche, obwohl ich sprechen sollte, oder man es von mir erwartet. Das Phänomen Schweigen verdeutlicht sozusagen am Extrem das Grundgesetz der Kommunikation, das Watzlawick auf die Formel gebracht hat: ‚Man kann nicht nicht kommunizieren.‘“ [Linus „Arzt und Patient – Begegnung im Gespräch“ Frankfurt a.M. 2008 (5. Aufl.), S. 66]

574 Geisler, Linus „Arzt und Patient – Begegnung im Gespräch“ Frankfurt a.M. 2008 (5. Aufl.), S. 103

575 Rest, F. „Sterbebeistand – Sterbebegleitung – Sterbegeleit“ Stuttgart 2006 (5. Aufl.), S. 253

Das zeigt auch, dass es sich beim Schweigen in der sehr privaten Situation des Sterbens um die intimste Form der Kommunikation handelt. In der Praxis bedeutet dies, dass es zum sensiblen Umgang mit den Sterbenden gehört, die Notwendigkeit zum Schweigen zu erkennen, anhand der nonverbalen Elemente der Kommunikation möglichst ideal zu deuten, ob mit verbaler Artikulation in besonderen Situationen besser geholfen werden kann als durch Schweigen, das im alltäglichen Sprachgebrauch lieber umgangen wird, weil es mit Unsicherheit und Verlegenheit assoziiert wird.

Das rechtzeitige Schweigen muss von Ärzten, vor allem aber von medizinischem Personal, das beim Sterben anwesend ist, gekonnt eingesetzt werden. Auch dieser Punkt sollte in die Fortbildungsprogramme palliativer und hospizlicher Fort- und Weiterbildungen fallen.

5.10 Zusammenfassung der Aspekte zu „Gespräche mit Sterbenden"

Bei Gesprächen mit Patienten, die über ihre unheilbare tödliche Erkrankung aufgeklärt wurden, spielen „Zuhören" und „Empathie" die wichtigsten Rollen. Eine Kommunikation solcher Art kann nur gelingen, wenn das Vertrauensverhältnis in der Beziehung zwischen Begleitetem und Begleitendem absolut intakt ist. Beide Grundlagen, sowohl das Zuhören in der definierten Form des „Aktiven Zuhörens" als auch die Empathie stellen die Grundlage zu Carl Rogers „Klientenzentrierter Gesprächstherapie" dar.

Überhaupt sind Impulse, welche die Theorie einer Kommunikation mit Sterbenden behandeln, in der Psychologie bzw. Psychotherapie begründet. Wissenschaftler, die sich intensiv mit der Kommunikation Sterbenskranker auseinandergesetzt haben, sind zu einem großen Teil im Fachgebiet der Psychologie beheimatet. Beste Beispiele bieten Carl Rogers, Reinhard und Anne-Marie Tausch, Friedemann Schulz von Thun und Karl Jaspers. Auch Elisabeth Kübler-Ross ist Psychologin.

In der Praxis sind am Bett eines Sterbenden in erster Linie die Seelsorger zu finden, die mit den Anregungen der Psychologie und den eigenen Erfahrungen versuchen, in dem nach wie vor bestehenden Tabu des Sterbens im Krankenhaus durch den Dialog das Sterben menschlicher und würdevoller zu gestalten. Die Palliativmedizin und Hospizbewegung versucht ebenfalls, durch interdisziplinäre Maßnahmen die Kommunikationsbefähigungen der in der Medizin Beschäftigten auszubilden und zu fördern.

Medizinstudenten beklagen nach wie vor, dass während ihres Studiums die Auseinandersetzung mit Sterben und Tod im Allgemeinen und mit der entsprechenden Kommunikation im Besonderen zu sehr vernachlässigt wird, und wünschen qualitativ verbesserte Informationsgrundlagen.

Auch das Pflegepersonal, das die Konfrontation mit dem Patienten gerade in diesem Bereich viel deutlicher zu spüren bekommt als die Ärzteschaft, sieht noch Defizite in der Ausbildung die Kommunikation mit dem Patienten betreffend. Allerdings ist die Tendenz zu erkennen, dass sich eben durch das verstärkte Engagement der Palliativmedizin Verbesserungen diesbezüglich ergeben haben und weiterhin zeigen.

Es gehören die Symbolsprache und die Stille, die zum letzten Ende des Lebens hin deutlich werden, zur Kommunikation mit Sterbenden. Sie sind ein Zeichen für den Umstand, dass das Sterben zum Leben und ein Sterbender ein zu uns Lebenden Gehöriger ist.

6 Schlussbetrachtung

Dass es sich bei dem Themenkomplex „Sterben und Tod“ um einen Bereich handelt, der in unserer Gesellschaft ein Tabu darstellt, wird in der gesamten Literatur bis heute nicht in Frage gestellt. Im Gegenteil: Trotz häufiger Auseinandersetzung mit dem Thema in den Medien und einem in den letzten Jahren stark angestiegenen Interesse daran, was sich an einer schier unübersichtlichen Quantität an Büchern und Zeitschriftenartikeln äußert, ist in kontinuierlicher Wiederholung der Hinweis zu entdecken, dass Sterben und Tod weiterhin ein Tabuthema sind. Sprachlich ist das in der Form zu beobachten, dass für die Begriffe „Sterben“ und „Tod“ eine Vielzahl von Alternativausdrücken bestehen, die als Euphemismen benutzt werden. Auch im medizinischen Bereich wird dieses Thema euphemistisch gehandhabt, weil gerade in einem Krankenhaus, dessen Sinn in der Wiederherstellung der Gesundheit besteht, das Sterben und der Tod als besonders unpassend und unangenehm angesehen werden.[576] So ist zu beobachten, dass Definitionen sowohl der Begriffe „Sterben“ und „Tod“ selbst als auch mit der Thematik in Bezug stehende Bezeichnungen mit großer Unsicherheit formuliert werden. Das ist sicherlich bedingt durch die Tatsache, dass unterschiedliche Disziplinen innerhalb der Medizin unterschiedliche Perspektiven auf den Umgang mit dem Sterben und dem Tod bieten. Ein Transplantationsmediziner muss für seinen Erfolg eine andere Sichtweise berücksichtigen als beispielsweise ein Palliativmediziner, der dem Verlöschen des Lebens mehr Zeit und Geduld abfordern kann, wenn auch vom wissenschaftlichen Standpunkt für beide gilt, dass die Feststellung des Hirntodes der Feststellung des Todes gleichgestellt ist. Aber auch diese Definition ist in den letzten Jahren ins Wanken geraten, zumindest hat sich Kritik an der Eindeutigkeit dieser Festlegung mehr Raum geschaffen.

Auch wenn das Hirntodkriterium fast ausschließlich in Bezug auf die Transplantationsmedizin diskutiert wird, so ist die Frage nach dem Todeszeitpunkt im gesamten Bereich der Medizin von Belang. Ein Bericht des US-amerikanischen Bioethikrates von 2008 hat die Diskussion wieder aktuell aufkommen lassen, weil er zu dem Schluss gelangt, dass eine naturwissenschaftliche Begründung des Hirntodes nicht länger aufrecht zu erhalten sei.[577]

Die gleiche Unsicherheit gilt bei der Definition für Begriffe, die mit den Bereichen Sterben und Tod in enge Berührung treten. Dazu zählen Benennungen wie „Würde“ und „Lebensqualität“. Einen Sonderstatus nimmt der Terminus „Euthanasie“ ein, der gerade in der deutschen Sprache aufgrund seines Missbrauchs während

576 Vgl. Schlosser, Horst Dieter „verhüllen – verdrängen – beschönigen – Euphemismen im kulturellen Wandel“ in: Gesellschaft für deutsche Sprache (GfdS) [Hrsg.] „Muttersprache – Vierteljahresschrift für deutsche Sprache“ Nr. 4 Jahrg. 117, Dezember 2007 S. 284

577 Beachte hierzu eine Radiosendung des Wissenschaftsmagazin in WDR 5:„Leonardo – Wissenschaft und mehr. Schwerpunkt: Wann ist ein Mensch tot? Neue Diskussionen über das Ende des Lebens“ von Doris Arp und Erika Feyerabend Sendedatum: 24. 11. 2010

des Nationalsozialismus mit akribischer Vorsicht seinen Platz im Bereich der Sterbehilfe wieder gefunden hat. Aber auch hier ist eine Definition, die eindeutige Klarheit für den Begriff geben kann, nicht unkompliziert möglich; es bedarf attributiver Umschreibungen, welche die Bedeutungen deutlicher differenzieren.

Sogar bei der Bezeichnung für die helfende Betätigung, die man Sterbenden zukommen lässt, eröffnen sich diverse Variationsmöglichkeiten, die keine definitive Klarheit fördern. So kann der Begriff „Sterbehilfe" als „Hilfe *beim* Sterben" genauso gemeint sein wie als „Hilfe *zum* Sterben". Selbst der Ausdruck „Sterbebegleitung" wurde schon in letzter Konsequenz in Frage gestellt, weil man niemanden in den Tod „begleiten" könne.[578] Dagegen steht die Ansicht, dass es sehr wohl möglich ist, einen Sterbenden in der letzten Phase seines Lebens zu begleiten, denn immerhin ist nicht von einer „*Todes*begleitung", sondern von einer „*Sterbe*begleitung" die Rede.

An dieser Stelle ist die Besonderheit der Begriffe „Sterben" und „Tod", die sich auch in der Alltagssprache durchgesetzt hat, zu beobachten, nämlich dass diese Wörter äquivalent benutzt werden. Das Sterben als dem Leben zugehöriger Teil wird nicht, wie es durch beide Ausdrücke klar getrennt werden kann, von dem Tod als dem absoluten Danach unterschieden. Dadurch wird das Sterben verbal schon aus dem Leben ausgeschlossen, was den bereits benannten Tabucharakter ein weiteres Mal belegt. In der Medizin ist diese Unterscheidung deutlicher hervorgehoben, wenngleich auch hier eine häufige Vermengung beider Begriffe zu beobachten ist. Sicherlich spielt die Einstellung des Krankenhauswesens zur Bedeutung von Sterben und Tod in der eigenen Institution eine Rolle.

Wie Ariès feststellt, hat sich der „öffentliche Tod", den man bis zur Mitte des 19. Jahrhunderts noch beobachten konnte, zu einem „schmutzigen Tod" gewandelt, der sich zu einem „heimlichen Tod" weiterentwickelt hat. Dieser „heimliche Tod" (richtiger: dieses „heimliche Sterben") ist durch seine Auslagerung aus der Öffentlichkeit der Familie und Nachbarschaft in die Anonymität von Institutionen wie Altenheime und – vor allem – Krankenhäuser gefördert worden.[579] Nach Ariès hat sich durch den Gebrauch von Apparaten und Medikamenten – er nennt es die „Medikalisierung des Todes" – die Verheimlichung des Sterbens auch auf den letzten Teil des Todeskampfes, die Agonie, ausgedehnt.

> „Das Krankenhaus ist heute der einzige Ort, wo der Tod noch mit Sicherheit einer inzwischen selbst als unschicklich geltenden Öffentlichkeit (oder dem, was davon geblieben ist) entrinnen kann. Deshalb wird das Krankenhaus auch zum Ort des einsamen Todes."[580]

Durch die Palliativmedizin hat ein Wandel eingesetzt, der sich jedoch nur mühsam Bahn schlagen kann. Durch die Aufnahme der Idee, Sterbenden aus medizinischer

---

578 Vgl. Condrau, Gion „Der Mensch und sein Tod" Zürich 1991, S. 430

579 Vgl. Ariès, Philippe „Geschichte des Todes" dtv-wissenschaft 4407 7. Aufl. München 1995, Kap. 12 „Der ins Gegenteil verkehrte Tod" S. 715 ff.

580 Ebd. S. 730

Sicht an der Betreuung teilhaben zu lassen, obwohl die Medizin eigentlich als „Heilkunde“ dem Sterben fernbleiben will, hat nicht zuletzt dank Cicely Saunders die Sterbebegleitung einen höheren Stellenwert in der Medizin erhalten.

Hierbei hat die so genannte „Wahrheit am Krankenbett“ durch die Sterbebetreuung eine neue Relevanz erhalten. Die Autonomie des Patienten erfährt stärkere Aufmerksamkeit, seine Rechte werden im Umgang mit ihm klarer berücksichtigt. Ebenso findet das Gespräch mit Sterbenskranken stärkere Beachtung in der Sterbebegleitung, so dass sich auch in der Ausbildung von Ärzten und medizinischem Personal ein allmählicher Wandel angebahnt hat.

Mit diesem Wandel drängt sich notwendigerweise die Einstellung zur eigenen Sterblichkeit stärker ins Bewusstsein der Mediziner. Auch dabei handelt es sich um eine Veränderung, die durch die Entwicklung von Palliativmedizin und Hospizwesen forciert wurde.

Meines Erachtens ist die Erforschung des kommunikativen Verhaltens von Medizinern in der extremen Situation von Sterben und Tod noch mit vielen Schwierigkeiten und Hemmnissen verbunden, wenn auch vielversprechende Ansätze bereits initiiert sind. Fragebogenaktionen wie beispielsweise bei Clarissa Wolters können nur eine Tendenz aufzeigen, weil hier ein großer Unterschied zwischen der Theorie bei Beantwortung der Fragebögen und der Praxis im Umgang mit Sterbenden und Angehörigen vorliegt. Welcher Arzt gibt schon gerne zu, dass er – aus welchen Gründen auch immer – nicht in der Lage ist, eine effektive Sterbebegleitung zu bewerkstelligen? Hier muss weiterhin ein Weg beschritten werden, der dem Tabucharakter dieses Themas in der Medizin entgegenwirkt. Palliativmedizin und Hospizwesen haben durch ihre Entwicklung eine gute Richtung angezeigt.

Verwendete Materialien

Literatur

Ackermann, Jacob Fidelis „Der Scheintod und das Rettungsverfahren – ein chimiatrischer Versuch“ Frankfurt am Main 1804

Adelung, Johann Christoph „Grammatisch-kritisches Wörterbuch der hochdeutschen Mundart“ Leipzig 1774 – 1786

Aichmüller-Lietzmann, Gertraud „Palliativmedizin in der Praxis – dargestellt am Beispiel der Palliativstation des Johannes-Hospizes in München“ München 1998

Anschütz, Felix „Arzt-Patienten-Beziehungen um die Jahrtausendwende“ in: Huth, Karl [Hrsg.] „Arzt – Patient - Zur Geschichte und Bedeutung einer Beziehung“ Tübingen 2001

Arbeitsgemeinschaft Rechtsanwälte im Medizinrecht e.V. [Hrsg.] „Ärztliche Behandlung an der Grenze des Lebens“ Springer Verlag 2004

Ariès, Philippe „Geschichte des Todes“ dtv-wissenschaft 4407, 7. Aufl. München 1995

Aristoteles „philosophische Schriften in sechs Bänden“, (Übersetzung: Rolfes, Eugen / Bearbeitung: Bien, Günther) Bd. 3 „Nikomachische Ethik“ Hamburg 1995

Aristoteles „philosophische Schriften in sechs Bänden“, (Übersetzung: Rolfes, Eugen / Bearbeitung: Bien, Günther) Bd. 5 „Metaphysik“ Hamburg 1995

Arntz, Klaus „Unbegrenzte Lebensqualität? – Bioethische Herausforderungen der Moraltheologie“ [Studien der Moraltheologie Bd. 2] Münster 1996

Atzinger, Anton „Der Tod, den ich will, hat mein Gesicht (Oktavio Paz) – Menschenwürdiges Sterben aus ärztlicher Sicht“ in: Baumgartner, Konrad (Hrsg.) „Für ein Sterben in Würde“ München 1997

Aulbert, Eberhard / Klaschik, Eberhard / Pichlmaier, Heinz „Palliativmedizin – ein ganzheitliches Konzept“ [Beiträge zur Palliativmedizin Bd. 1] Stuttgart New York 1998

Aulbert, Eberhard „Palliativmedizin – eine neue Disziplin?“ in:
Aulbert, Eberhard / Klaschik, Eberhard / Pichlmaier, Heinz „Palliativmedizin – Verpflichtung zur Interdisziplinarität“ Stuttgart 2000

Aulbert, Eberhard / Zech, Detlev „Lehrbuch der Palliativmedizin“ Stuttgart 1997

Aulbert, Eberhard / Nauck, Friedemann / Radbruch, Lukas [Hrsg.] „Lehrbuch der Palliativmedizin“ Stuttgart 2007

Aurelius Augustinus „Soliloquiorum libri duo – Selbstgespräche“ (lateinisch und deutsch hrsg. von Remark, Peter)

Bacon, Francis „Über die Würde und den Fortgang der Wissenschaften“ herausgegeben von Pfingsten, Johann Hermann / Pest, bey Weingand und Köpf 1783 / Wissenschaftliche Buchgesellschaft Darmstadt 1966

Baumgartner, Konrad (Hrsg.) „Für ein Sterben in Würde“ München 1997

Bausewein, Claudia / Roller, Susanne / Voltz, Raymond (Hrsg.) „Leitfaden Palliativ Care“ München 2010

Becker, Paul „Beobachtungen und Hilfen am Sterbebett aus ärztlicher und seelsorglicher Sicht“ Heidelberg 1979

Becker, Paul „Sterbehilfe als Lebenshilfe“ in: Böhme, Wolfgang [Hrsg.] „Der Arzt und das Sterben“ [Herrenalber Texte 37] 1981

Becker, Paul / Eid, Volker „Begleitung von Schwerkranken und Sterbenden“ Mainz 1984

Becker, Ulrich / Feldmann, Klaus / Johannsen, Friedrich [Hrsg.] „Sterben und Tod in Europa“ Neukirchen-Vluyn 1998

Begenau, Jutta / Schubert, Cornelius / Vogd, Werner [Hrsg.] „Die Arzt-Patient-Beziehung“ Stuttgart 2010

Beleites, Eggert „Wahrheit am Krankenbett – Zum Spannungsfeld zwischen Therapie, Fürsorge und Medizinrecht“ in: Römelt, Josef [Hrsg.] „Wahrheit am Krankenbett – Ärztliche, juristische und theologische Reflexion zur Kommunikation zwischen Arzt und Patient“ Leipzig 2002

Bellebaum, Alfred „Schweigen und Verschweigen – Bedeutungen und Erscheinungsvielfalt einer Kommunikationsform“ Opladen 1992

Bellebaum, Alfred / Barheier, Klaus [Hrsg.] „Lebensqualität – ein Konzept für Praxis und Forschung“ Opladen 1994

Benzenhöfer, Udo „Das Recht auf den Tod: Bemerkungen zu einer Schrift von Adolf Jost aus dem Jahre 1895“ in: Redaktion Recht & Psychiatrie [Hrsg.] „Recht & Psychiatrie“ 16. Jahrgang 1998

Benzenhöfer, Udo „Der gute Tod?“ München 1999

Bichat, Xavier „Physiologische Untersuchung über den Tod“ hrsg. von Böhm, Rudolf, Leipzig 1912

Bijani, Jasmin „Erleben der Diagnoseeröffnung bei einer Krebserkrankung“ Diss. Bonn 2005

Binding, Karl / Hoche, Alfred „Die Freigabe der Vernichtung unlebenswerten Lebens. Ihr Maß und ihre Form“ Leipzig 1920

Birnbacher, Dieter „Tun und Unterlassen“ Stuttgart 1995

Birnbacher, Dieter „Menschenwürde – abwägbar oder unabwägbar?“ in: Breuninger, Renate [Hg.] „Leben – Tod – Menschenwürde – Positionen zur gegenwärtigen Bioethik“ (Bausteine zur Philosophie Bd. 19) Ulm 2002

Bischoff-Wanner, Claudia „Pflegedidaktik – Kommunikation mit Patienten“ Stuttgart 1997

Blumenthal-Barby, Kai „Tausend Türen hat der Tod“ Berlin 1997

Böckle, Franz „Menschenwürdig sterben“ in: Honnefelder, Ludger / Rager, Günter [Hrsg.] „Ärztliches Urteilen und Handeln – Zur Grundlegung einer medizinischen Ethik“ Frankfurt am Main / Leipzig 1994

Böhme, Wolfgang [Hrsg.] „Der Arzt und das Sterben“ [Herrenalber Texte 37] 1981

Borasio, Gian Domenico „Wie, wo und wann dürfen wir sterben?“ in: Vossenkuhl, Wilhelm [Hrsg.] „Ecce Homo! Menschenbild – Menschenbilder“ Stuttgart 2009

Börnert, Ingrid „Begegnung mit Sterben und Tod bei Medizinstudenten im Praktischen Jahr und während des Beginns der ärztlichen Tätigkeit“ Leipzig, Univ., Diss., 2004

Borromäusverein (Hrsg.) „Die Heilige Schrift“ Bonn 1979

Brathuhn, Sylvia „Lernen mit dem Tod zu leben. Menschenwürdiges Sterben – Möglichkeiten der Sterbebegleitung – Hospizbewegung“ Osnabrück 1999

Brauckhoff, M., Steuber, E., Steuber, J. „Palliativmedizin als Hilfe für den Patienten im Finalstadium“
in: Riha, Ortrun (Hrsg.) „Arzt und Tod – Vorträge des Leipziger Symposiums am 16. Mai 1998“ Aachen 1998,

Breuninger, Renate [Hg.] „Leben – Tod – Menschenwürde – Positionen zur gegenwärtigen Bioethik“ (Bausteine zur Philosophie Bd. 19) Ulm 2002

„Brockhaus-Enzyklopädie in 24 Bänden“ 17. Aufl., Mannheim 1973

„Brockhaus-Enzyklopädie in 24 Bänden“ 18. Aufl. Mannheim 1993

„Bruehier, Jaques Jean, Abhandlung von der Ungewißheit der Kennzeichen des Todes und dem Misbrauche, der mit übereilten Beerdigungen und Einbalsamierungen vorgeht – Aus dem Franz. übers. u. mit Anmerkungen und Zusätzen vermehret hrsg. von D. Johann Gottfried Jancke, Leipzig und Coppenhagen, in der Rothischen Buchhandlung 1754

Brunner, Otto [Hrsg.] „Geschichtliche Grundbegriffe – historisches Lexikon zur politisch-sozialen Sprache in Deutschland“ Stuttgart 1992

Bucka – Lassen, Edlef „Das schwere Gespräch“ Köln 2005

Bühler, Karl „Sprachtheorie – Die Darstellungsfunktion der Sprache“ Nachdruck der Originalausgabe von 1934 Stuttgart 1965

Bullinger, Monika „Erhebungsmethoden“ in: Tüchler, Heinz / Lutz, Dieter [Hrsg.] „Lebensqualität und Krankheit – Auf dem Weg zu einem medizinischen Kriterium Lebensqualität“ Köln 1991

Bundesamt für Umwelt, Wald und Landschaft (BUWAL) [Hrsg.] „Was heißt Würde der Kreatur?“ Schriftenreihe Umwelt Nr. 294 „Ethik“ Bern 1997

Bundesärztekammer (Arbeitsgemeinschaft der deutschen Ärztekammern) und Kassenärztliche Bundesvereinigung [Hrsg.] „Deutsches Ärzteblatt“ Heft 14, 5.Apr. 1979

Bundesgerichtshof (BGH) Neue Juristische Wochenschrift (NJW) 1959

Bundesgerichtshof (BGH), Juristenzeitung (JZ) 1985

Busch, Dietrich Wilhelm Heinrich u.a. „Encyclopädisches Wörterbuch der medicinischen Wissenschaften“ Berlin, 33. Band, 1845

Buser, K. / Schneller, T. / Wildgrube, K. „Kurzlehrbuch Medizinische Psychologie Medizinische Soziologie“ München 2007 (6. Aufl.)

Cicero, Marcus Tullius „De officiis“ (Drei Bücher über die Pflichten) nach der Übersetzung von Christian Garve hrsg. von Kurt Wölfel, Bd. IX

Condrau, Gion „Der Mensch und sein Tod“ Zürich 1991

Dabrock, Peter / Klinnert, Lars / Schardien, Stefanie „Menschenwürde und Lebensschutz – Herausforderungen theologischer Bioethik“ Gütersloh 2004

Deutsch, Erwin / Spickhoff, Andreas „Medizinrecht“ Berlin / Heidelberg 2003 (5. Aufl.)

Deutsche Bischofskonferenz [Hrsg.] „Menschenwürdig sterben und christlich sterben“ 20. Nov. 1978

Deutsche Gesellschaft für Palliativmedizin e.V. (DGP) „Palliativmedizin: Basiskurs für Ärzte – Kursprogramm“

„Deutsche Medizinische Wochenschrift“ 127. Jahrgang / Nr. 12 (22. März 2002)

Deutsches Ärzteblatt 95, Heft 30, 24. Juli 1998 (53)

Dichgans, Johannes „Der Arzt und die Wahrheit am Krankenbett. Zur Aufklärung von Kranken und Sterbenden“ in: Honnefelder, Ludger / Rager, Günter [Hrsg.] „Ärztliches Urteilen und Handeln – Zur Grundlegung einer medizinischen Ethik“ Frankfurt am Main / Leipzig 1994

Dinzelbacher, Peter / Hogg, James Lester „Kulturgeschichte der christlichen Orden“ Stuttgart 1997

„Duden – Das Fremdwörterbuch“ 7. Auflage Mannheim 2000

Eberbach, Wolfram H. „Wahrheit am Krankenbett – Rechtsgrundsätze der ärztlichen Aufklärungspflicht“ in: Römelt, Josef [Hrsg.] „Wahrheit am Krankenbett – Ärztliche, juristische und theologische Reflexion zur Kommunikation zwischen Arzt und Patient“ Leipzig 2002

Eckart, Wolfgang U. „Geschichte der Medizin“ 3. Aufl. Berlin / Heidelberg / New York 1998

Eckert, J. / Biermann – Ratjen, E. / Höger, D. [Hrsg.] „Gesprächspsychotherapie – Lehrbuch für die Praxis“ Heidelberg 2006

Eggert, Hartmut / Golec, Janusz [Hrsg.] „... wortlos der Sprache mächtig – Schweigen und Sprechen in der Literatur und sprachlicher Kommunikation“ Stuttgart 1999

Emanuel, Ezekiel J. / Emanuel, Linda L. „Vier Modelle der Arzt-Patient-Beziehung“ in: Wiesing, Urban [Hrsg.] „Ethik in der Medizin – Ein Studienbuch“ Stuttgart 2004

Engelhardt, D.v. „Zur historischen Entwicklung der Ethik in der Medizin – Prinzipien, Theorien, Methoden“
in: Frewer, A. / Winau, R. [Hrsg.] „Geschichte und Theorie der Ethik in der Medizin - Grundkurs Ethik in der Medizin Bd. 1“ Erlangen / Jena 1997

Erben, Christina „Sterbekultur im Krankenhaus und Krebs“ Oldenburg 2001

Europarat (Straßburg) [Hrsg.] „Blickpunkt Ethik“ Bd. 3 „Euthanasie Bd. 1 – Ethische und menschliche Aspekte“ Münster 2005

„Evangelische Zeitstimmen 75“ Hamburg 1975

Ewig, Santiago „Ethik des Heilens und ärztliches Ethos“ in: Zentrum für Europäische Integrationsforschung (ZEI) [Hg.] „Biomedizin und Menschenwürde“ [Discussion Paper C 97 (2001)]

Fahlbusch, Erwin [Hrsg.] „Taschenlexikon Religion und Theologie“ Göttingen 1983 (Digitale Bibliothek Bd. 73 Berlin 2002)

Falck, Ingeborg [Hrsg.] „Sterbebegleitung älterer Menschen“ Berlin 1980

Feldmann, Klaus „Tod und Gesellschaft – Sozialwissenschaftliche Thanatologie im Überblick“ Wiesbaden (2. Aufl.) 2010

Fichte, Johann Gottlieb „System der Sittenlehre nach den Prinzipien der Wissenschaftslehre (1798)“ hrsg. von Zahn, Manfred

Fiebig, Udo „Freiheit für Patient und Arzt“ Stuttgart 1985

Foreville, Raymonde „Lateran I – IV“ Mainz 1970

Franzen, Winfried „Die Bedeutung von ‚wahr‘ und ‚Wahrheit‘“ Freiburg i. Br. / München 1982

Freidson, E. „Der Ärztestand“ Stuttgart 1979

Frewer, A. / Winau, R. [Hrsg.] „Geschichte und Theorie der Ethik in der Medizin – Grundkurs Ethik in der Medizin Bd. 1“ Erlangen / Jena 1997

Frewer, Andreas / Eickhoff, Clemens [Hg.] „Euthanasie und die aktuelle Sterbehilfe-Debatte“ Frankfurt am Main 2000

Frewer, A. / Winau, R. [Hrsg.] „Ethische Kontroversen am Ende menschlichen Lebens – Grundkurs Ethik in der Medizin Bd. 4“ Erlangen / Jena 2002

Foot, Philippa „Euthanasie“ in: Leist, Anton [Hrsg.] „Um Leben und Tod“ Frankfurt am Main 1990

Fried, Anne „Wo man in Frieden sterben kann – Die Hospizbewegung“ Wuppertal / Zürich 1988

Fuchs, Richard „Das Geschäft mit dem Tod – Plädoyer für ein Sterben in Würde“ Düsseldorf 2001

Fuchs, Werner „Todesbilder in der modernen Gesellschaft“ Frankfurt am Main 1973

Gdaniec, Thomas „Todesbegriff, Palliativmedizin, Sterbebegleitung, Sterbehilfe – Die rechtliche Terminologie“ in: Arbeitsgemeinschaft Rechtsanwälte im Medizinrecht e.V. [Hrsg.] „Ärztliche Behandlung an der Grenze des Lebens“ Springer Verlag 2004

Geisler, Linus: „Arzt-Patient-Beziehung im Wandel - Stärkung des dialogischen Prinzips“ Beitrag im Abschlussbericht der Enquête-Kommission "Recht und Ethik der modernen Medizin" vom 14.05.2002

Geisler, Linus „Arzt u. Patient – Begegnung im Gespräch“ Frankfurt am Main 2008 (5. Aufl.)

Georges, Karl Ernst „Ausführliches Lateinisch – Deutsches Handwörterbuch“ Leipzig 1880

Gesellschaft für deutsche Sprache (GfdS) [Hrsg.] „Muttersprache“ Wiesbaden, 85. Jahrgang 1975

„Gesetz vom 12. April 2001 zur Prüfung von Lebensbeendigung auf Antrag und Hilfe bei Selbsttötung“ („Wet toetsing levensbeeindiging op verzoek en hulp bij zelfdoding“) der Niederlande.

„Gesetz zur Euthanasie“ vom 16. Mai 2002 („Wet betreffende de euthanasie“) von Belgien

Goebel, Heike „Begleitung lindert Leiden“ Aachen 2000

Grimm, Jakob u. Wilhelm „Deutsches Wörterbuch“
11. Band I. Abt. I. Teil (T – treftig) 1935
10. Band II. Abt. II. Teil (Stehung – stitzig), 1941
Bd. 30 = Bd. 14 Abt. 2. (Wilb – Ysop) Nachdruck der Erstausgabe von 1960, München 1984

Grmek, Mirko „Die Geschichte des medizinischen Denkens – Antike und Mittelalter“ München 1996

„Grundgesetz für die Bundesrepublik Deutschland“ kommentiert von Jarras, Hans / Peroth, Bodo München 1995

„Grundsätze der Bundesärztekammer zur ärztlichen Sterbebegleitung“ vom 7. Mai 2004

Gschwind, Ursula „Die Geschichte des St. Vincent’s Hospital, Dublin, im 19. Jahrhundert [„Studien zur Geschichte des Krankenhauswesens“ hrsg. v. Prof. Dr. med. Axel Hinrich Murken, Bd. 24] Herzogenrath 1986

Haas, Alois M. „Todesbilder im Mittelalter“ Darmstadt 1989

Haemmerli, U. P. „Das Problem der Euthanasie. Versuch einer Begriffsbestimmung aus der Sicht eines Arztes“ in: „Schweizerische Ärztezeitung“ 56 (1975/15)

Hark, Helmut [Hrsg.] „Lexikon Jungscher Grundbegriffe“ Olten 1988

Hartmann, Fritz „Grenzen ärztlichen Vermögens am Lebensende“ in: Becker, Ulrich / Feldmann, Klaus / Johannsen, Friedrich [Hrsg.] „Sterben und Tod in Europa“ Neukirchen-Vluyn 1998

Heinemann, Wolfgang „Das Schweigen als linguistisches Phänomen“ in: Eggert, Hartmut / Golec, Janusz [Hrsg.] „... wortlos der Sprache mächtig – Schweigen und Sprechen in der Literatur und sprachlicher Kommunikation“ Stuttgart 1999

Held-Hildebrandt, Renate „Die Finalphase des Lebens“ in: Lilie, Ulrich / Zwierlein, Eduard „Handbuch Integrierte Sterbebegleitung“ Gütersloh 2005

Hepp, Hermann „An der Grenze von Leben und Tod: Lebensqualität – Sterbehilfe“ in:
ders. [Hrsg.] „Hilfe zum Sterben? – Hilfe beim Sterben!“ Düsseldorf 1992

Hepp, Hermann [Hrsg.] „Hilfe zum Sterben? – Hilfe beim Sterben!“ Düsseldorf 1992

Heuer, Birgit / Schön, Renate „Lebensqualität und Krankheitsverständnis“ Berlin 2004

Hiersche, Hans-Dieter „Euthanasie“ München / Zürich 1975

Hippocrates „Sämtliche Werke Bd. I – ins Deutsche übertragen und ausführlich commentiert von Robert Fuchs“ München 1895

Hippocrates „Sämtliche Werke Bd. II – ins Deutsche übertragen und ausführlich commentiert von Robert Fuchs“ München 1895

Höfer, Sabine „Sterben in Deutschland – Die Hospizbewegung, betrachtet im Rahmen des gesellschaftlichen Umgangs mit Sterben, Leid und Tod“ Köln 1996

Hoff, Johannes / in der Schmitten, Jürgen „Wann ist der Mensch tot?“ Reinbek 1994

Hofmann, Marion „Der Arzt Jacob Fidelis Ackermann (1765-1815) und seine Vorstellungen vom Scheintod“ Univ., Diss., Regensburg 2005

Holderegger, Adrian „Grundlagen der Moral und der Anspruch des Lebens – Themen der Lebensethik“ Freiburg i. Br., Freiburg (Schweiz), Wien 1995

Honnefelder, Ludger / Rager, Günter [Hrsg.] „Ärztliches Urteilen und Handeln – Zur Grundlegung einer medizinischen Ethik“ Frankfurt am Main / Leipzig 1994

Hucklenbroich, Peter / Gelhaus, Petra [Hrsg.] „Tod und Sterben – medizinische Perspektiven“ Münster 2001

Hufeland, Christoph Wilhelm „Die Verhältnisse des Arztes“ in: Ders. (Hrsg.) „Journal der praktischen Arzneykunde und Wundarzneykunst“ Bd. XXIII, 3. Stück, Berlin 1806

Hufeland, Christoph Wilhelm von „Der Scheintod oder Sammlung der wichtigsten Thatsachen und Bemerkungen darüber“ Berlin 1808

Hufeland, Christoph Wilhelm „Enchiridion medicum oder Anleitung zur medizinischen Praxis“ 6. Aufl. Berlin 1842

Hufeland, Christoph Wilhelm „Enchiridion Medicum oder Anleitung zur medicinischen Praxis“ Berlin 1857 (10. Aufl., zuerst 1836)

Husebø, Stein / Klaschik, Eberhard „Palliativmedizin“ Berlin 2000

Huth, Karl [Hrsg.] „Arzt – Patient – Zur Geschichte und Bedeutung einer Beziehung“ Tübingen 2001
Jacobi, Jolande „Die Psychologie von C. G. Jung“ 1967 (5. ergänzte Aufl.)

Janssens, Rien, Quartier, Thomas „Ethische und konzeptionelle Aspekte der Palliativmedizin“
in: „Zeitschrift für medizinische Ethik 2000, Heft 4

Jaspers, Karl „Die Idee des Arztes und ihre Erneuerung“ in: von Braunmühl, Anton [Hrsg.] „Umstrittene Probleme der Medizin“ Stuttgart / Zürich 1954

Jens, Walter / Küng, Hans „Menschenwürdig sterben – Ein Plädoyer für Selbstverantwortung“ München 1995

Jetter, Dieter „Grundzüge der Hospitalgeschichte“ Darmstadt 1973

Jetter, Dieter „Grundzüge der Krankenhausgeschichte (1800 – 1900)“ Darmstadt 1977

Jetter, Dieter „Das europäische Hospital – Von der Spätantike bis 1800“ Köln 1986

Jonas, Hans „Technik, Medizin und Ethik. Zur Praxis des Prinzips Verantwortung“ Frankfurt am Main, 1985

Jost, Adolf „Das Recht auf den Tod. Sociale Studie“ Göttingen 1895

Jütte, Robert „Ärzte, Heiler und Patienten – medizinischer Alltag in der frühen Neuzeit“ München 1991

Kampits, Peter „Das dialogische Prinzip in der Arzt-Patient-Beziehung“ Passau 1996

Kampits, Peter / Weiberg, Anja [Hrsg.] „Angewandte Ethik – Akten des 21. Internationalen Wittgenstein-Symposiums vom 16. bis 22. August 1998 in Kirchberg am Wechsel (Österreich)“ Wien 1999

Kann, Hans-Joachim „‚Qualität des Lebens‘ / ‚Lebensqualität‘“ in: Gesellschaft für deutsche Sprache (GfdS) [Hrsg.] „Muttersprache“ Wiesbaden, 85. Jahrgang 1975

Kant, Immanuel Schriften zur Anthropologie, Geschichtsphilosophie Politik und Pädagogik“ Werke in 6 Bänden hrsg. von Weischedel, Wilhelm Darmstadt 1998, Bd. 6

Kant, Immanuel „Grundlegung zur Metaphysik der Sitten“ Werksausgabe Bd. 8 hrsg. von Weischedel, Wilhelm Wiesbaden 1977

Kant, Immanuel „Die Metaphysik der Sitten“ Werksausgabe Bd. 8 hrsg. von Weischedel, Wilhelm Wiesbaden 1977

Kant, Immanuel „Über ein vermeintes Recht aus Menschenliebe zu lügen“ Werksausgabe Bd. 8 hrsg. von Weischedel, Wilhelm Wiesbaden 1977

Kantianis, Anastassios „Palliativmedizin als Sterbebegleitung nach deutschem und griechischem Recht“ Frankfurt a. M. 2005

Keseling, Paul „Aurelius Augustinus – Die Lüge und gegen die Lüge“ Würzburg 1953

Klaschik, Eberhard „Entwicklung und Stand der Palliativmedizin in Deutschland“ Bonn, o. J.

Klaschik, Eberhard / Aulbert, Eberhard (Hrsg.) „Palliativmedizin heute“ Berlin 1994

Klaschik, E. / Husebø, S. „Palliativmedizin“ in: Der Anästhesist 1997 (3/97) München

Klein Martin „Sterbehilfe und das Prinzip der Doppelwirkung“ in: Wiener Klinische Wochenschrift (2002)

Klinische Wochenschrift 47/1969

Knevels, Wilhelm u.a. „Euthanasie – Hilfe beim Sterben – Hilfe zum Sterben“ in: „Evangelische Zeitstimmen 75“ Hamburg 1975

Knupp, Bernhard / Stille, Wolfgang „Sterben und Tod in der Medizin“ Stuttgart 1996

Körtner, Ulrich H.J. „Der unbewältigte Tod“ Passau 1997

Körtner, Ulrich H.J. u.a. [Hrsg.] „Lebensanfang und Lebensende in den Weltreligionen“ Neukirchen-Vluyn 2006

Kostrzewa, Stephan / Kutzner, Marion „Was wir noch tun können! – Basale Stimulation in der Sterbebegleitung“, Bern 2009

Koch, Tankred „Lebendig begraben – Geschichte und Geschichten vom Scheintod“ Augsburg 1995

Krachtowil, Beate „Patientzentrierte Gesprächsführung“ Potsdam 1987

Kränzle, Susanne „Geschichte und Wesen von Palliative Care“ in:
Kränzle, S., Schmid, U., Seeger, Chr. „Palliative Care – Handbuch für Pflege und Begleitung“ Heidelberg 2006

Kränzle, S., Schmid, U., Seeger, Chr. „Palliative Care – Handbuch für Pflege und Begleitung“ Heidelberg 2006

Kränzle, Susanne / Schmid, Ulrike / Seeger, Christa „Palliative Care“ Heidelberg 2010 (3. Aufl.)

Kruse, Torsten „Aufgabe und Möglichkeit der Medizin“ in: Wagner, Harald [Hrsg.] „Ars Moriendi – Erwägungen zur Kunst des Sterbens“ Freiburg u.a.: Herder 1989

Kübler-Ross, Elisabeth „On Death and Dying“ bei The Macmillan Company, New York / Collier-Macmillan Ltd. London 1969
Deutsch: „Interviews mit Sterbenden“ Stuttgart 1971
hier verwendet: Vollständige Taschenbuchausgabe, München 2001

Kübler-Ross, Elisabeth „Verstehen, was Sterbende sagen wollen“ München 2000 (© Stuttgart 1982)

Kübler-Ross, Elisabeth „Das Rad des Lebens“ München 2000

Lamp, Ida [Hrsg.] „Hospiz – Arbeit konkret“ Gütersloh 2001

Landeswohlfahrtverband Hessen [Hrsg.] „Verlegt nach Hadamar – Die Geschichte einer NS-‚Euthanasie‘-Anstalt“ (Begleitband zu einer Ausstellung des Landeswohlfahrtverbandes Hessen) Kassel 1994

Laufs, Adolf / Uhlenbruck, Wilhelm „Handbuch des Arztrechts“ München 2002 (3. neubearbeitete Aufl.)

„Leipziger neue Zeitung von gelehrten Sachen“, Nr. 75 / 1743

Leist, Anton [Hrsg.] „Um Leben und Tod“ Frankfurt am Main 1990

Lindner, Doris „Sterben und Tod im Erleben von Medizinstudenten im Vergleich zu 1987 Heidelberg, Univ., Diss., 2005

Lohmann, Thomas „Euthanasie in der Diskussion“ Düsseldorf 1975

Lückel Kurt „Begegnung mit Sterbenden – Gestaltseelsorge in der Begleitung sterbender Menschen“ München 1990 (3. Aufl.)

Lütterfels, Wilhelm „Philosophische Aspekte der medizinischen Lebensqualität“ in: Tüchler, Heinz / Lutz, Dieter [Hrsg.] „Lebensqualität und Krankheit – Auf dem Weg zu einem medizinischen Kriterium Lebensqualität“ Köln 1991

Lutterotti von, Markus „Sterbehilfe – Gebot der Menschlichkeit?“ Düsseldorf 2002

Meerwein, Fritz [Hrsg.] „Einführung in die Psycho-Onkologie“ Bern / Stuttgart / Toronto 1985

Meier, M.H.E./Kämtz, L.F. 1838: Allgemeine Encyklopädie der Wissenschaften und Künste, Leipzig, Bd. 10 (hier zitiert bei: Aichmüller-Lietzmann)

Meyer, Gabriele „Der andere Tod“ Frankfurt am Main 1998

Meyer, J. 1848: Das große Konversationslexikon für die gebildeten Stände, Hildburghausen, Bd. 2 (hier zitiert bei: Aichmüller-Lietzmann)

Mischke, Marianne „Der Umgang mit dem Tod – vom Wandel in der abendländischen Geschichte“ Berlin, 1996

Mitscherlich, Alexander / Mielke, Fred [Hrsg.] „Medizin ohne Menschlichkeit – Dokumente des Nürnberger Ärzteprozesses“ Frankfurt am Main 1995

Müller, Jörn „Lüge und Wahrhaftigkeit“ in: Müller, Jörn / Nissing, Hanns-Gregor [Hrsg.] „Die Lüge – ein Alltagsphänomen aus wissenschaftlicher Sicht“ Darmstadt 2007

Müller, Jörn / Nissing, Hanns-Gregor [Hrsg.] „Die Lüge – ein Alltagsphänomen aus wissenschaftlicher Sicht“ Darmstadt 2007

Murrhardter Kreis „Das Arztbild der Zukunft“ [Beiträge zur Gesundheitsökonomie 26] Gerlingen 1995

Nagele, Susanne / Feichtner, Angelika „Lehrbuch der Palliativpflege“, Wien 2005

Nationaler Ethikrat [Hrsg.] „Selbstbestimmung und Fürsorge am Lebensende“ Berlin 2006

Neher, Peter „Ars moriendi – Sterbebeistand durch Laien“ [Dissertationen Theologische Reihe (Hrsg.: Sirch, Bernhard) Bd. 34] St. Ottilien 1989

Nietzsche, Friedrich „Werke in drei Bänden“ hrsg. von Karl Schlechta Bd. 3: „Über Wahrheit und Lüge im außermoralischen Sinn“ München 1966 (9. Aufl. 1982)

Noack, Thorsten / Fangerau, Heiner „zur Geschichte des Verhältnisses von Arzt und Patient in Deutschland“ in: Schulz, Stefan / Steigleder, Klaus u.a. [Hrsg.] „Geschichte, Theorie und Ethik der Medizin“ Frankfurt am Main 2006

Nordmann, Yves „Das Ende menschlichen Lebens – Aspekte jüdischer Medizinethik“ in: Körtner, Ulrich H.J. u.a. [Hrsg.] „Lebensanfang und Lebensende in den Weltreligionen“ Neukirchen-Vluyn 2006

Nuland, S.B. „How we die“ New York 1993 deutsch: „Wie wir sterben – Ein Ende in Würde?“ München 1994

Oberlandesgericht (OLG) Köln, Neue Juristische Wochenschrift-RR (NJW-RR) 2001

Ohler, Norbert „Pilgerleben im Mittelalter“ Freiburg i. Br. 1994

Ohler, Norbert „Sterben und Tod im Mittelalter“, 3. Aufl., München 1997

Payk, Theo R. „Töten aus Mitleid?“ Leipzig 2004

Penin, Heinz / Käufer, Christoph [Hrsg.] „Der Hirntod – Symposion am 14. Dezember 1968 in Bonn“, Stuttgart 1969

Perer, Heinrich August „Universal – Lexikon der Gegenwart und Vergangenheit oder neuestes encyclopädisches Wörterbuch der Wissenschaften, Künste und Gewerbe“ 31. Bd., 2. Aufl., Altenburg 1845

Petermann, Franz „Interpersonales Vertrauen in der Arzt-Patient-Beziehung“ in: Schweer, Martin [Hrsg.] „Interpersonales Vertrauen – Theorien und empirische Befunde“ Opladen / Wiesbaden 1997

Peters, Tim „Macht im Kommunikationsgefälle: der Arzt und sein Patient“ Berlin 2008

Platon „Der Staat“ (Deutsch von August Hornefer) Stuttgart 1973

Platen-Hallermund, Alice „Die Tötung Geisteskranker in Deutschland“ Frankfurt am Main 1948 (5. Aufl. 2005)

Pleschberger, Sabine „Nur nicht zur Last fallen“ Freiburg i. Br. 2005

Pöltner, Günther „Grundkurs Medizin – Ethik“ Wien 2002

Pöschl, Viktor „Der Begriff der Würde im antiken Rom und später“ [Sitzungsberichte der Heidelberger Akademie der Wissenschaften/Jahrgang 1989/Bericht 3] Heidelberg 1989

Pschyrembel, Willibald „Klinisches Wörterbuch“ 185. – 250. Aufl. Berlin 1969 / 256. Aufl. Berlin 1990 / 260. Aufl. 2004

Quasebarth, Alexander „Arzt-Patienten-Kommunikation in der medizinischen Ausbildung“ Münster 1997

Raspe, Hans-Heinrich „Aufklärung und Information im Krankenhaus“ Göttingen 1983

Redaktion Recht & Psychiatrie [Hrsg.] „Recht & Psychiatrie“ 16. Jahrgang 1998

Renz, Monika „Zeugnisse Sterbender“ Paderborn 2008 (4. überarb. Aufl.)

Rest, Franco „Sterbebeistand – Sterbebegleitung – Sterbegeleit“ (5. Aufl.) 2006

Ritter, Joachim [Hrsg.] „Historisches Wörterbuch der Philosophie (HWPh) Bd. 7, Basel 1989

Rockenbauch, Katrin / Decker, Oliver / Stöbel-Richter,Yve [Hrsg.] „Kompetent kommunizieren in Klinik und Praxis“ Lengerich 2006

Rogers, Carl „Therapeut und Klient – Grundlagen der Gesprächspsychotherapie“ Frankfurt am Main 1992

Römelt, Josef [Hrsg.] „Wahrheit am Krankenbett – Ärztliche, juristische und theologische Reflexion zur Kommunikation zwischen Arzt und Patient“ Leipzig 2002

Rosenboom, Erik „Ist der irreversible Hirnausfall der Tod des Menschen?“ Frankfurt am Main 2000

Saner, H. / Holzbey, H. [Hrsg.] Euthanasie. Zur Frage von Leben- und Sterbenlassen, Basel 1976

Saunders, Cicely / Baines, Mary „Leben mit dem Sterben“ Bern, Göttingen, Toronto 1991

Saunders, Cicely „Hospiz und Begleitung im Schmerz“ Freiburg i. Br. 1993

Sekretariat der DBK (Hrsg.) Die deutschen Bischöfe: Das Lebensrecht des Menschen und die Euthanasie, Bonn 1975

Schadewaldt, Hans „Der Arzt vor der Frage von Leben und Tod“ in: Klinische Wochenschrift 47/1969

Schardien, Stefanie „Sterbehilfe als Herausforderung für die Kirchen“ Gütersloh 2007

Schildmann, Jan / Vollmann, Jochen „Die Ausbildung kommunikativer Fähigkeiten in der Medizin“ in: „Zeitschrift für Palliativmedizin“ Organ der Deutschen Gesellschaft für Palliativmedizin in Zusammenarbeit mit der Österreichischen Palliativgesellschaft 2. Jahrgang Dezember 2001

Schipperges, Heinrich „Krankenpflege im christlichen Mittelalter – Die Benediktiner als Wegbereiter der Klostermedizin“ in:
Schott, Heinz (Hrsg.) „Meilensteine der Medizin“ Dortmund 1996

Schlenzig, Elke „Entwicklung, Durchführung und Evaluation eines Ausbildungsprogrammes zur persönlichen Auseinandersetzung mit Sterben und Tod für Medizin- und Psychologiestudenten“ Leipzig, Univ. Diss. 2003

Schlosser, Horst Dieter „verhüllen – verdrängen – beschönigen – Euphemismen im kulturellen Wandel“ in: Gesellschaft für deutsche Sprache (GfdS) [Hrsg.] „Muttersprache – Vierteljahresschrift für deutsche Sprache“ Nr. 4 Jahrg. 117, Dezember 2007

Schmied, Gerhard „Sterben und Trauern in der modernen Gesellschaft“ Opladen 1985

Schmidt, K.W. / Wolfslast, G. „Patientenaufklärung – ethische und rechtliche Aspekte“ in: „Deutsche Medizinische Wochenschrift“ 127. Jahrgang / Nr. 12 (22. März 2002)

Schockenhoff, Eberhard „Ethik des Lebens – ein theologischer Grundriß“ Mainz 1993

Schockenhoff, Eberhard „Zur Lüge verdammt?“ Freiburg i. Br. 2000

Schölmerich, Paul / Thews, Gerhard [Hrsg.] „'Lebensqualität' als Bewertungskriterium in der Medizin" Stuttgart / New York 1990

Schott, Heinz „Die Chronik der Medizin" Dortmund 1993

Schott, Heinz (Hrsg.) „Meilensteine der Medizin" Dortmund 1996

Schreiber, Hans-Ludwig „Palliativmedizin in Deutschland – nicht eingelöster gesellschaftlicher Anspruch an die moderne Medizin"
in: Aulbert, E. / Klaschik,E. / Kettler, D. „Palliativmedizin – Ausdruck gesellschaftlicher Verantwortung" Stuttgart 2002

Schütte Christian „Personzentrierte Kommunikation mit Sterbenden in der Hospizarbeit" Köln 2002

Schulz, Stefan / Steigleder, Klaus u.a. [Hrsg.] „Geschichte, Theorie und Ethik der Medizin" Frankfurt am Main 2006

Schulz von Thun, Friedemann „Miteinander reden – Störungen und Klärungen" (Bd. 1) Hamburg 1981

Schweer, Martin [Hrsg.] „Interpersonales Vertrauen – Theorien und empirische Befunde" Opladen / Wiesbaden 1997

Schweickhardt, Axel / Fritzsche, Kurt [Hrsg.] „Kursbuch ärztliche Kommunikation" Köln 2009

Schweidtmann, Werner „Menschliche Nähe am Krankenbett" Stuttgart 1991

„Schweizerische Ärztezeitung" 56 (1975/15)

Seidler, Eduard / Leven, Karl-Heinz „Geschichte der Medizin und der Krankenpflege" 7. Aufl. Stuttgart 2003

Seitz, Oliver / Seitz, Dieter „Die moderne Hospizbewegung in Deutschland auf dem Weg ins öffentliche Bewusstsein" Herbolzheim 2002

Seneca, L. Annaeus „Philosophische Schriften" hrsg. von Manfred Rosenbach Bd. 4 „Ad Lucilium Epistulae morales" („An Lucilius Briefe über Ethik")

Senn, H.J. „Wahrhaftigkeit am Krankenbett" in: Meerwein, Fritz [Hrsg.] „Einführung in die Psycho-Onkologie" Bern / Stuttgart / Toronto 1985

Shorter, Edward „Das Arzt-Patient-Verhältnis in der Geschichte und heute“ Wien 1991

Sich, Dorothea u. a. [Hrsg.] Sterben und Tod – eine kulturvergleichende Analyse“ Braunschweig 1986

Singer, Peter „Praktische Ethik“ Stuttgart 1994

Spittler, Johann Friedrich „Gehirn, Tod und Menschenbild“ Stuttgart 2003

Steger, Florian „Das Erbe des Hippokrates – Medizinethische Konflikte und ihre Wurzeln“ Göttingen 2008

Stein, Edith „Übersetzung: Des Hl. Thomas von Aquino Untersuchungen über die Wahrheit – Quaestiones disputatae de veritate“ Freiburg i. Br. 2008

„Sterbebetreuung – Pflegeprinzipien bei Sterbenden“ (2006) Vortrag auf dem 6. Kongress der Deutschen Gesellschaft für Palliativmedizin am 23. September 2006 in Hamburg

Stoessel Ingrid „Scheintod und Todesangst – Äußerungsformen der Angst in ihren geschichtlichen Wandlungen (17. – 20. Jahrhundert)“ Kölner Medizinhistorische Beiträge Band 30, Köln 1983

Student, Johann-Christoph „Das Hospiz-Buch“ Freiburg i. Br. 1999

Sudnow, David „Organisiertes Sterben – eine soziologische Untersuchung“ Frankfurt am Main 1973

Tausch, Reinhard / Tausch, Anne-Marie „Gesprächspsychotherapie – Einfühlsame hilfreiche Gruppen- und Einzelgespräche in Psychotherapie und alltäglichem Leben“, 7. völlig neu gestaltete Aufl., Göttingen 1979

Thesaurus „Linguae Latinae“ Leipzig 1984

Thomas von Aquin „Die katholische Wahrheit – die theologische Summa“ übersetzt von Schneider, Ceslaus Maria, Bd. 7,2 2004 (Reprint der Ausg. Regensburg 1888)

Timmermann, Jens „Das Thema Sterbehilfe in Thomas Morus' ‚Utopia' [Medizinische Materialien 85]“ Bochum 1993

Transplantationsgesetz (TPG) vom 5.11.1997 BGBl. I 1997, S. 2631 § 16 Abs. 1 Nr. 1

Tüchler, Heinz / Lutz, Dieter [Hrsg.] „Lebensqualität und Krankheit – Auf dem Weg zu einem medizinischen Kriterium Lebensqualität“ Köln 1991

Van de Loo, Jürgen „Ärztliche Aufklärung über die zum Tode führenden Krankheiten“ in: Hucklenbroich, Peter / Gelhaus, Petra [Hrsg.] „Tod und Sterben – medizinische Perspektiven“ Münster 2001

Vanderpool, Harold Y. „The ethics of terminal care” J. Am. Med. Assoc. 239, 850 (1978)

van Oorschot, Birgitt u.a. „Kommunikation mit Palliativpatienten – Erste Erfahrungen mit standardisierten Patienten im Rahmen der Interdisziplinären Onkologie“ in: „Zeitschrift für Palliativmedizin“ Organ der Deutschen Gesellschaft für Palliativmedizin in Zusammenarbeit mit der Österreichischen Palliativgesellschaft 9. Jahrgang September 2008, S. 121

von Braunmühl, Anton [Hrsg.] „Umstrittene Probleme der Medizin“ Stuttgart / Zürich 1954

Viefhues, Herbert „Zur Mentalitätsgeschichte der ‚Lebensqualität‘“ in: Schölmerich, Paul / Thews, Gerhard [Hrsg.] „’Lebensqualität’ als Bewertungskriterium in der Medizin“ Stuttgart / New York 1990

Virt, Günter „Leben bis zum Ende – Zur Ethik des Sterbens und des Todes“ Innsbruck / Wien 1998

Vollmann, Jochen „Ethische Probleme des Hirntods in der Transplantationsmedizin“ Stuttgart Jena Lübeck Ulm 1999

Volk, Robert „Gesundheitswesen und Wohltätigkeit im Spiegel der byzantinischen Klostertypika“ München 1983 („Miscellanea Byzantinica Monacensia“ hrsg. v. Beck, Hans-Georg u. Hohlweg, Armin, Heft 28)

Vossenkuhl, Wilhelm [Hrsg.] „Ecce Homo! Menschenbild – Menschenbilder“ Stuttgart 2009

Wagner, Harald [Hrsg.] „Ars Moriendi – Erwägungen zur Kunst des Sterbens“ Freiburg u.a.: Herder 1989

Watzka, Carlos „Vom Hospital zum Krankenhaus“ („Menschen und Kulturen“ Bd. 1) Köln 2005

Watzlawick, Paul / Beavin, Janet H. / Jackson, Don D. “Menschliche Kommunikation – Formen, Störungen, Paradoxien“ Bern 2007

Weber, Martin / Schildmann, Jan „Schlechte Nachrichten übermitteln: qualitative Evaluation einer Lehrveranstaltung zur Gesprächsführung mit schwer und unheilbar kranken Patienten“ in: „Zeitschrift für Palliativmedizin“ Organ der Deutschen Gesellschaft für Palliativmedizin in Zusammenarbeit mit der Österreichischen Palliativgesellschaft 10. Jahrgang Juni 2009

Weiher, Erhard / Weber, Martin „Ärztliche Seelsorge am Ende des Lebens – Begleiten, Bedeutung geben und Begehen“ in: „Zeitschrift für Palliativmedizin“ Organ der Deutschen Gesellschaft für Palliativmedizin in Zusammenarbeit mit der Österreichischen Palliativgesellschaft 4. Jahrgang 2003

Weissenberger-Leduc, Monique „Handbuch der Palliativpflege“ Wien 2002

Weltärztebund:

„Deklaration zu den Rechten des Patienten“ verabschiedet von der 34. Generalversammlung des Weltärztebundes in Lissabon, Portugal, Sept./Okt. 1981 und revidiert von der 47. Generalversammlung des Weltärztebundes in Bali, Indonesien, Sept. 1995

„Deklaration des Weltärztebundes zur Euthanasie“ verabschiedet von der 39. Generalversammlung des Weltärztebundes, Madrid, Spanien, Oktober 1987

„Erklärung des Weltärztebundes über die ärztliche Hilfe zum Selbstmord“ verabschiedet von der 44. Generalversammlung des Weltärztebundes, Marbella, Spanien 1992

„Entschließung des Weltärztebundes zur Euthanasie“ verabschiedet von der Generalversammlung des Weltärztebundes, Washington 2002

Wettstein, Harri „Sterben in Würde“ in: Kampits, Peter / Weiberg, Anja [Hrsg.] „Angewandte Ethik – Akten des 21. Internationalen Wittgenstein-Symposiums vom 16. bis 22. August 1998 in Kirchberg am Wechsel (Österreich)“ Wien 1999

WHO Regionalbüro für Europa „Gesundheit für alle: Forschungsprioritäten“ Europäische Schriftenreihe „Gesundheit für alle“ Nr. 3, Kopenhagen 1989

Wiesing, Urban [Hrsg.] „Ethik in der Medizin – Ein Studienbuch“ Stuttgart 2004

Winau, Rolf „Euthanasie – Wandlungen eines Begriffes“ in:
Falck, Ingeborg [Hrsg.] „Sterbebegleitung älterer Menschen“ Berlin 1980

Winau, Rolf „Der hippokratische Eid und die Probleme der Ethik in der modernen Medizin“ in: Frewer, A. / Winau, R. [Hrsg.] „Geschichte und Theorie der Ethik in der Medizin - Grundkurs Ethik in der Medizin“ Bd. 1 Erlangen / Jena: Palm und Enke 1997

Wingchen, Jürgen „Kommunikation u. Gesprächsführung für Pflegeberufe“ Hagen 2006

Wissenschaftlicher Beirat der Bundesärztekammer „Richtlinien zur Feststellung des Hirntodes, 3. Fortschreibung 1997 mit Ergänzungen gemäß Transplantationsgesetz (TPG)“ nach Stand vom 24. Juli 1998

Wittkowski, Joachim „Psychologie des Todes“ Darmstadt 1990

Wittkowski, Joachim (Hrsg.) „Sterben, Tod und Trauer“ Stuttgart 2003

Wolter, Clarissa „Die Übermittlung von unerwarteten Todesnachrichten“ [Internationale Hochschulschriften, Bd. 479] Münster 2006

Zedler, Johann Heinrich „Grosses vollständiges Universal Lexicon aller Wissenschaften und Künste, welche bishero durch menschlichen Verstand und Witz erfunden und verbessert worden.“ [Leipzig 1732 –50]

„Zeitschrift für Palliativmedizin“ Organ der Deutschen Gesellschaft für Palliativmedizin in Zusammenarbeit mit der Österreichischen Palliativgesellschaft 2. Jahrgang Dezember 2001

„Zeitschrift für Palliativmedizin“ Organ der Deutschen Gesellschaft für Palliativmedizin in Zusammenarbeit mit der Österreichischen Palliativgesellschaft 4. Jahrgang 2003

„Zeitschrift für Palliativmedizin“ Organ der Deutschen Gesellschaft für Palliativmedizin in Zusammenarbeit mit der Österreichischen Palliativgesellschaft 9. Jahrgang September 2008

„Zeitschrift für Palliativmedizin“ Organ der Deutschen Gesellschaft für Palliativmedizin in Zusammenarbeit mit der Österreichischen Palliativgesellschaft 10. Jahrgang Juni 2009

Zentrum für Europäische Integrationsforschung (ZEI) [Hg.] „Biomedizin und Menschenwürde“ [Discussion Paper C 97 (2001)]

Zimmermann-Acklin, Markus „Euthanasie“ Freiburg/Schweiz 1997

Zulehner, Paul M. / Becker, Paul / Virt, Günter „Sterben und sterben lassen“ Düsseldorf 1991

Internetadressen

www.benediktiner.de/regula/ Website des Benediktinerordens

www.bundesaerztekammer.de „Grundsätze der Bundesärztekammer zur ärztlichen Sterbebegleitung“ Stand: 11. September 1998

www.dgpalliativmedizin.de Website der Deutschen Gesellschaft für Palliatimedizin

www.gbe-bund.de Website zur Gesundheitsberichterstattung des Bundes

www.hospize.de Website der Deutschen Hospiz Stiftung

www.hospiz.net

www.lvhs-sachsen.de Website des Landesverbandes Hauskrankenpflege Sachsen

www.meb.uni-bonn.de

www.medizinauskunft.de

www.pm.ruhr-uni-bochum.de

Weitere Medien

Eine Radiosendung des Wissenschaftsmagazin in WDR 5: „Leonardo – Wissenschaft und mehr. Schwerpunkt: Wann ist ein Mensch tot? Neue Diskussionen über das Ende des Lebens“ von Doris Arp und Erika Feyerabend
Sendedatum: 24. 11. 2010 / 16.05 Uhr

Frankfurter Forschungen zur Kultur- und Sprachwissenschaft

Herausgegeben von Heiner Boehncke und Horst Dieter Schlosser

Band 1 Horst Dieter Schlosser (Hrsg.): Mit Hippokrates zur Organgewinnung? Medizinische Ethik und Sprache. 1998.

Band 2 Roman Paul: Fontanes Wortkunst. Von *Angstmeierschaft* bis *Zivil-Wallenstein* – ein blinder Fleck der Realismusforschung. 1998.

Band 3 Jens Wurche: Marx und Engels in der DDR-Linguistik. Zur Herausbildung einer „marxistisch-leninistischen Sprachtheorie". 1999.

Band 4 Michael Kibler: Die gefährliche Sicherheit des Risikos. Das Problem der Wertung in der populärwissenschaftlichen Sprache über Kernkraft. 1999.

Band 5 Meike Schlutt: Der repräsentative Außenseiter. Thomas Mann und sein Werk im Spiegel der deutschen Presse 1898 bis 1933. 2002.

Band 6 Christine Cosentino / Wolfgang Ertl / Wolfgang Müller (Hrsg.): An der Jahrtausendwende. Schlaglichter auf die deutsche Literatur. 2003.

Band 7 Karoline Naab: Elias Canettis akustische Poetik. Mit einem Verzeichnis von Tondokumenten und einer Bibliographie der akustischen Literatur. 2003.

Band 8 Horst D. Schlosser (Hrsg.): *Das Deutsche Reich ist eine Republik.* Beiträge zur Kommunikation und Sprache der Weimarer Zeit. 2003.

Band 9 Heiner Boehncke / Michael Crone (Hrsg.): Radio Radio. Studien zum Verhältnis von Literatur und Rundfunk. Unter redaktioneller Mitarbeit von Luna Naso Atschekzai, Antje Fey, Adrian Haus, Claudia Konwisorz, Benjamin Lauterbach, Yvonne Manske, Johanna Meyer-Seipp. 2005.

Band 10 Horst Dieter Schlosser: Es wird zwei Deutschlands geben. Zeitgeschichte und Sprache in Nachkriegsdeutschland 1945–1949. 2005.

Band 11 Patrick Schreiner: Staat und Sprache in Europa. Nationalstaatliche Einsprachigkeit und die Mehrsprachenpolitik der Europäischen Union. 2006.

Band 12 Matthias Elsdörfer: Ein tiefer Blick in „leere Schubladen". Deutsches im Nachkriegstheater 1945–1948. 2007.

Band 13 Douglas Chorpita: Diesseits und jenseits des Hirsches. Die Entstehung einer Poesiemaschine. 2007.

Band 14 Adrian Haus: Todesanzeigen in Ost- und Westdeutschland. Ein sprach- und kulturwissenschaftlicher Vergleich. Todesanzeigen aus der Leipziger Volkszeitung und der Frankfurter Neuen Presse 1976 bis 2004. 2007.

Band 15 Jeanine Atai: Kokainliteratur in der Zwischenkriegszeit. Spuren des Giftes in den Texten von Walter Rheiner, Otto Rung und Pitigrilli. 2008.

Band 16 Angelika Bieck / David Schahinian / Andrea Vasel: Sprachwandel in literarischen Übersetzungen. Aragon, Salinger, Orwell. 2009.

Band 17 Karina Günther: *Rayonnement Culturel.* Kulturpolitische Bedingungen und Aktivitäten in der französischen Besatzungszone 1945–1948. 2011.

Band 18 Christoph Eggers: *Das Dunkel durchdringen, das uns umgibt.* Die Fotografie im Werk von W. G. Sebald. 2011.

Band 19 Matthias Gruber: Tod und Sterben in der Medizin. Eine Untersuchung zu Begriffsgeschichte und aktueller Bedeutung. 2013.

www.peterlang.com

www.ingramcontent.com/pod-product-compliance
Ingram Content Group UK Ltd.
Pitfield, Milton Keynes, MK11 3LW, UK
UKHW041823290926
8980IPUK00002B/34

9 783631 645321